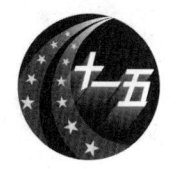 

普通高等教育"十一五"国家级规划教材
全国高等医学院校护理学本科规划教材

供本科护理学类专业用

精神科护理学

(第2版)

主　编　许冬梅　杨芳宇

副主编　刘　娟　张海娟　刘忠民

编　委（按姓名汉语拼音排序）

李从红（上海交通大学护理学院）　　杨冰香（武汉大学HOPE护理学院）
李静芝（广东药科大学护理学院）　　杨芳宇（首都医科大学护理学院）
刘　娟（宁夏医科大学护理学院）　　姚大志（哈尔滨医科大学大庆校区护理学院）
刘忠民（延边大学护理学院）　　　　张　盼（华北理工大学护理与康复学院）
徐秀瑛（厦门市仙岳医院）　　　　　张春苗（北京回龙观医院）
许冬梅（北京回龙观医院）　　　　　张海娟（北京大学第六医院）

北京大学医学出版社

JINGSHENKE HULIXUE

图书在版编目（CIP）数据

精神科护理学 / 许冬梅，杨芳宇主编 . —2 版 . —北京：北京大学医学出版社，2015.12（2021.8 重印）
 全国高等医学院校护理学本科规划教材
 ISBN 978-7-5659-1263-4

Ⅰ . ①精⋯ Ⅱ . ①许⋯ ②杨⋯ Ⅲ . ①精神病学—护理学—医学院校—教材 Ⅳ . ① R473.74

中国版本图书馆 CIP 数据核字（2015）第 264264 号

精神科护理学（第 2 版）

主　　编：许冬梅　杨芳宇
出版发行：北京大学医学出版社
地　　址：(100083) 北京市海淀区学院路 38 号　北京大学医学部院内
电　　话：发行部 010-82802230；图书邮购 010-82802495
网　　址：http://www.pumpress.com.cn
E-mail：booksale@bjmu.edu.cn
印　　刷：北京瑞达方舟印务有限公司
经　　销：新华书店
责任编辑：赵　欣　　责任校对：金彤文　　责任印制：李　啸
开　　本：850mm×1168mm　1/16　印张：14.25　字数：408 千字
版　　次：2006 年 2 月第 1 版　2015 年 12 月第 2 版　2021 年 8 月第 4 次印刷
书　　号：ISBN 978-7-5659-1263-4
定　　价：28.00 元

版权所有，违者必究
（凡属质量问题请与本社发行部联系退换）

全国高等医学院校护理学本科规划教材目录

序号	教材名称	版次	主编
1	护理学导论	1	赵小玉　马小琴
2	护理学基础†	2	尚少梅　郑一宁　邢凤梅
3	常用基础护理技能操作	1	张洪君　尚少梅　金晓燕
4	健康评估	2	吴光煜　孙玉梅　张立力
5	内科护理学*	2	姚景鹏　吴瑛　陈垦
6	外科护理学*△	2	路潜　张美芬
7	妇产科护理学	2	陆虹　柳韦华
8	儿科护理学	2	洪黛玲　梁爽
9	急危重症护理学*	2	李文涛　张海燕
10	康复护理学	1	马素慧　林萍
11	精神科护理学*	2	许冬梅　杨芳宇
12	临床营养护理学	2	刘均娥　范旻
13	社区护理学	2	陈长香　侯淑肖
14	健康教育	1	李春玉　王克芳
15	中医护理学概要	1	孙秋华
16	护理管理学	1	谢红　王桂云
17	老年护理学	1	刘宇　赵雅宁　郭宏
18	护理心理学*	2	娄凤兰　徐云　厉萍
19	护理研究	2	章雅青　王志稳
20	护理教育学*	2	孙宏玉　孟庆慧
21	护理伦理学	2	孙宏玉　唐启群
22	护理礼仪与人际沟通	1	赵爱平　单伟颖
23	护理人文关怀	1	李惠玲

注：
* 为普通高等教育"十一五"国家级规划教材
△ 为普通高等教育精品教材
† 为北京高等教育精品教材建设立项项目

全国高等医学院校护理学本科规划教材编审委员会

主 任 委 员 郑修霞（北京大学护理学院）

副主任委员 娄凤兰（山东大学护理学院）
孙秋华（浙江中医药大学）
章雅青（上海交通大学护理学院）
孙宏玉（北京大学护理学院）

委　　　员 （按姓名汉语拼音排序）
陈　垦（广东药学院护理学院）
陈晓莉（武汉大学HOPE护理学院）
李春卉（吉林医药学院护理学院）
李春玉（延边大学护理学院）
李存保（内蒙古医科大学）
李惠玲（苏州大学护理学院）
李荣科（甘肃中医药大学护理学院）
李文涛（大连大学护理学院）
林　萍（佳木斯大学护理学院）
刘　娟（宁夏医科大学护理学院）
刘彦慧（天津中医药大学护理学院）
柳韦华（泰山医学院护理学院）
牟绍玉（重庆医科大学护理学院）
单伟颖（承德医学院护理学院）
宋印利（哈尔滨医科大学大庆校区）
田喜凤（华北理工大学护理与康复学院）
王桂云（山东协和学院）
王克芳（山东大学护理学院）
温小军（贵州医科大学）
吴　瑛（首都医科大学护理学院）
杨立群（齐齐哈尔医学院护理学院）
仰曙芬（哈尔滨医科大学护理学院）
张立力（南方医科大学护理学院）
赵　岳（天津医科大学护理学院）
赵小玉（成都医学院护理学院）

序

随着医药卫生事业的发展、健康观念的转变，社会亟需大批高质量的护理学专业人才。这对护理教育提出了严峻的挑战，同时也提供了崭新的发展机遇。现代护理学理论与实践、技术与技能，以及教育与教学理念的更新，直接关系到护理学专业人才培养质量的提升，在健康服务、治疗、预防及控制疾病中具有不可替代的作用。

北京大学医学出版社组织编写的第一轮护理学专业本科教材一经出版，即获得广大医学院校师生的欢迎。其中 7 个品种被教育部评为普通高等教育"十一五"国家级规划教材，《外科护理学》被评为普通高等教育精品教材。在新一轮医药卫生体制改革逐步推进的大背景下，为配合即将到来的教育部"十三五"普通高等教育本科国家级规划教材建设，贯彻教育部教育教学改革和教材多元化的精神，北京大学医学出版社于 2014 年成立了新一届全国高等医学院校护理学专业规划教材编审委员会，组织国内 40 余所医学院校编写了第二轮护理学本科教材。

本轮教材在编写中着力转变传统观念，坚持理论与实践相结合，人文社科与临床护理相结合，强化学生动手实践能力、独立分析问题和解决问题的评判性思维能力。推进教材先进编写理念，创新编写模式和教材呈现形式，特别是首创性地在护理学专业教材中运用二维码扫描技术，以纸质教材为入口，展现立体化教材全貌，贴近数字化教学理念。相信本套教材将能更好地满足培养从事临床护理、社区护理、护理教育、护理科研及护理管理等复合型人才的需求。

在本轮教材建设中，得到了各参编院校的鼎力支持，在此深致谢意！希望这套教材在教师、学生和护理工作者的关爱下，于同类教材"百花齐放、百家争鸣"的局面中脱颖而出，得到读者的好评。

前 言

为配合《国家中长期教育改革和发展规划纲要（2010—2020）》，全面贯彻落实科学发展观，培养符合时代要求的护理学专业人才，反映最新的教学模式、教学内容和护理学进展的最新成果，北京大学医学出版社根据护理学专业的培养目标及教学的特殊性进行调研后，组织再版了全国高等医学院校护理学本科规划教材《精神科护理学》。本教材以教育部高等学校护理学专业教学指导委员会制订的护理学本科专业规范为蓝本，以培养能够系统掌握精神科护理学知识，并具有基本的临床护理能力，初步的教学、管理及科研能力，能在各类医疗卫生、保健机构从事护理和预防保健工作的专业人才为目标，以符合人才培养要求、体现教育改革成果、确保教材质量、形式新颖创新为指导思想，遵循教材与本科教学质量国家标准相结合、与护士执业资格（护师卫生资格）考试大纲相结合、与临床实际工作相结合的方针，严格把握内容深浅度，突出"三基"（即基础理论、基本知识和基本技能），体现"五性"（即思想性、科学性、先进性、启发性和适用性），引入大量典型又贴近临床的案例，循循善诱，步步深入，使理论知识和临床实践有机结合，激发了学生的学习兴趣。

本教材共14章，内容包括精神科护理学的基础知识与常见异常精神活动的护理两部分。精神科护理学基础知识包括绪论、精神障碍的基础知识、精神科护理的基本内容、精神障碍常用的治疗与护理和精神障碍患者危机状态的防范与护理等内容，常见异常精神活动的护理包括器质性精神障碍、使用精神活性物质所致精神和行为障碍、精神分裂症、心境障碍、神经症性障碍、成人人格与行为障碍、儿童少年期精神障碍、伴有生理紊乱及躯体因素的行为综合征患者的护理，以及精神障碍患者的家庭护理及社区防治等内容。本教材有四大特点：①学习目标明确，重点难点突出。每章前有学习目标、课后有小结，教材中间穿插知识拓展，方便学生预习、学习和复习。②突出案例教学特点。常见异常精神活动护理课程以案例为主线，层层深入，循循善诱，引导学生学习疾病的相关内容，使枯燥的理论知识与临床应用密切联系，大大增加了学习兴趣。③重视临床实践。本教材含有8节临床实践课程，内容包含沟通交流技巧和康复治疗计划制订，处理暴力、自杀、噎食等危机状态的专科技巧等，均以二维码链接形式体现。④结合网络学习。本教材结合网络教学，对每章的难点内容进行了拓展，链接相关内容，并解答章后思考题，便于学生自行查阅，尽量满足学生的求知欲。

鉴于2015年7月出版的由美国精神医学学会编著的《精神障碍诊断与统计手册（第5版）》（DSM-V）目前在临床尚处于试运行阶段，没有被广泛使用，本教材在疾病的诊断与分类上主要参考《精神障碍诊断与统计手册（第4版）》（DSM-Ⅳ）。

限于编者的能力和水平，书中难免存有错误和疏漏之处，真诚希望使用本教材的师生和护理界同仁批评指正，使之日益完善。

主　编

二维码资源索引

资源名称	资源类型	页码
精神障碍的护理工作内容	下载资源	8
第一章思考题参考答案	下载资源	10
奥赛罗综合征	下载资源	24
对于不合作患者的精神检查技巧	下载资源	36
第二章思考题参考答案	下载资源	37
实践1：沟通交流技巧练习实践计划	下载资源	42
护士用住院患者观察量表	下载资源	44
第三章思考题参考答案	下载资源	53
心理治疗的分类	下载资源	65
心理治疗技术	下载资源	65
我国精神障碍社区康复工作体系	下载资源	69
康复治疗的护理程序	下载资源	70
实践2：患者康复治疗计划制订	下载资源	70
第四章思考题参考答案	下载资源	71
保护性约束案例	下载资源	76
实践3：约束及自我防护手法练习	下载资源	76
自杀危机干预技巧案例	下载资源	80
实践4：自杀评估量表应用	下载资源	82
实践5：噎食抢救技巧练习	下载资源	85
第五章思考题参考答案	下载资源	89
痴呆的精神行为症状发生率	下载资源	93
第六章思考题参考答案	下载资源	102
流行病学	下载资源	103
ICD-10精神活性物质分类	下载资源	105
不同类型精神活性物质评估记忆小窍门	下载资源	107
尼古丁替代疗法	下载资源	108
饮酒诱发因素表	下载资源	116

资源名称	资源类型	页码
实践6：使用精神活性物质所致的精神和行为障碍的护理	下载资源	117
第七章思考题参考答案	下载资源	117
精神分裂症的分型	下载资源	121
实践7：精神分裂症患者的护理	下载资源	126
第八章思考题参考答案	文本	127
名著推荐	下载资源	137
双相心境障碍案例分析	下载资源	141
第九章思考题参考答案	下载资源	142
来自空中的恐怖袭击：群体创伤后应激	下载资源	153
第十章思考题参考答案	下载资源	166
偏执型人格障碍案例分析	下载资源	173
第十一章思考题参考答案	下载资源	174
应用行为分析法应用于儿童孤独症的效果	下载资源	182
成人注意缺陷与多动障碍	下载资源	188
第十二章思考题参考答案	下载资源	190
第十三章思考题参考答案	下载资源	203
家庭护理现状	下载资源	205
实践8：精神障碍患者的家庭护理	下载资源	208
第十四章思考题参考答案	文本	211

目 录

第一章 绪论 ……………………… 1
  第一节 概述 …………………………… 1
    一、精神科护理学的基本概念 ……… 1
    二、精神科护理学的学科特点 ……… 2
  第二节 精神医学与精神科护理学的
        发展简史 ………………………… 3
    一、精神医学的发展简史 …………… 3
    二、精神科护理学的发展简史 ……… 5
    三、精神科护理学发展趋势 ………… 5
  第三节 精神科护理学在现代医学中的地位、
        意义及与其他学科的关系 ……… 6
    一、精神科护理学在现代医学中的
        地位 ……………………………… 6
    二、学习精神科护理学的意义 ……… 6
    三、精神科护理学与其他学科的关系 … 6
  第四节 精神障碍护理的工作任务和
        范围 ……………………………… 7
    一、精神障碍护理的工作任务 ……… 7
    二、精神障碍护理的工作范围 ……… 8
  第五节 精神科护理人员的角色功能与
        素质要求 ………………………… 8
    一、精神科护理人员的角色功能 …… 8
    二、精神科护理人员的素质要求 …… 9

第二章 精神障碍的基础知识 ……… 11
  第一节 精神障碍的病因学 …………… 11
    一、生物学因素 ……………………… 11
    二、心理社会因素 …………………… 13
  第二节 精神障碍诊断分类学 ………… 14
    一、精神障碍诊断分类原则 ………… 14
    二、国际常用的精神障碍分类系统 … 14
    三、美国的精神障碍分类系统 ……… 14
    四、中国的精神障碍分类系统 ……… 15
  第三节 精神障碍常见症状 …………… 15
    一、认知过程的障碍 ………………… 16
    二、情感过程障碍 …………………… 28
    三、意志行为障碍 …………………… 31
    四、意识障碍 ………………………… 34
    五、精神障碍常见综合征 …………… 36

第三章 精神科护理的基本内容 …… 38
  第一节 与精神障碍患者的沟通技巧 … 38
    一、建立良好护患关系的要求 ……… 39
    二、建立良好护患关系的方法和技巧 … 40
    三、影响治疗性护患沟通的因素 …… 41
  第二节 精神障碍患者的观察与记录 … 42
    一、精神障碍患者的观察 …………… 43
    二、护士用住院患者观察量表 ……… 44
    三、护理记录 ………………………… 44
  第三节 精神障碍患者的日常生活
        护理 ……………………………… 45
    一、饮食护理 ………………………… 46
    二、生活卫生仪表的护理 …………… 47
    三、排泄的护理 ……………………… 47
    四、睡眠、活动和休息的调整 ……… 48
    五、安全护理 ………………………… 48
  第四节 精神障碍患者的组织与管理 … 49
    一、患者的组织 ……………………… 49
    二、患者的管理 ……………………… 50
    三、分级护理管理 …………………… 51

第四章 精神障碍常用治疗与护理 … 54
  第一节 精神药物治疗与护理 ………… 54
    一、抗精神病药物 …………………… 54
    二、抗抑郁药物 ……………………… 57
    三、心境稳定剂 ……………………… 59
    四、抗焦虑药物 ……………………… 60
    五、精神药物治疗的护理 …………… 61
  第二节 无抽搐电休克治疗与护理 …… 63

目 录

一、无抽搐电休克治疗 …………… 63
二、无抽搐电休克治疗的护理 ……… 63
第三节 心理治疗与护理 ……………… 65
一、心理治疗 ………………………… 65
二、心理治疗的护理 ………………… 65
第四节 康复护理 ……………………… 68
一、精神障碍的医院康复 …………… 68
二、精神障碍的社区康复 …………… 69

第五章 精神障碍患者危机状态的防范
与护理 …………………………… 72
第一节 暴力行为的防范与护理 ……… 72
第二节 自杀行为的防范与护理 ……… 76
第三节 出走、噎食及吞食异物行为的
防范与护理 …………………… 82
第四节 木僵的防范与护理 …………… 86

第六章 器质性精神障碍患者的护理 … 90
第一节 概述 …………………………… 90
第二节 阿尔兹海默病 ………………… 92
第三节 血管性痴呆 …………………… 95
第四节 脑器质性精神障碍的护理 …… 96
第五节 躯体疾病所致精神障碍 ……… 99

第七章 使用精神活性物质所致精神和
行为障碍的护理 ……………… 103
第一节 概述 …………………………… 103
第二节 使用酒精所致精神和行为障碍的
护理 …………………………… 110

第八章 精神分裂症患者的护理 ……… 118

第九章 心境障碍患者的护理 ………… 128
第一节 躁狂发作 ……………………… 128
第二节 抑郁发作 ……………………… 133
第三节 双相心境障碍 ………………… 138

第十章 神经症性障碍患者的护理 …… 143
第一节 恐惧性焦虑障碍 ……………… 144
第二节 其他焦虑障碍 ………………… 146
第三节 强迫性障碍 …………………… 149
第四节 严重应激反应及适应性障碍 … 152
第五节 分离（转换）性障碍 ………… 156
第六节 躯体形式障碍 ………………… 160
第七节 神经衰弱 ……………………… 163

第十一章 成人人格与行为障碍患者的
护理 …………………………… 167

第十二章 儿童少年期精神障碍患者的
护理 …………………………… 175
第一节 精神发育迟滞 ………………… 175
第二节 孤独症 ………………………… 180
第三节 多动性障碍 …………………… 185

第十三章 伴有生理紊乱及躯体因素的
行为综合征患者的护理 ……… 191
第一节 进食障碍 ……………………… 191
第二节 非器质性睡眠障碍 …………… 197

第十四章 精神障碍患者的家庭护理及
社区防治 ……………………… 204
第一节 精神障碍患者的家庭治疗与
护理 …………………………… 204
一、精神障碍患者的家庭治疗 ……… 204
二、精神障碍患者的家庭护理 ……… 205
三、精神障碍患者的家庭护理程序 … 205
第二节 社区精神卫生护理 …………… 208
一、社区精神卫生服务概述及发展
趋势 …………………………… 208
二、社区精神障碍患者特点和社区精神
卫生护理概述 ………………… 209

中英文专业词汇索引 …………………… 212

主要参考文献 …………………………… 215

第一章 绪 论

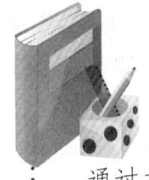

学习目标

通过本章内容的学习,学生应能够:
◎ **识记**
陈述精神、精神卫生、精神障碍、精神科护理学的概念。
◎ **理解**
归纳精神科护理学的学科特点及对护理专业的实际意义。
◎ **运用**
说出精神科护理学的工作任务、工作范围和发展趋势。

第一节 概 述

精神科护理学是随着现代医学模式的转变和精神医学的快速发展而建立起来的一门交叉性边缘学科,是临床医学中精神医学的一个分支,也是护理学的一个分支,它与精神病学、心理学、护理学、社会学、行为医学等学科有着十分密切和广泛的联系。当今社会,信息产业和科学技术的飞速发展在加快了社会发展速度的同时,人们的生活节奏与心理压力也普遍增加,这些压力不同程度地造成了人们生理、心理和社会功能的改变,甚至发生疾病,所以精神健康日益受到人们的重视。因此,每一位护士都须具备一定的精神医学知识,才能在实现护理学总体目标的过程中,适应生物-心理-社会医学模式(biopsychosocial medical model)的需要,真正体现现代护理学倡导的以人为本以及整体化护理的理念。

目前,精神医学的服务对象与研究对象已有明显的变化,其重点从传统的重性精神障碍(psychosis),如精神分裂症,逐渐向轻性精神障碍转变;同时,服务模式也从封闭式管理逐渐转向开放式或半开放式管理;而且由于新的精神药物的出现、对康复及复发预防的重视,精神障碍患者的预后已大为改观。这些变化不仅和现代护理学的发展有着密不可分的关系,同时也为现代护理学自身的进一步发展提供了更多的契机。

一、精神科护理学的基本概念

(一)精神与精神卫生

1. **精神**(psychology) 即所谓的心理,是人脑对客观事物的主观的能动反映。通常包括认识过程、情绪情感过程、意志过程及人格。

2. **精神卫生**(mental health) 是指用以维护与促进精神健康、预防与治疗精神障碍的措施和方法。

(二)精神健康和精神障碍

1. **精神健康**(mental health) 是指成功履行精神功能的一种状态,这种状态能产生建设性活动、维持良好的人际关系、调整自己以适应环境。在这种状态中，每个人能够认识到自己的潜力，能够应对正常的生活压力，能够有成效地从事工作，并能够对社会做出贡献。精神健康与躯体健康同样重要，精神健康是个人安康、事业成功、家庭幸福、良好的人际交往、健康的社会关系所不可缺少的一部分。

2. **精神障碍**（mental disorders） 是指在各种生物学、心理学以及社会环境因素的影响下，大脑功能活动发生紊乱，导致认知、情感、行为和意志、人格等精神活动不同程度障碍的总称。精神障碍可伴有痛苦体验和（或）功能损害。例如阿尔茨海默病有典型的认知（特别是记忆）方面的损害，抑郁症有明显病态的抑郁体验，而儿童注意缺陷障碍的主要特征是多动。这些认知、情绪、行为改变使得患者感到痛苦，功能受损或增加患者死亡、残疾等的危险性。常见的精神障碍有情感性精神障碍、脑器质性精神障碍等。致病因素有多方面，如先天遗传、个性特征及体质因素、器质因素、社会性环境因素等。许多精神障碍患者有妄想、幻觉、错觉、情感障碍、哭笑无常、自言自语、行为怪异、意志减退，绝大多数患者缺乏自知力，不承认自己有病，不主动寻求医生的帮助。

精神健康与精神障碍并非对立的两极，而是一个移行谱（continuum），有时精神活动正常与异常的界限是相当模糊的。精神正常的人，也可以有局限的精神异常表现，精神异常的人，也不是整个精神活动都不可思议。其实人的精神活动相当于一个圆环，精神异常只是环中的一段。如果将人的精神正常比作白色，精神异常比作黑色，那么白色与黑色之间存在着一个巨大的缓冲区域，即灰色区——非器质性精神痛苦的总和，包括心理不平衡、情绪障碍、行为问题等，这些均不同程度地干扰人们正常的生活。从群体来说，人类的心理健康不是黑白分明，而是两极范围小、中间范围大。因此，护士不应忽视灰色区域的存在，应对心理问题做及时的矫正。

（三）精神科护理学

精神科护理学（mental disorders nursing）是以临床精神医学基本理论为基础，以护理学理论及技术为主要手段，结合精神障碍的具体特点，从生物、心理、社会三方面研究和处理人类现存的和潜在的异常精神活动与行为问题，促进健康恢复或提高精神健康水平及对患者的科学管理方法和制度的一门应用性学科。它是护理学的一个分支，也是临床医学中精神医学的一个重要组成部分。

二、精神科护理学的学科特点

精神障碍患者常常因为患病而不能正常工作、学习，有时也难以行使自己的社会责任；另外也可能是由于社会歧视而丧失工作、学习机会。对家庭的影响也不仅仅是治疗、照顾的负担，还包括诸如家庭成员的精神付出、重新适应、忍受社会歧视等。概括地说，精神障碍患者一般有以下4个方面的特殊性：一是其发病机制上多有神经生物学或遗传学基础；二是在诊断指标上多缺乏客观的生物学诊断指标；三是在诊断标准上往往必须同时满足症状学标准和社会学标准；四是负担巨大，个人及家庭的经济及精神压力都很大。因此，精神科护理首先要注重患者的心理体验和为其提供必要的心理支持。其次，更加强调护患沟通及沟通技巧的应用。再次，更加需要深入了解患者的社会、家庭以及个人生活的背景；提供健康教育与咨询，切实帮助患者适应患病后的生活。最后，更加突出对患者躯体、攻击、自伤（杀）等风险因素的评估。

第二节 精神医学与精神科护理学的发展简史

一、精神医学的发展简史

精神医学是临床医学的一个重要分支，是研究精神障碍病因、发病机制、临床表现、病程转归以及预防和治疗的一门学科。由于它的研究对象是复杂的精神障碍患者，而且大多数精神障碍的病因及发病机制至今不明，同时又受到科学水平的限制以及政治、经济、宗教、文化等因素的影响，尤其是受哲学的影响（哲学上两大学派唯物主义和唯心主义从未放弃过斗争，围绕着世界的本源问题，即物质还是精神第一性的问题的争论直接影响着对精神障碍本质的认识），使得精神医学的发展滞后于其他医学学科，从而经历了一个漫长而曲折的过程。现代精神医学的发展只有100多年的历史，特别是20世纪60年代以来，神经学科、行为学科的迅速发展，才真正促进了精神医学的发展。

（一）国外精神医学的起源

国外精神医学起源于公元前古希腊最伟大的医学家波克拉底（Hippocrates，公元前460—前377年），也被称为精神医学之父。他指出脑是思维活动的器官，并提出了精神障碍的体液病理学说。他认为人体内存在四种基本体液，即血液、黏液、黄胆汁和黑胆汁，就像自然界存在火、土、空气和水一样。四种体液平衡就是健康，如果其中某一种过多或过少，或它们之间相互关系失常，人就会生病。他将各种病态的精神兴奋归类于狂躁症，反之称为忧郁症，这是对精神病理现象最早的概括和分类。他认为精神障碍是人脑的产物而非鬼神作祟，在精神障碍治疗上，主张等待疾病的自然痊愈，不主张过多地干预疾病。他的这些理论至今都还对现代精神医学有深远的影响。与希波克拉底同时代的哲学家柏拉图（Plato）也主张精神障碍患者应当受到家人和社会很好的照顾，而不应让他们在外游荡，如果家人不这样做，则应处罚金。公元5世纪前，已对某些精神障碍的病因进行了探索。提出应人道地对待精神障碍患者的思想，显示出欧洲古老文明的不朽与光辉。

（二）中世纪宗教神学对精神医学发展的影响

公元3世纪后，古罗马文化逐渐衰落，医学为神学、宗教所统治，沦为宗教和神学的附庸，出现了严重的倒退。精神障碍患者被视为魔鬼附体或灵魂出窍，异端邪恶，受到非人的虐待和惩罚，无数的精神障碍患者被送到寺院，并用祷告、符咒、驱鬼等方法进行"治疗"。精神医学的专著研究的是魔鬼与精神障碍的关系。到了中世纪末，精神障碍患者受到监禁刑罚，理由是必须用苦刑来驱逐他们躯体内的魔鬼，才能拯救其灵魂。而反对这些观点的人却被宣判为异端邪恶。医学又一次沦入到了"巫医"模式中。

（三）工业革命对精神医学的影响

随着17世纪后工业革命的兴起，医学也开始摆脱了中世纪宗教神学的束缚。精神医学出现了重大的转折，精神障碍被认为是一种需要治疗的疾病。18世纪末，法国大革命后，法国精神病学家比奈（Pinel，1745—1826年）成为第一个被任命为"疯人院"院长的医生，他去掉了精神障碍患者身上的铁链，将疯人院改为医院。主张人道地对待患者，这也被公认为精神医学的首次革命性的运动。同一时期的希区（Hitch）开始在疗养院使用受过训练的女护士，从此精神障碍的治疗模式进入了医院模式。精神医学开始进入到了生物医学模式中。

（四）现代精神医学

19世纪后，进入现代精神医学的发展时期。由于自然科学，尤其是医学的快速发展，包括生理学、解剖学、病理学以及临床资料的积累，终于得出精神障碍是由于脑病变所致的结论。以现代精神病学之父德国的克雷丕林（Kraepelin，1855—1926年）为代表，将内外科疾病的研究方法运用于精神障碍，提出了精神障碍分类原则。他对精神障碍的分类、诊断、治疗、病因及发病机制进行了大量的研究和探讨，创立了"描述性精神病学"，明确地区分了躁狂忧郁症性精神病与早发性痴呆。他认为精神障碍是一个有客观规律的生物学过程，可以分为数类，每一类都有自己的病因、典型的病理解剖改变、特征性的躯体和精神症状、与疾病本质相关的联系与转归。20世纪以来，许多精神医学的专家对精神障碍的病因、发病机制分别从神经解剖学、生理学和心理学等不同角度进行了大量的研究和探讨，以期阐明精神障碍的发生机制，形成了精神医学的各种学派。

与描述性精神病学派不同，由弗洛伊德（S. Freud，1856—1939年）首创的动力精神病学学说认为人的一切思维、情感和行为都有其内在的原因。口误、记忆错误这些日常生活中的心理现象好像是偶然的，其实都有在意识层面上不易察觉的动机。人类精神活动尤其是情感活动也是能量活动，遵循能量守恒的原则。如果情绪能量积累过多而没有机会及时发泄或没有正常的渠道发泄，这些能量不会自己消失，而会以改头换面的形式表现出来，例如焦虑症的各种症状。

自称为精神生物学派创始人的Adolf Meyer（1866—1950年）结合了心理学和生物学的双重观点，认为一切生物都是由简单到复杂、从低级到高级进化而来。人脑皮质的结构和功能是进化的最高产物，但人类又保留了较低级的神经系统的结构和功能，当高一级水平的功能受到损害时，低一级水平的功能就突出化，所有的人体器官都是在神经系统支配下作为一个整体在行使功能。此外，研究精神障碍应把患者放在社会环境中去研究，他认为人的行为和精神障碍都是一种对人体内外变化的反映形式。

现代精神医学史上最为重要的革命性事件是1953年氯丙嗪抗精神病作用的发现和应用，这不仅极大地促进了临床精神障碍的防治工作，也使人们对精神障碍的生物学机制有了更为深刻的了解。越来越多的人注重精神医学应向"生物-心理-社会"三合一的现代医学模式转变，而且这种新的医学模式在精神医学中显得最恰当也最被需要。精神医学不仅要服务于精神病院内，也要面向社区精神卫生服务。

（五）我国精神医学的起源与发展

公元前11世纪我国已有"狂"这一病名，最早的有关精神障碍现象的文字记载见于《尚书·微子》："我其发出狂"。在我国最古老的医典《黄帝内经》中就将人的精神活动归结于"心神"活动的功能，并对情志与精神障碍进行了较为系统的论述，如"怒伤肝，喜伤心，思伤脾，忧伤肺，惊伤肾"等。秦汉时期的《难经》《伤寒论》《金匮要略》等医书中对诸多精神症状作了相对详细的描述，如将精神症状归类为"狂""躁""谵妄""癫""痴""痫"等，并以其独特的理论与实践对这些精神障碍的病因、发病机制与症状进行了论述。如"邪入于阳则狂"，认为"狂"症的发病机制是阴阳不平衡所致，并提出对"狂"症与"癫"症的鉴别方法——"重阳者狂，重阴者癫"。此后1500多年，我国精神医学基本上是沿这条思路缓慢向前发展的，但由于我国精神医学的理论基础囿于阴阳五行学说，所以在精神医学理论上并未有突破性发展。

19世纪末开始，现代精神医学随着外国传教士的传教活动进入我国。1897年创立了我国第一所精神病医院，继之各地建立了精神病患者的收容机构或精神医学的教学机构。新中国成立后，我国精神障碍的防治工作主要由卫生行政部门、民政部门和公安部门管理，相继在各省建立了新的精神病院及康复医院，主要任务是收容和治疗无家可归或影响社会治安的精神病患者。改革开放以来，精神医学取得了长足的进步，与国际精神病学界的交流逐渐增多，各种抗精神病药物与新治疗方法和理论的引进丰富了国内精神医学的临床与研究，其主要任务也已由收容性质转变为向社区居民提供优质的精神卫生服务，且逐渐与国际精神医学的发展趋势接轨。

也正是在这样的一个发展过程中，当代精神病学的概念已远远超过传统的精神病学概念所覆盖的范围。多数学者认为，将"精神病学"改称为"精神医学"似乎更为贴切。实际上国内（包括中国台湾、香港）近年来出版的专业书籍均将"psychiatry"译为"精神医学"，这种表达既能较好地涵盖主要内容，也减少了对精神障碍患者的误解与歧视。

二、精神科护理学的发展简史

（一）国外精神科护理学发展简史

精神科护理学是随着精神病学的诞生而诞生、发展而发展的。国外有关精神科护理的文字记载源于1814年希区（Hitch）在精神病疗养院使用受过专门训练的女护士进行专门的看护工作。继之，南丁格尔在《人口卫生与卫生管理原则》一书中强调注意患者的睡眠与对患者的态度，防止精神障碍患者伤人、自伤。从此开始了要求护理人员在临床医学各科工作中不能忽视对精神问题的关注。1873年琳达·理查兹（Linda Richards）提出了要以对内科疾病患者同等水平来护理精神障碍患者，重视患者躯体方面的护理与生活环境的改善。由于她的贡献及影响，确定了精神科护理的基础模式，因此她被称为美国精神护理的先驱。

美国最早专门为培训精神科护理人员而开办的护理学校创设于1882年，是马萨诸塞州的马克林医院，它包含2年的课程，但是课程中很少有精神科方面的内容。当时精神科护理人员的主要工作依然是照顾躯体各项功能，如给药、提供个人卫生等。心理护理在当时的课程内容中只是提到要有耐心及亲切地照顾精神上有障碍的患者。

直到20世纪中叶，精神科护理职能拓宽到协助医生观察精神症状、运用基础护理技术协助对精神障碍患者进行治疗等。1954年前苏联《精神病护理》一书中详细阐述了对精神障碍患者的症状护理和基础护理，强调对患者应保持亲切、体贴、爱护、尊重的态度，并强调废除约束，组织患者的工娱治疗。1977年恩格尔提出了生物-心理-社会三方面的整体护理模式，罗伊、奥瑞姆等是这一护理模式的代表人物。当时临床护理路径模式的出现不仅满足了患者需要的高效优质护理服务，也迎合了医疗保险公司降低护理成本的要求，并被迅速应用于精神障碍护理。这种模式要求在非精神科也要重视精神方面的护理，以及在精神科要注意躯体方面的护理，同时更要关注患者的社会功能的康复。

（二）国内精神科护理学发展简史

我国一直有"三分治疗，七分护理"的说法。古代的精神障碍患者虽然有机会得到依据中医理论做出的诊断与相应治疗，但是关于精神障碍专科护理的记载极少。清末民初，随着精神医学由传教士传入我国，修女们提供了大量的非专业的护理服务。新中国成立后，精神科护理学事业逐渐受到重视，全国各地相继建立了各级精神病院，部分地区（如上海、南京等）陆续建立起了系统的精神障碍防治网。1958年我国各主要精神病医院实行了开放式和半开放式管理制度。1990年成立了中华护理学会精神科护理专业委员会，定期举行全国性精神护理工作的学术交流。

三、精神科护理学发展趋势

随着生物学和神经科学的巨大进展，以及人们逐渐意识到心理、社会因素对精神活动的影响，使精神科护理学的发展进入了一个新的阶段。在目前形势下精神科护理学的发展趋势是：

1．对精神障碍患者实施系统化整体护理。
2．向完全开放式管理模式过渡。
3．吸收新的技术和方法。
4．扩大工作范围，延伸到社会及家庭精神障碍的护理上来。
5．提高护理人员的素质和服务质量。

第三节 精神科护理学在现代医学中的地位、意义及与其他学科的关系

一、精神科护理学在现代医学中的地位

随着精神障碍问题日益突出，传统的功能制护理、责任制护理已不能完全适应新形势下的护理发展要求，系统化整体护理势在必行。而精神科护理与系统化整体护理有着十分紧密的关系，现代护理学的发展离不开精神科护理学，因为后者可以为前者提供充足的理论依据和实践指导。

同时，随着我国精神障碍发病率的提高，我国居民疾病谱、死因发生较大的变化。精神障碍及其引起的死亡已成为威胁人类健康的又一"杀手"。精神科护理学与其他精神医学将在精神障碍的预防、治疗、康复等问题上发挥极其重要的作用。因此，精神科护理学在现代医学中具有不可替代的重要地位。

二、学习精神科护理学的意义

随着我国生活水平的日益提高，人们对健康和生活质量提出了更高的要求，加强精神障碍的防治，预防心理及行为问题的发生，已经成为当前我国一项重要和十分紧迫的任务。因此，学习精神科护理学不但可以掌握精神科护理学的知识和技能，使患者得到及时有效的治疗，而且也是我国医学卫生事业发展的客观要求，是促进社会全面进步的保证，所以意义十分重大，护生应充满信心地学好这门年轻而重要的专业必修课。

三、精神科护理学与其他学科的关系

（一）护理心理学

在传统医疗过程中，人们常常只看到所服务的对象的生理、病理活动或生物性的一面，而忽视了其心理活动和社会性的一面，以致有"见病不见人"的现象。从目前的医学模式看，这种服务至少是不全面的。因此护理心理学应运而生，它是以护理为对象形成的应用心理学分支，特别强调整体医学模式，即生物 - 心理 - 社会医学模式，主要任务是研究心理因素在各类疾病的发生、发展和变化过程中的作用，研究心理因素对身体各器官生理、生化功能的影响及其在疾病康复中的作用等。

（二）行为医学

行为医学是一门将与健康和疾病有关的行为科学技术和生物医学技术整合起来，并将这些技术应用于疾病的诊断、治疗、预防和康复的边缘学科。所整合的内容包括人类学、社会学、流行病学、心理学、临床医学和预防医学、健康教育学、精神医学、神经生物学等学科的知识。由此可见，虽然行为医学涵盖的范围较大，但它只是将上述学科的一部分整合起来而形成的一门新的学科，行为医学与上述学科不可互相替代。

（三）心身医学

心身疾病（psychosomatic diseases）即心理生理疾病，是一组与精神紧张有关的躯体疾病。它们具有器质性病变（即病理解剖学改变）的表现（如冠状动脉硬化）或确定的病理生理过程（如偏头痛）所致的临床症状，心理社会因素在疾病的发生、发展、治疗和预后中有相对重要的作用。心身医学是研究由精神因素引起或参与引起的、表现为躯体疾病的学科，主要研究范

围为：
1．研究特殊的社会、心理因素与正常或异常生理功能之间的关系。
2．研究社会、心理因素与生物因素在疾病的病原学、症状学、病程和预后中的相互作用。
3．提倡医疗照顾的整体观念，即生物-心理-社会医学模式。
4．把精神医学与行为医学的方法运用于躯体疾病的预防、治疗和康复之中。

（四）相关的伦理学和法律问题

1．精神障碍与伦理学的关系　这是精神障碍护理工作中一个非常重要的内容。伦理学的基本原则是尊重（respect for person）、有利（beneficence）、不伤害（nonmaleficence）、公正（justice）。首先要遵守护理职业道德规范和相关伦理要求，以帮助患者解除病痛，促进心身健康为首要目标。在护理过程中要尊重患者的人格、尊严、权利和自主性。把患者的利益放在首位。对待患者要平等，无论患者的背景如何，均以真诚、友好和共情的态度服务患者。倾听和了解患者是做好护理工作的前提和保障。诚实守信，必要时与医生一起告诉患者真相也是非常关键的护理内容。耐心、用心帮助患者，如有时需要核实患者对于医疗信息的理解，通过细致的沟通帮助患者减少误会，努力提高医护与患者的关系。不泄露患者隐私与医疗信息，并且关注患者的长期发展与家庭和谐。了解自身的（专业和自我认识）局限性，以协作的方式降低风险。不断更新知识，提高技术水平，提高自身的人文技能，并在职业服务中加以运用。尊重同行，互学互尊，团结协作。自觉遵纪守法，不以医谋私也是伦理学的重要内容。

2．精神障碍与法律的关系　精神障碍患者以精神分裂症、情感性精神障碍、精神发育迟滞、反社会性人格障碍引起的法律问题相对较多。精神障碍患者可能在幻觉、妄想等精神病性症状的支配下出现冲动、伤人、毁物等违法行为，此时需要进行鉴定，明确患者需要承担的相应法律责任，这被称为精神医学司法鉴定。如果精神医学司法鉴定的结论为患者无责任能力，为保障社会安全，也要对其危险性进行评估，并提出治疗和监护方案。精神障碍司法鉴定的目的是维护精神障碍患者的合法权益。世界各国对精神障碍患者、智力残疾人、未成年人、盲聋哑人出现违法行为有减免刑罚之规定，之所以减免刑事处罚，一方面充分体现人道主义，另一方面对精神障碍患者实施刑罚客观上达不到惩戒的效果。精神障碍患者在民事行为中往往不能对自己的行为负责，因此有必要对精神障碍患者的行为能力进行鉴定，宣布其是否有民事行为能力，依据法律宣告其行为无效，使患者合法权益免受侵害。

对于出现违法，或有严重的伤人、自伤行为的患者，应由其监护人严加管教和治疗。我国对精神障碍患者的入院程序和强制性医疗尚无具体规定，一般由其监护人同意、医师签字认可即可住院。但近年来已有多起关于精神障碍患者住院后否认有病，转而起诉医院侵害名誉权的民事诉讼，应引起重视。保安处分是为了保护社会安全所制订的，它不是刑罚，主要针对有违法行为的精神障碍患者，或为了预防犯罪而对有一定违法行为的危险性格者采取的收容和治疗，起到刑罚的代替和补充作用。我国尚无完善的保安处分制度，但有类似机构承担相应的职责。1980年以来，大部分省区市建立了由公安部门管理的安康医院，专门收治有违法行为或有严重危险性的精神障碍患者，对于维护社会安定、保障精神障碍患者的健康都起到了积极作用。

第四节　精神障碍护理的工作任务和范围

一、精神障碍护理的工作任务

1．研究和实施对精神障碍患者进行科学治疗护理、生活护理、心理护理及康复护理的理论和方法并及时运用于临床，在确保医疗任务顺利实施的前提下，探讨护理人员在预防精神障碍方面的作用。

2．研究和实施如何对精神障碍患者进行科学组织和管理。为患者提供安全、舒适、温馨的治疗环境。研究和实施如何维护精神障碍患者的权利与尊严，使其得到应有的尊重与适合的治疗；培养和训练患者的生活能力、社会交往能力，在疾病好转后能及时重返社会。

3．研究和实施与精神障碍患者沟通的技巧、观察和了解病情的技巧、建立良好的护患关系的技巧等，保证护理措施的有效实施。

4．研究和实施如何密切观察有关精神障碍方面的疾病变化，详细记录，协助诊断，防治意外事件的发生；并为医疗、教学、科研、法律和劳动鉴定等积累重要资料。

5．研究和实施对精神障碍患者的社区护理，对患者及在其所属家庭、社区中开展精神卫生宣传教育工作，对精神障碍患者做到防治结合，医院与社区结合，为患者回归社会作出贡献。

二、精神障碍护理的工作范围

1．**治疗性工作**　对有精神障碍的患者提供一个治疗性环境并进行护理，主要在医院内完成。

2．**康复性工作**　主要对象为各种精神障碍患者的恢复期、慢性精神障碍的患者，通过工疗、娱疗、社会功能训练等促进患者的康复。可在医院内，也可在医院外完成。

3．**健康教育工作**　主要对象为精神障碍患者及其家属、社区。其主要内容包括：心理卫生常识、对精神障碍的正确认识及态度、对精神药物的作用及不良反应的认识、应对压力的方式、营造健康和谐的气氛等，达到促进患者康复、预防复发的目的。主要在医院和社区内完成。

4．**心理卫生工作**　这是精神科护理学发展的必然趋势，也是预防和减少精神障碍的发生的根本途径。精神障碍护理工作必须从医院内护理扩大到社区精神卫生护理及延伸到对社区内精神障碍患者的家庭治疗和康复护理的指导上来。主要在医院外完成。

5．**保证医嘱的执行**　这是精神科护理学特别要强调的内容，因为大多数严重的精神障碍患者缺少对疾病的自知力，不认为自己有病，从而无治疗要求，甚至强烈反对接受各种必要的治疗；还有一些患者可能因为意识障碍或智力问题而无法处理自己的生活。因此，如何使医嘱得以执行，让患者接受及时必要的治疗是精神科护理的一个重要内容。药物治疗是最常用的治疗方法，必须时刻关注并保证患者按医嘱服药，在治疗效果不佳时还要考虑患者是否按医嘱服药。如果是在精神科病房，发药给患者后还要确定患者服下了药物，要严防患者吐药或藏药，服药后要检查口腔并观察患者饮用了水后才能离开。对于拒不服药的患者，应及时向医师报告，改换给药途径或治疗方法。如果是在非精神科病房也需要关注患者是否遵守了医嘱。

第五节　精神科护理人员的角色功能与素质要求

一、精神科护理人员的角色功能

角色是处于一定社会地位的个体或群体，在实现与这种地位相联系的权利与义务中，所表现出的符合社会期望的行为和态度的总模式。现代精神科护理人员主要承担着照顾者、治疗者、计划者、管理者、咨询者、协调者、教育者、研究者、代言者和保护者十大角色功能。

1．**照顾者角色**　精神科护理人员必须首先满足患者生理、心理、家庭和社会护理的需求，要根据护理计划，准确具体地实施各项护理活动，如生活护理、临床护理、安全护理及用药护理等。

2．**治疗者角色**　由于精神科的治疗方法具有多样性和多需要医护人员共同协助完成的特

精神障碍的护理工作内容

点，如行为疗法、工娱疗法、家庭疗法、康复疗法及放松疗法等，在治疗过程中，护理人员既是执行者、协作者，也是治疗者。精神科护理人员应积极掌握相关理论、知识和技能，与医师共同完成治疗任务。

3．**计划者角色** 精神科护理人员在对患者护理的过程中，承担着计划者角色，应该在完成护理程序的过程中，详细、准确地制订合理、周全的护理计划，确保患者获得最好的护理照顾。

4．**管理者角色** 包括精神科护理人员对患者的管理、环境的管理、护理程序的管理，也包括护理管理者对护理人力资源、时间、信息、财、物的管理，以提供最佳的服务。

5．**咨询者角色** 精神科护理人员应该掌握一定的沟通技巧和相应的理论知识，能够为精神障碍患者及其家庭、社区提供相关信息和咨询服务，使他们及时获得健康指导和心理支持。

6．**协调者角色** 精神障碍的预防和治疗往往需要不同专业人员的共同配合与协作，精神科护理人员应该发挥桥梁和纽带作用，协调临床医师、心理医师、护师、社会工作者、患者及家属的相互配合，以取得最佳的预防和治疗效果。

7．**教育者角色** 由于精神障碍患者多有意识、思维和行为的改变，在治疗和护理中，对患者异常行为的矫正与辅导非常重要。精神科护理人员要按照护理计划，教育、培养、训练患者提高生活自理能力、适应住院环境的能力、参加社会活动和交往的能力、职业能力，以及病愈后预防复发的健康教育等。

8．**研究者角色** 精神科护理学是一门实践性与科学性相结合的学科，精神科护理人员应该具有敏锐的观察能力、周密的思考能力、冷静的分析能力、准确的判断能力，能够通过实践，研究并验证精神障碍护理的科学规律，推动学科不断发展。

9．**代言者角色** 由于精神障碍患者意识、思维和行为的异常，精神科护理人员往往需要代替患者向家属、社区及其他人员表达诉求、提供信息、协助沟通等。

10．**保护者角色** 由于精神障碍患者可能受疾病的影响，不但意识、思维和行为会发生异常，甚至在发病期间生活自理能力也有不同程度的丧失，自身安全得不到保证，家属又不在身边，这时精神科护理人员及时地保护就显得十分重要。

二、精神科护理人员的素质要求

精神医学范畴的扩展对精神科护理人员提出了更高的要求。精神科护理人员除了应该具备一般护士素质（即思想品德素质、科学文化素质、专业素质、心理素质和身体素质）外，还应该具备精神科护理人员特有的素质。

1．精神科护理人员既要有强烈的社会责任感、极大的工作热情、丰富的情感反应去关心和护理精神障碍患者，还必须在专业上具有勇于钻研的科学精神和较高的精神障碍护理学专业理论、护理技术能力。

2．精神科护理人员应树立自尊、自爱、自强的观念，严格要求自己，热爱专业，以献身护理事业作为自己的崇高理想。在护理工作中要诚心、耐心、虚心，真心实意地做一名维护患者身心健康的白衣天使。

3．言语谨慎、保守秘密。对于患者的任何隐私，护士都有保守秘密的义务，不得泄漏，特别是对于某些特殊精神障碍的病症和病情，应严格执行保护性医疗制度。尊重患者的人格、诊治权利，要把患者视为自己忠诚服务的对象。

4．工作认真负责、任劳任怨。精神科护理人员必须认真、审慎地对待工作，要求护士对工作认真负责、仔细周密、不出差错；同时，护士要养成"手勤、腿勤、眼勤、嘴勤、脑勤"的习惯，只要是为了患者的健康利益，护士都不应计较个人得失，要不怕苦、不怕脏、不怕累，满腔热情地去做好工作。

5. 勤奋学习、精益求精。作为一门发展中的分支学科，精神科护理人员更需要吸取新知识、掌握新技术。因此，护士必须做到勤奋学习、刻苦钻研、坚持不懈，才能适应精神科护理学的发展。

6. 互尊互助、团结协作。护士与医生、护士与患者、护士与其他工作人员，以及护士与护士之间都要有一种互尊、互助、密切配合、协调一致的精神，更好地为维护患者的身心健康、解除患者病痛服务。

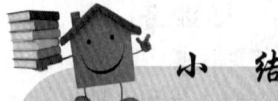

小 结

1. 精神科护理学是以护理学理论及技术为主要手段，结合精神障碍的具体特点，从生物、心理、社会三方面研究和处理人类现存的和潜在的异常精神活动与行为问题，促进健康恢复或提高精神健康水平及对患者的科学管理方法和制度的一门应用性学科。

2. 精神障碍护理的工作范围主要包括治疗性工作、康复性工作、健康教育工作、心理卫生工作、保证医嘱的执行几个方面。

3. 精神医学范畴的扩展对精神科护理人员提出了更高的要求。精神科护理人员除了应该具备一般护士素质外，还应该具备精神科护理人员特有的素质。

思考题

1. 简述精神障碍和精神病学的概念。
2. 简述现代精神障碍护理的工作任务和对精神科护理人员的素质要求。

（刘　娟）

第二章 精神障碍的基础知识

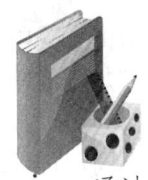

学习目标

通过本章内容的学习,学生应能够:
◎ **识记**
1. 复述常见精神症状的概念。
2. 列举常见精神症状的特征。
◎ **理解**
归纳精神障碍的主要病因。
◎ **运用**
运用精神障碍的基础知识进行常见症状的识别,制订症状护理要点。

第一节 精神障碍的病因学

由于人类的大脑功能和精神活动错综复杂,到目前为止,除器质性精神障碍、心因性精神障碍、少数遗传疾病(如唐氏综合征)等精神障碍病因较为确定外,绝大多数精神障碍包括精神分裂症、情感性精神障碍等疾病仍病因不明,但人们认识到生物学因素(内在因素)和心理社会因素(外在因素)在精神障碍发生、发展过程中起着重要作用。凡是能够导致人类大脑结构和功能损害或影响其正常发育的有害因素都可能引起精神障碍,许多精神疾病的发生是多种因素共同作用的结果。

一、生物学因素

生物学因素又称躯体因素,是指通过生物学途径影响中枢神经系统的功能而导致精神障碍的因素。包括遗传因素、器质性因素、年龄、性别、神经生物化学因素。

1. 遗传因素 是指遗传物质基础发生病理性改变,从而发挥其致病作用。家系研究的结果表明精神分裂症、情感障碍、儿童孤独症、神经性厌食症、儿童多动症、焦虑症、阿尔茨海默病等都具有明显的家族聚集性。随着遗传学研究的不断深入,目前较公认的观点是绝大多数精神障碍的发生受多个基因相互作用,使患病风险不断增加,加上环境因素的作用,从而导致了疾病发生。多基因遗传病是遗传因素和环境因素共同作用所致,其中,遗传因素的作用大小可用遗传度来衡量。遗传度(heritability)是在多基因疾病形成过程中,遗传因素的贡献大小。遗传度越大,表明遗传因素的贡献越大。护士应消除有遗传性就一定会发病的误解,因基因虽不能改变,但可以通过对环境因素的调控来达到预防疾病的目的,但与没有家族史相比,患病的风险有所增加。

2. 器质性因素 器质性因素包括急、慢性躯体感染和颅内感染,或一些内脏器官、内分泌、代谢、营养、结缔组织和血液系统等疾病,如果引起水电解质平衡失调、缺氧、衰竭等,影响了脑功能或发生脑器质性病变,则直接或间接导致大脑功能紊乱而产生精神障碍。如肝性脑病、肾性脑病、脑膜炎等。

3. 年龄因素 不同的年龄可发生不同的精神疾病，某些精神疾病在不同年龄发病率也不同。自闭症、孤独症、多动症起病于儿童期，阿尔茨海默病、脑动脉硬化性精神障碍及其他脑退行性疾病伴发的精神障碍则多发于中老年期。某些精神疾病如精神分裂症好发于青壮年，儿童期与老年期首发者少见。

4. 性别因素 性别不是致病因素，但对一些精神障碍的发病有着重要的影响。由于受内分泌功能和生理过程变化的影响，女性精神分裂症等精神障碍患者在月经期间有症状加剧的倾向；产褥期容易发生妇女特有的产后情绪低落。而物质依赖、酒瘾等的发病率则在男性远高于女性。形成这种差异的原因除男女生物学因素差异外，同时应考虑社会对两性不同评价的影响。

5. 神经生物化学因素 脑功能的基础是神经细胞内和神经细胞间的信息传递，神经化学物质的改变可导致精神障碍。有研究显示，神经生物化学改变与精神障碍的发生存在一定的相关性。例如，精神分裂症与多巴胺能功能亢进有关，抑郁症可能与脑内 5-羟色胺和去甲肾上腺素缺乏有关，躁狂可能与脑内 5-羟色胺功能增高有关。

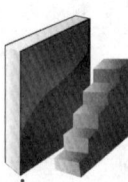

知识拓展

神经递质的生物化学基础

1. 去甲肾上腺素（norepinephrine，NE）　NE 能神经元广泛存在于神经系统，适当兴奋可产生欣快和兴奋情绪，过度兴奋则会产生躁狂和攻击行为。

2. γ-氨基丁酸（γ-aminobutyric acid，GABA）　GABA 是皮质主要的抑制物质，主要分布于脑灰质内，睡眠时释放增加。GABA 降低，可使抑制性神经冲动不足，导致多巴胺能神经之功能亢进，从而引发精神分裂症。

3. 多巴胺（dopamine，DA）　脑内 DA 能神经元胞体位于中脑和下丘脑，中脑的 DA 主要影响机体的一般行为和情绪活动，下丘脑的 DA 对垂体的内分泌功能有控制作用。

4. 乙酰胆碱（acetylcholine，ACh）　广泛分布于中枢神经系统的 ACh 可激活胆碱能受体（M 型），大脑皮质感觉区的受体与觉醒-睡眠周期有关，海马胆碱能系统与学习、记忆和意识有关。

5. 5-羟色胺（5-hydroxytryptamine，5-HT）　5-HT 能神经元位于低位脑干中线附近的中缝核，5-HT 可维持精神、情绪的稳定。研究表明脑内 5-HT 代谢失调与智力障碍和精神症状有关，强烈自杀观念患者脑内 5-HT 水平低下。

6. 组胺（histamine，HA）　HA 和 5-HT 能神经元为兴奋性神经元，DA 和 ACh 能神经元为抑制性神经元，这两个系统动态平衡，可保持锥体外系的正常神经功能，若两系统失衡，则可导致帕金森病等锥体外系疾病。

二、心理社会因素

应激事件、心理素质、性格特征、生活环境、教养方式、经济状况、种族、文化背景、宗教信仰、人际关系等均构成精神障碍的心理、社会因素。这些因素在精神疾病的发病与转归过程中起着重要作用。

1. **心理因素** 心理因素简称为心因，包括心理素质和心理应激两方面。心理素质往往是条件因素，而心理应激则为致病诱发因素。

（1）心理素质：人格是个体心理素质的体现。人格也称为个性，它是一个人的固定行为及日常活动中待人处世的习惯方式，是全部心理特征的总和。人格的形成与先天的生物学基础及后天的生活环境均有密切关系。研究表明，病前人格特征的偏离或障碍与精神障碍的发生密切相关，并且不同人格特征的人可能罹患不同的精神障碍。如精神分裂症患者病前的人格特征多具有分裂样人格障碍，表现为孤僻、被动、冷漠、行为怪异、白日梦及好猜疑等；强迫症患者病前的人格特征多具有强迫型人格障碍，表现为完美主义、犹豫不决、谨小慎微、固执及不安全感等；分离转换障碍患者病前的人格特征多具有表演性人格倾向或障碍，表现为过分地感情用事或夸张言行以吸引他人的注意。

（2）心理应激：心理应激也称精神刺激、精神创伤、心理压力，通常来自生活中的各种事件，称为生活事件。引起心理应激的生活事件必须具备两个条件：①对接受者有重要的利害关系，关系越密切，应激越强烈。②达到足以激发喜、怒、忧、惊、恐等剧烈情绪反应的强度或频度；没有足够强度或频度的事件，不能激发剧烈情绪反应，也就难以形成应激。心理应激并非都是有害的，适当的心理应激有助于机体潜力的动员，应对各种困难。对于心理素质不健全的个体，应激事件既可以直接引起某些疾病，如急性应激障碍，也可以诱发某些疾病，如精神分裂症等。

2. **社会因素** 良好的社会因素对心理可产生保护作用，不良的社会因素则对心理健康产生致病作用或为致病因素发挥作用提供有利条件。

（1）环境因素：包括自然环境和社会环境，如大气污染、噪声、交通混乱、居住拥挤、环境污秽、人际关系紧张、社会巨大变革等，均可增加心理和躯体应激，使人长期处于烦闷、紧张、兴奋或焦虑等状态下，易患心身疾病、神经症或精神障碍等。

（2）文化因素：民族文化、社会风俗、宗教信仰和生活习惯等与精神障碍的发生有着密切的关系。不同的文化背景所发生精神障碍的种类、症状等存在着差异性。恐缩症的流行是中国、印度和东南亚居民中特有的现象。马来西亚的"杀人狂"与社会文化背景密切相关。在文化落后的地区常见分离状态、恍惚状态和附体状态。阿尔茨海默病患病率在低文化人群明显高于高文化人群。精神分裂症的患病率城市明显高于农村。

（3）移民因素：移居陌生地区生活或避难也可成为精神障碍的发病因素。引起移民精神障碍的原因主要是环境改变、语言不通、怕遭歧视等诸多适应上的问题。

纵观上述对精神障碍病因学的探讨，除器质性精神障碍和心因性精神障碍病因较确定外，病因不明的精神障碍及其发病是多种致病因素综合作用的结果。生物学因素（内在因素）和心理社会因素（外在因素）在精神障碍的发生、发展过程中均起着重要作用，且二者相互作用、相互影响，共同影响疾病的产生、发展及转归。但在不同的精神障碍中，两者的作用并非均等，目前认为精神分裂症、心境障碍等的病因以生物学因素为主，而应激性精神障碍、神经症及心身疾病等的发病主要与心理社会因素有关。

第二节 精神障碍诊断分类学

精神障碍的分类是按一定的分类学原则，将全部精神障碍分门别类地纳入一个分类系统中，以加深对疾病的研究与认识，有利于临床诊断、治疗和护理的实施。

一、精神障碍诊断分类原则

1. **病因学分类原则** 根据疾病的病因学命名与分类，同一个病因在临床可以有不同的症状，因此病因学分类有利于病因治疗。病因已明或比较确切的精神疾病在临床所占比例很低，在中国大约占10%。

2. **症状学诊断分类原则** 大部分功能性精神障碍至今仍然病因不明，只能根据临床表现的主要症状或症状群进行命名与分类。对于同一种以症状命名的疾病，主要症状表现的变化，可以导致诊断的改变。症状学分类有利于对症治疗。

二、国际常用的精神障碍分类系统

世界卫生组织（World Health Organization，WHO）编写的《疾病及有关健康问题的国际分类》(International Statistical Classification of Diseases and Related Health Problems，ICD) 第10版（简称ICD-10）中第5章关于精神障碍的分类具体如下：

F00～F09　器质性（包括症状性）精神障碍
F10～F19　使用精神活性物质所致的精神及行为障碍
F20～F29　精神分裂症、分裂型及妄想性障碍
F30～F39　心境（情感性）障碍
F40～F49　神经症性、应激性及躯体形式障碍
F50～F59　伴有生理障碍及躯体因素的行为综合征
F60～F69　成人的人格与行为障碍
F70～F79　精神发育迟缓
F80～F89　心理发育障碍
F90～F98　通常发生于儿童及少年期的行为及精神障碍
F99　　　待分类的精神障碍

三、美国的精神障碍分类系统

美国精神障碍分类系统称为《精神障碍诊断与统计手册》(Diagnostic and Statistical Manual of Mental Disorders，DSM) 第4版（简称DSM-Ⅳ）中将精神障碍分为17大类，具体如下。

1. 通常在儿童和少年期首次诊断的障碍
2. 谵妄、痴呆、遗忘及其他认知障碍
3. 由躯体情况引起、未在他处提及的精神障碍
4. 与成瘾物质使用有关的障碍
5. 精神分裂症及其他精神病性障碍
6. 心境障碍
7. 焦虑障碍
8. 躯体形式障碍
9. 做作性障碍

10. 分离性障碍
11. 性及性身份障碍
12. 进食障碍
13. 睡眠障碍
14. 未在他处分类的冲动控制障碍
15. 适应障碍
16. 人格障碍
17. 可能成为临床注意焦点的其他情况

四、中国的精神障碍分类系统

《中国精神障碍分类与诊断标准》（Chinese Classification and Diagnostic Criteria of Mental Disorders，CCMD）第 3 版（简称 CCMD-3）关于精神障碍的分类以及与 WHO《疾病及有关健康问题的国际分类》的对应关系具体如下。

0　器质性精神障碍（F00～F09，表示 ICD-10 编码，以下同）
1　精神活性物质或非成瘾物质所致精神障碍（F10～F19，F55）
2　精神分裂症（分裂症）和其他精神病性障碍（F20～F29）
3　心境障碍（情感性精神障碍）（F30～F39）
4　癔症、应激相关障碍、神经症（F44，F43，F40～F49）
5　心理因素相关生理障碍（F50～F59）
6　人格障碍、习惯与冲动控制障碍、性心理障碍（F60～F69）
7　精神发育迟滞与童年和少年期心理发育障碍（F70～F79，F80～F89）
8　童年和少年期的多动障碍、品行障碍、情绪障碍（F90～F98）
9　其他精神障碍和心理卫生情况（F09，F29，F99）

第三节　精神障碍常见症状

精神障碍是以精神活动异常为主要表现的一大类疾病，异常的精神活动可概括为认知过程障碍、情感过程障碍和意志行为障碍三方面。各种精神障碍可通过人的外显行为如写作、言谈、表情、动作行为等表达或表现出来，称之为精神障碍症状。精神障碍症状是大脑功能障碍时表现出的异常精神活动，其发生于中枢神经系统病理改变的基础上，一般可分为四种情况：第一，大脑结构的病变所致，如脑血管病变所导致的多发梗死性痴呆症；第二，大脑功能障碍所导致的精神异常，如癫痫发作时有明显的脑电波改变；第三，大脑代谢或生化改变所导致的精神症状，如生化代谢病变（如缺少某种酶）所导致的精神发育不全；第四，一类病因或发病机制未明的所谓"功能性精神病"的症状。

每一个精神症状都具有其明确的定义，并具有以下 5 个特点。①症状的出现与消退不受患者意识的控制。②症状一旦出现，难以通过转移注意力令其消失。③症状给患者带来痛苦体验。④症状的表现形式及内容与周围客观环境明显不相符。⑤症状导致患者社会功能不同程度的损害。这些精神障碍症状在患者身上并不是孤立的，可分为与精神异常活动有直接关系的原发症状和可能与原发症状有因果关系或时间上有先后顺序的继发症状，多种症状伴随出现还可构成综合性的具有临床特点的症候群。由于多数精神障碍至今病因不明，缺乏可有效利用的生物学指征，不能像普通内科疾病借助找到器质性的病理变化和多种辅助检查等手段来确定诊断，目前精神障碍的临床诊断主要是通过病史和精神检查发现精神症状及症状群，先做出精神障碍的症状学诊断，进而结合病例资料做出疾病的分类学诊断。因此，学习和掌握精神障碍症状学非常重要，它是精神病学及精神科护理学的基础，是做好精神科护理工作的必要条件。

精神障碍症状的检查主要通过交谈和观察两种方法来完成。一般来说，精神症状并不是每时每刻都存在的，在临床工作中必须仔细和反复观察，运用各种交谈技巧，善于挖掘隐蔽症状，才能避免漏诊和误诊的发生。在检查中应确定是否存在精神症状及存在哪些精神症状，了解症状出现的频率、持续时间、严重程度，并进行鉴别诊断，还要学会分析症状之间的关系，探讨各症状发生的可能诱因或原因及相应的生物-心理-社会因素，以利于客观、全面地了解症状，进而帮助患者消除症状。当判定某一种精神活动是否属于病态时，一般应从3个方面进行对比分析：①纵向比较，即与患者过去一贯的表现相比较，精神状态的改变是否明显；②横向比较，即与有着相同文化背景同一群体中的大多数正常人的精神状态相比较差别是否明显，持续时间是否超出了一般限度；③应注意结合当事人的心理背景和当时的处境进行具体的分析和判断。

人类正常精神活动按照心理过程可以分为认知（感知觉、思维、注意、记忆、智能、自知力和定向力）、情感和意志行为3个过程，精神障碍的症状也按上述过程的障碍来加以讨论。应该认识到，人们的心理活动是一个整体，各种心理过程是密切配合、相互影响、协同活动而不可分割的。

一、认知过程的障碍

（一）感知觉障碍

1. 感觉障碍 人们对客观世界的认识活动是从感觉开始的。感觉（sensation）是对外界事物个别属性的反映，是人类最初级的心理过程。感觉是借助于各种感觉器官来感知外界事物和躯体内部器官的活动状况，视觉、听觉、味觉、嗅觉、触觉、平衡觉、运动觉等都是不同类型的感觉，分别反映事物的个别属性。常见的感觉障碍有感觉过敏、感觉减退、感觉倒错和内感性不适。

（1）感觉过敏（hyperesthesia）：是指对外界一般强度的刺激感受性增高，难以忍受。如耳边轻语便觉得震耳欲聋，觉得月光特别耀眼，对普通的气味感到异常浓郁而刺鼻，甚至连正常心脏搏动和胃肠蠕动都不能耐受。这类症状多见于神经衰弱、分离性障碍、感染后的虚弱状态等。

【案例】某女，52岁，分离性障碍。患者自入院后多次找护士要求更换座位、床位，理由是自窗户吹的风、空调的风甚至关门时产生的风都让她感觉是难以忍受的冷风。

（2）感觉减退（hypoesthesia）：是指对外界刺激的感受性减低。对外界刺激不产生任何感知称为感觉消失（anesthesia）。与神经系统器质性疾病不同，精神障碍患者所表现的感觉减退或消失与神经系统器质性损害的特征不相符，如患者呈现手套或袜套式的感觉缺失与神经组织的分布范围不同，且常常可以通过暗示作用而改变。感觉减退多见于入睡前朦胧状态、抑郁状态、木僵状态和意识障碍等。感觉消失较多见于分离性障碍。

【案例】某男，40岁，分离性障碍。患者脚上有陈旧性烫伤瘢痕，家属解释说患者在家用开水洗脚，当被发现脚上被热水烫出大水疱时他还毫无察觉。

（3）感觉倒错（paraesthesia）：是指对外界刺激产生与正常人不同性质或相反的异常感觉，如患者对冷的刺激产生了热的感觉。这类症状多见于分离性障碍。

【案例】某女，23岁，分离性障碍。护士准备为患者输液，用棉签轻轻消毒患者皮肤时，她感到疼痛感。

（4）内感性不适（senestopathia）：是指躯体内部产生的各种不舒服和（或）难以忍受的

感觉,且这种感觉性质往往难以描述。如患者感觉某种挤压、溢出、牵拉、游走、蚁爬感等,这些不适感觉引起患者不安,可继发疑病观念。其特点是不能描述感觉的性质,不能明确指出体内不适的部位。这类症状较多见于精神分裂症、抑郁状态及颅脑损伤所致精神障碍。

【案例】某男,62岁,精神分裂症。患者告诉医生自己的腹部很不舒服,似乎有东西在游走,感觉难以描述准确,位置不固定,他已在多家医院进行了彩超、CT、核磁等检查,仍病因不明。

2. 知觉障碍 知觉(perception)是在感觉的基础上,将客观事物各种属性进行综合,并结合既往经验,在脑中形成对客观事物整体的反映。知觉具有两个特性:一是知觉的整体性,即客观事物的某些个别属性发生变化,不影响对整体的认知,很容易识别出来。二是知觉的恒常性,即个体对客观事物的知觉与过去的经验有关。感觉和知觉都是当前客观事物在人脑中的反映,感觉只是反映事物个别属性,知觉反映事物的各种属性及它们相互关系的整体,是反映事物的外部表现及其相互之间的表面联系,因此说它是认知的初级阶段。

知觉障碍是精神科临床上最常见的症状,主要包括错觉、幻觉、感知综合障碍。

(1)错觉:错觉(illusion)是歪曲的知觉,是把实际存在的事物歪曲地感知为与实际完全不相符合的事物。正常人在特定条件下偶尔也可出现错觉,如在照明不良或视、听觉减弱状态下,疲乏、精神紧张、恐惧时可产生错觉,如"草木皆兵""杯弓蛇影"等,但通过验证后能很快纠正。病理性错觉多见于感染、中毒等因素导致的意识障碍(如谵妄)和功能性精神病(如精神分裂症),后者多和幻觉同时出现。精神病患者的错觉可按不同的感官分为错听、错视、错嗅、错味、错触及内感性的错觉,多为一些恐惧、可怕的。临床上以错听和错视多见。

【案例】某男,30岁,精神分裂症。患者躺在床上输液时突然精神紧张,并用力挥舞正在输液的胳膊,护士及时制止并询问原因,患者说他刚才把输液器上长长的输液导管看成是一条蛇。

(2)幻觉:幻觉(hallucination)是一种虚幻的知觉,是在客观现实中并不存在某种事物的情况下,患者却感知它的存在。如患者听到已去世的爷爷责骂她的声音,在病房里凭空看见母亲边做饭边埋怨他等。幻觉的内容是以往知觉痕迹的重现,如先天的盲人无幻视,先天的聋哑人无幻听。幻觉出现时虽没有客观事物作用于感觉器官,但对患者来讲并非想象,他确实感到有客观对象的存在,它同样具有感、知觉的特点:①形象的生动性;②存在于客观空间;③不从属于自己;④不随自己的意愿而改变。

生理情况下如半睡半醒状态以及长期感觉剥夺或过分期待某种现象时可出现幻觉,通常是短暂的、单纯的,如听到有人叫自己名字。病理性幻觉多见于器质性精神病、精神分裂症、情感性精神病等,是感知觉障碍中一个重要且常见的精神症状。

幻觉的分类方法有多种,最常见的是按照感觉器官来进行分类。临床上,幻觉根据感觉器官的不同可分为幻听(听幻觉)、幻视(视幻觉)、幻味(味幻觉)、幻嗅(嗅幻觉)、幻触(触幻觉)、内脏性幻觉和运动性幻觉。

1)幻听(auditory hallucination):临床上最常见。患者可听到各种不同种类和不同性质的声音,如虫鸣鸟叫声、单调敲击声、流水声、扫地声、汽车鸣笛声、嘈杂的声音、说话声、呼喊声、广播声等,人们把它们分为言语性和非言语性幻听,其中言语性幻听最多见,且常具有诊断意义。言语性幻听可以是几个单词、一段话、几个句子。患者常常能清晰辨别出声音是男或女、是陌生人还是熟悉的人、是一个人还是多个人发出的,能明确指出声音的所在地点等。根据幻听内容的不同,言语性幻听还可分为:评论性幻听,多为评论患者的言行、道德品质,甚至嘲笑、讽刺、斥责的声音,也可以是表扬、赞赏、讲笑话的声音;议论性幻听(也称争论性幻听),是2个或2个以上的声音站在不同角度谈论患者,它们之间意见不一致,甚至相互间发生争吵;命令性幻听,幻听内容命令患者做某些事情,如靠左走、向右转、不许吃饭、跳楼自杀、攻击他人等，患者往往无法抗拒而必须遵照执行，进而产生危害社会的行为。受幻听的影响，患者有时侧耳倾听、对空谩骂、表情愤怒，有时用手指或纸团或棉花堵塞双耳，非常痛苦和不安，有时独自微笑、洋洋得意，甚至出现拒绝进食、拒绝服药、自伤自杀、伤人毁物等行为。幻听可见于多种精神障碍，其中命令性幻听、评论性幻听和议论性幻听是诊断精神分裂症的重要症状。

【案例】某女，28岁，精神分裂症。患者告诉护士老公不要她了，近几天她在病房常能听到老公和一个小妹打情骂俏的声音。

2）幻视（visual hallucination）：临床上也较常见，常与其他感官的幻觉一起出现。幻视内容丰富多样，形象可清晰、鲜明具体，但有时比较模糊，如可以是一道白光、简单的闪光，也可以是复杂的图像，如看到自己身上爬满了小虫子、有人用黑漆漆的枪口对准了自己等。幻视中所出现的形象可以比实物大（视物显大性幻觉），也可以比实物小（视物显小性幻觉）。按幻象是否活动或内容是否改变，可分为"稳定性幻觉"和"舞台样幻觉"两类，前者形象不活动，后者则像舞台或电影形象那样活动多变。患者对幻视的态度也不同，有的患者好像旁观者，有的则是直接参与者，并会因角色不同表现出不同的情感反应和行为举止。幻视多见于器质性障碍如谵妄、中毒、癫痫等，也可见于功能性精神障碍如精神分裂症等。

【案例】某男，32岁，酒精所致行为和精神障碍。患者说他昨晚看见自己头顶有一个小黑洞，许多小蚂蚁源源不断地从里面爬出来，爬满了他全身和地上，他非常害怕。

3）幻嗅（olfactory hallucination）：指患者闻到在现实中并不存在的一些难闻的气味，如粪便味、烂苹果味、腥臭味、烧焦味、浓烈刺鼻的化学药物气味以及躯体发出的狐臭味等，往往引起患者不愉快的情绪体验，常与其他幻觉和妄想合并出现。在颞叶损害的病例中，幻嗅是首发的症状。

【案例】某男，52岁，精神分裂症。患者闻到室外有毒气的气味，他出门时戴多层口罩，并把门缝、窗户、空调孔等一切可疑放气体的通道封堵起来。

4）幻味（gustatory hallucination）：在精神疾病中较少见。患者尝到食物内有某种特殊的怪味，因而拒绝进食。常和幻嗅同时出现，并继发于被害妄想，见于精神分裂症。

【案例】午饭时间，大部分患者都吃得津津有味，某新入院精神分裂症患者吃饭时刚吃几口，就呆坐在座位上，经医师询问说："这份菜被人动了手脚，我吃了几口就感到饭菜里有药味，不敢吃了。"

5）幻触（tactile hallucination）：也称皮肤幻触。患者感到皮肤或黏膜表面有接触感、针刺感、虫爬感、麻木感、通电感等体验，多见于周围神经炎、中毒、精神分裂症等。有的患者感到有性器官的接触，称为性幻觉，多见于精神分裂症、分离（转换）性障碍。

【案例】某女，22岁，精神分裂症。在医生查房时，患者向医生反映昨晚她被人强奸，称："我虽然看不见那些人，但我清清楚楚感觉到了。"护士补充说昨晚病房安静，无异性进出病房。

6）内脏性幻觉（visceral hallucination）：与内感性不适相对，指患者对躯体内部某一部位或某一脏器的一种异常知觉体验，性质明确，部位具体。如感到肠扭转、肺扇动、肝破裂、心脏穿孔、腹腔内有虫爬行等，常与疑病妄想或虚无妄想伴随出现。此症状见于精神分裂症及抑郁症。

【案例】患者刚吃了几口饭就放下筷子，双手捂着肚子，表情非常痛苦。护士询问患者原因，患者说："我肚子胀得难受，胃里装满了臭袜子、破毛巾、烂棉花，什么都吃不下。"

7）运动性幻觉（motor hallucination）：是指关于本体感受器如肌肉、肌腱、关节等运动和位置的幻觉。如果觉得肢体、躯干在运动，称为精神运动性幻觉，如患者虽明知自己坐在椅子上，却有一种被抬着走的颠簸感觉。如果患者沉默不语，但本人却感到自己的唇、舌在运动、在说话,此类幻觉被称为言语运动性幻觉。本症状多见于精神分裂症。

幻觉按性质又可以分为真性幻觉和假性幻觉。

1)真性幻觉(genuine hallucination):患者所感知的幻觉形象与真实的事物完全相同;幻觉不仅存在于客观空间,而且又是直接通过本人的感官获得,不随自己的意愿加以改变。患者常常叙述为其亲眼所见、亲耳听到,并因此深信不疑。

【案例】某新入院患者告诉护士她妈妈要接她出院了,护士询问她从哪里获得的这个信息,患者说:"你没看见我妈妈就在我身边吗?刚才从病区门口一跳一跳地过来的,你没听见她让我准备东西回家吗?"

2)假性幻觉(pseudo hallucination):患者所感知的幻觉形象不清晰、不形象、不生动、不完整;幻觉形象并不位于客观空间,而只是存在于患者的主观空间(脑内、体内);患者不用通过感觉器官就能感知到它的存在。假性幻觉以假性幻听、假性幻视较多见。

【案例】某患者在医生询问其病情时说道:"在我脑子里有一个小人,虽然不是眼睛看到的,可是和眼睛看到的一样,但是男女不知道,多大年龄也不知道。他虽然没有说话,我却能听到,就和用耳朵听到的一样,这是没有声音的言语,它的意思是让我向右走。"

(3)感知综合障碍:感知综合障碍(psychosensory disturbance)是指患者在感知某一现实事物时,作为一个客观存在的整体来说是正确的,但是对这一事物的某些个别的属性,如形状、大小、颜色、位置、距离甚至患者躯体本身等,却产生与该事物的实际情况不相符合的感知。多见于精神分裂症、抑郁症、癫痫所致精神障碍等。

感知综合障碍的临床常见类型有视物变形症、空间知觉障碍、周围环境改变的感知综合障碍、对自身躯体结构方面的感知综合障碍。

1)视物变形症:患者感到某个外界事物的大小、形状、颜色以及体积等方面发生了变化。患者看到外界事物形象增大则被称为视物显大症,如患者看见铅笔如旗杆一样长;患者看到外界事物形象变小则被称为视物显小症,如患者看到父亲比他3岁多的弟弟还要矮小。

【案例】某男,20岁,精神分裂症。患者近日总是回避其母亲,或捂着眼睛,或低头与母亲说话,问其原因,患者说:"母亲的脸变得很长,嘴大还歪,面色像个紫茄子,太难看了。"

2)空间知觉障碍:患者感到周围事物的距离发生了改变,事物变得远了或是近了。有的患者感到有的东西似乎不在它原来的位置,不能准确地确定周围事物与自己间的距离。

【案例】某女,21岁,抑郁症。患者自述近期眼睛不好,如想把暖瓶放到茶几上,但由于实际上离茶几的距离较远,因而暖瓶掉在地上碎了。而视力检查双眼均在1.0以上。

3)周围环境改变的感知综合障碍:患者感到周围的一切似乎都是不活动的,甚至是僵死的;或者相反,感到周围的一切都在急速地猛烈地变化着。另外,有的患者还觉得周围事物变得似乎是模糊不清的、不鲜明的、缺乏真实感,这种现象称为非真实感。见于精神分裂症、中毒性或颅脑创伤所致精神病。

【案例】某男,19岁,精神分裂症。患者常诉说:"外边的树好像是假的,就像一幅画似的""周围的一切像隔了层东西,所有人的行为都像在演戏"。

4)对自身躯体结构方面的感知综合障碍:体型障碍指患者感到自己整个躯体或其个别部分发生了变化,如四肢的形态、颜色、轻重、粗细、长短等发生了变化。患者感到自己的身体变得像羽毛那样轻,在天空中飘来飘去;感到自己的脖子像长颈鹿那样长,胳膊长得过了膝盖。这些症状可见于精神分裂症、脑肿瘤、癫痫性精神障碍、脑炎等。

【案例】某男,17岁,精神分裂症。在精神分裂症初期,患者不断地照镜子(即"窥镜症状"),反复向父母要求整容,因为他感觉自己的脸是歪的,下巴偏向右边,眼睛也不一样大。

知觉障碍常常对患者的思维、情感和行为造成一定的影响。尤其是当错觉、幻觉和感知综合障碍鲜明、生动、逼真时,患者信以为真,还可能在此基础上产生各种妄想。如受幻嗅、幻味症状的影响，患者在进食中闻到、尝到食物中有苦味时，便认为自己的饭菜被人动了手脚，有人通过在食物里投毒的手段欲谋害自己，进而产生被害妄想。知觉障碍也可引起患者出现相应的情感及行为反应，如患者因幻听对自己的"污蔑"表现出生气、愤怒的情感反应，并出现大声对空谩骂、堵塞双耳、瞪眼跳脚欲与其理论等行为。对患者行为影响最严重的是命令性幻听，患者常常无条件地执行幻听的命令，做出伤人毁物、拒食跳楼等危险的攻击或自伤自杀的行为。

感知觉障碍的内容在各种精神疾病中表现往往有所不同：精神分裂症患者的幻觉一般是在意识清醒的情况下反复出现的，幻觉的种类、数量、出现的频次及其内容的复杂性和荒谬程度往往超过其他精神疾病，还可见假性幻觉。感染中毒性精神障碍的知觉障碍多是在意识障碍（尤其是在谵妄状态）下出现，以幻觉和错觉为主，幻视的内容多鲜明生动。意识障碍消失，感知觉障碍也消失。脑器质性精神障碍出现的幻觉内容多单调和片段化。癫痫性精神障碍以感知综合障碍较为多见。反应性精神障碍时的知觉障碍以幻听为主，幻觉内容与精神创伤有密切关系，反映了患者的心理活动。

（二）思维障碍

思维是人类认识活动的最高形式，它使人们不仅能反映由感觉器官所直接感知的事物，而且还通过对事物进行的分析、比较、综合、抽象和概括来反映事物间的内在联系，是一种用推理或判断间接地反映事物本质的认识活动。

正常的思维应具有以下特征：

（1）思维的具体性：思维是在感知觉的基础上产生的，因而一个思维只有具有与客观事物相符合的具体内容，才是真实的。

（2）思维的目的性：人们在思考问题时应当指向一定的目标，而这种针对某个目的的指向性也必然是出于自己的意愿的，这是一种正常思维所必需具备的条件。

（3）思维的实际性：思维活动常常是围绕当前所需要去考虑和解决的现实问题而进行的，因此正确的思想就应具有实际的效用和可行性。

（4）思维的实践性：实践是检验思想和一切主观的事物是否正确或是否为病态表现的唯一客观标准。只有能通过客观实践验证的思维才是正确的思想。

（5）思维的逻辑性：和其他任何事物一样，思维活动也有其本身的活动规律，一个人的思维活动无论在结构上还是形式上都必须符合它固有的活动规律，也就是所谓的逻辑规律。

思维障碍是指思维不具备上述5项特征或与特征不相符合。思维障碍患者的言论内容空洞，含义不明，怪诞不经，不切实际，令人费解。

思维障碍的临床表现多种多样，大致分为思维形式障碍和思维内容障碍。思维形式障碍以联想过程的障碍为主要表现。思维内容障碍主要表现为妄想、超价观念及强迫观念。

1. 思维联想过程障碍　包括思维联想活动量和速度方面的障碍、思维联想连贯性障碍、思维逻辑障碍、思维活动形式的障碍。

（1）思维联想活动量和速度方面的障碍

1）思维奔逸（flight of thought）：这是一种兴奋性的思维联想障碍。主要指思维活动量的增多和转变快速而言。患者的联想过程异常迅速，新的概念不断涌现，内容丰富生动，与周围现实相关且不荒谬。患者表现为语量多、语速快、语调高、口若悬河、滔滔不绝、出口成章、词汇丰富，且诙谐幽默。患者自觉脑子很灵，反应特别快，好像机器加了"润滑油"，不加思考即可出口成章，有时甚至因联想太快而超过口头表达的速度以致口头表达的内容断断续续不成句，可是思维过程逻辑联系非常表浅，语言虽不荒谬，但肤浅、轻率、不深刻，给人以缺乏深思熟虑或信口开河的感觉。患者思维常常被环境中的变化所吸引而转移话题（随境转移），或按某些词汇表面毗连或某些句子在意义上相近而转换主题（音联意联）。此症状多见于躁狂症，亦可见于精神分裂症和器质性精神分裂症如下丘脑病变时。

【案例】某男，32岁，双相情感障碍，目前为不伴有精神病性症状的躁狂发作。入院后患者就吹嘘自己本领很大，能出口成章，并随即赋诗一首："白衣战士为人民，人民当家作主人，救人治病是楷模，各个都是好医生。"接着又用歌唱起上述内容。歌还没唱完，看见一位老医生走进来，马上停止唱歌，转向老医生："我一看您就知道您吉星高照，长寿百岁。"

2）思维迟缓（inhibition of thought）：这是一种抑制性思维联想障碍。思维活动显著缓慢，联想困难，思考问题吃力，反应迟钝。患者自诉"脑子像生了锈""想不起来"，但患者智力与判断理解能力正常。如患者想写一句话，几个小时过去了什么也没写出来，感到很苦恼。此症状是抑郁症的典型表现之一。

3）思维贫乏（poverty of thought）：思维内容空虚，概念和词汇贫乏，患者常主诉脑子是"空"的，常对周围的一切漠不关心，缺乏主动语言，对一般询问往往无应答性反应，多以"是""不知道"等类似电报式语言回答。思维贫乏往往与情感淡漠、意志缺乏相伴随出现，构成精神分裂症的3项基本症状。还可见于器质性痴呆状态。

【案例】午饭后护士问患者："今天吃饭了吗？"答："是。""吃的什么饭？"答："不知道。""您今年多大了？"答："不知道。"

4）病理性赘述（circumstantiality）：是以思维过程中主题转换带有黏滞性，停留在某些枝节问题上而抓不住主要环节为其主要特征。患者在叙述事物时，在个别问题上不厌其烦地作不必要的、详细的描述，以致掩盖了问题的主要内容。这种病理性赘述的思维障碍中，在一定程度上反映了抽象概括和理解能力的下降，多见于脑器质性损害所致的精神障碍，如癫痫性精神障碍。

【案例】当医生问患者上次开的药吃完了没有时，答："上星期的今天，也就是周五的上午，你给我开了21粒苯巴比妥和21粒苯妥英钠，我早上吃1粒苯巴比妥和1粒苯妥英钠，中午吃1粒苯巴比妥和1粒苯妥英钠，晚上……"

（2）思维联想连贯性障碍

1）思维松弛或思维散漫（looseness of thinking）：患者思维联想松弛，内容散漫，对问题的叙述不够中肯，也不很切题，缺乏一定的逻辑关系，以致患者感到交谈困难，别人对其言语的主题及用意也不易理解。常见于精神分裂症早期，严重时可发展为破裂性思维。

2）思维破裂（splitting of thought）：患者在意识清楚的情况下，思维联想过程破裂，缺乏内在意义上的连贯和应有的逻辑性。虽然单独语句在结构和文法上正确，但主题与主题之间、句与句之间缺乏内在意义上的联系。严重时，言语支离破碎，甚至个别词句之间也缺乏联系，成了词的杂乱堆积，称为"语词杂拌"，是精神分裂症所具有的特征性思维障碍。

【案例】某男，62岁，精神分裂症。护士问患者："你叫什么名字？"答："我的牙不好，拿小石头往上一敲就好了，我有地下造钱厂，我有55个好哥们，中午吃炖肉，你是牛魔王……"

3）思维不连贯（incoherence of thought）：表面上与思维破裂相似，但产生的背景不同，它是在意识障碍情况下产生的，患者更为言语杂乱、语句片段，毫无主题而言，甚至词与词之间没有任何联系。多见于感染中毒、颅脑创伤所致的意识障碍、癫痫性精神障碍。

【案例】某男，53岁，精神分裂症。护士问患者："你叫什么？"患者答："各地方，那个，好家伙，飞机……"

4）思维中断（blocking of thought）：患者在无意识障碍又无明显外界干扰的情况下，思维过程在短暂时间内突然中断，或言语突然停顿，患者不知道刚才自己说什么，现在自己要说什么，称之为思维中断。这种思维中断不受患者意愿的支配，可伴有明显的不自主感。多见于精神分裂症。

5）思维云集（pressure of thought）：又称强制性思维，思潮不受患者意愿的支配，强制性地大量地涌现在脑内。内容往往杂乱多变，且处于患者意料之外，有时甚至是其所厌恶的，且它们往往突然出现，迅速消失。可与思维中断交替出现。多见于精神分裂症、流行性脑炎和颅脑损伤伴发的精神障碍。

(3) 思维逻辑障碍

1）象征性思维（symbolic thinking）：指患者以一些很普通的概念、词句或动作来表示某些特殊的、除患者自己外旁人无法理解的意义。它是形象概念与抽象思维之间的联想障碍，是思维联想过程分裂的一种表现形式，多见于精神分裂症。

【案例】某男，35岁，精神分裂症。医生询问患者拆掉暖气片的木架原因时，患者脱掉自己的衣服，以证明自己做人光明磊落，并解释说拆掉暖气片的木架是说明当领导也要放下臭架子。

2）语词新作（neologism）：患者创造一些文字、图形或符号，并赋予其特殊的意义。有时把几个无关的概念或几个不完全的词凑成新的词汇，以代表某种新的含义。如用"%"代表父母离婚，用"礻义"代表社会主义。它常与思维破裂同时出现，多见于精神分裂症。

3）逻辑倒错性思维（paralogic thinking）：思维联想过程中逻辑性存在明显障碍，推理过程十分荒谬，既无前提，又缺乏逻辑根据，离奇古怪，不可理解，甚至因果倒置。见于精神分裂症、偏执狂及某些病态人格。

【案例】某男，30岁，精神分裂症。患者认为人类是从动物进化来的，而动物是由植物进化来的，因此动物和植物都是人类的祖先，所以既不应当吃肉，也不能吃蔬菜。当问及患者与家人不辞而别的原因时，患者说自己比别人多路，就比别人多进化一些。

4）诡辩性思维（sophistic thinking）：是思维联想过程中表象和概念在逻辑论证上的联想障碍，议论的内容空泛，缺乏现实意义和确切的根据，议论的常是一些想入非非的事情。侃侃而谈，拒不接受别人的批评和意见，语法结构正确。见于精神分裂症。

(4) 思维活动形式的障碍

1）持续言语（perseveration）：患者单调地重复某一概念，或是对某些不同问题，总是用第一次回答的话来回答。与病理性赘述症状比较接近，但持续言语时思维不仅黏滞，而且在某一概念上停滞不前。多见于脑器质性疾病伴发精神障碍及癫痫性精神障碍。

【案例】某男，32岁，癫痫性精神障碍。医生问："你叫什么名字？"患者回答："王刚。"又问："多大年龄了？"答："王刚。"再问："今天谁陪你来看病的？"仍答："王刚。"

2）重复言语（palilalia）：与持续言语相类似，思维展开的灵活性受损害，患者常重复他所说的第一句话的最末几个字或词。虽然患者意识到是没有必要的，但不能克服，也不会受当时的环境影响而产生变化。多见于脑器质性及癫痫性精神障碍。例如患者问："刚才发生了什么事情、事情、事情？"

3）刻板言语（stereotypy of speech）：患者的思维在原地踏步，概念转换困难，并且脑中概念相对较少，表现为患者机械而刻板地重复某一无意义的词或句子。例如患者说："飞吧，飞吧，飞吧……"多见于精神分裂症、脑器质性精神障碍。

4）模仿言语（echolalia）：是指患者模仿周围人的话，周围人说什么，患者就说什么。此症状常和刻板动作、模仿动作同时存在。常见于精神分裂症紧张型。

【案例】护士问："你叫什么名字？"患者答："你叫什么名字？"护士问："您多大年纪了？"患者答："您多大年纪了？"

2. 思维内容障碍

(1) 妄想（delusion）：妄想是一种在病理基础上产生的歪曲的信念、病态的推理和判断，它虽不符合客观现实，也不符合患者所受的教育水平，但患者对此坚信不移，无法被说服，也不能以亲身体验和经历加以纠正。

妄想具有下列特征：①妄想内容缺乏客观现实基础，但患者坚信不疑。②妄想内容均涉及患者本人，且与患者利害关系有关。③妄想具有个人独特性。④妄想内容因个人经历、社会、文化背景不同而有所差异，但常具有浓厚的时代色彩。

按照妄想起源与其他心理活动的关系，妄想可分为原发性妄想和继发性妄想。①原发性妄想：是突然发生，内容不可理解，与当时的处境和既往的经历毫无关系，也不是来源于其他异常心理活动的一种病理性体验。多见于精神分裂症。②继发性妄想：是指以错觉、幻觉，或情感因素如感动、恐惧、情绪低落、情感高涨等，或某种愿望为基础而产生的妄想。见于多种精神障碍。

按照妄想的结构，思维内容障碍分为系统性妄想和非系统性妄想。①系统性妄想：随着病情的发展和妄想内容范围的不断泛化，患者将周围的所闻所见与固定的妄想观念交织在一起，逐渐形成一种前后联系、逻辑性强且结构严密的系统妄想。多见于原发性妄想。②非系统性妄想：妄想内容凌乱、前后矛盾、杂乱无章，多继发于意识障碍、智能障碍及其他感知觉障碍等。

在临床上，思维内容障碍多以妄想的内容进行分类，常见的有以下几种：

1）被害妄想（delusion of persecution）：是最常见的妄想之一。患者无中生有地坚信有人在迫害他及其家人。迫害的方式是多样的，如在背后议论诽谤、食物投毒、跟踪监视、霸占其财产、逮捕追杀或策划某种阴谋等，患者感到被人监视、跟踪、窃听、诬陷、毒害等。迫害他的人可以是熟悉的人，如邻居、老师、领导、同事、朋友，甚至是家庭成员，也可以是陌生的人或组织。受症状支配，患者可出现拒食、控告、逃跑，甚至自伤自杀、冲动伤人等行为。多和关系妄想交织在一起，常见于精神分裂症和偏执性精神病。

【案例】某男，28岁，精神分裂症。患者近2个月渐起精神失常，表现为紧张害怕，常怀疑单位领导谋害自己，同事受领导指示故意跟自己过不去，听到警车响就赶紧锁门、拉窗帘，认为警察受领导指使抓自己，甚至连父母和他们也是一伙的，因此不吃家里的饭，只喝自己买的瓶装水。

2）关系妄想（delusion of reference）：患者把周围环境中一些实际与他无关的现象，都认为与他本人有关。患者坚信别人眼神、咳嗽、吐痰、关门、谈话、笑声，以及报纸、电视、网络等各媒体上的内容都和他有关，是专门用来"影射"自己的。常和被害妄想伴随出现。

【案例】某男，38岁，精神分裂症。患者认为领导对他有"作风问题"来陷害他，一次在食堂吃饭时某同事无意中说他近期好像胖了，患者即认为在指责他"腐化"，旁边另一同事在他吃饭时吐了一口痰，患者认为这是因其生活腐化而被"唾弃"。下班后患者走在路上感觉自己因"作风问题"而被陌生人用异样的眼光看他、议论他、嘲笑他。

3）物理影响妄想（delusion of physical influence）：患者认为自己的思维、情感、行为等精神活动均受外力干扰、控制、支配、操纵，或认为有外力刺激自己的躯体，产生种种不舒服的感觉，甚至认为自己的血压、消化、排便、睡眠等内脏活动也是受外力的操纵和支配。患者对这种体验往往解释为某种先进仪器所发出的无线电波、激光、射线、电子等，或受到计算机、雷达的影响。如果患者这种影响体验伴有明显的不自主感、被控制体验，则构成神经自动症的组成部分，也是精神分裂症的特征性症状之一。

【案例】某男，28岁，精神分裂症。患者走路时动作夸张、怪异，问其原因时患者说："电磁波干扰器正照着我，我的行为不归我管，而受它的控制，我的大便也受它的控制，如果没有它，我自己就不能便出来。几天没有大便就很难受，最后可能会被憋死的，我很痛苦。"

4）夸大妄想（delusion of grandeur）：患者夸大自己的身份、地位、金钱、能力、学识等内容，且该内容明显与时间、环境及患者的文化水平和生长经历不相符，如患者认为自己是发明家、科学家、国家领导人。见于麻痹性痴呆、躁狂症和精神分裂症。

【案例】某男，62岁，精神分裂症。患者认为自己是"世界大总统"，将来要掌管整个宇宙，还认为自己有"一千多公顷黄金"。针对自己在病房内捡烟头抽、穿带洞的袜子的现状解释为自己住院是正接受历练，等出院以后自己就可以上任了。

5）罪恶妄想（delusion of guilt）：又称自罪妄想，患者毫无根据地认为自己犯了严重错误和罪行，使国家和人民遭受了不可弥补的损失。轻者认为自己说错了话、做错了事，应该受到良心的谴责和应有的惩罚，重者认为自己犯了不可饶恕的罪行，死有余辜，应该受到严厉的惩罚。因此患者常采取反复去公安局自首、要求劳动改造、拒食甚至自杀自伤等行为。见于抑郁症和精神分裂症。

【案例】某男，48岁，抑郁症。患者对女儿4岁时打她的事情耿耿于怀，认为自己体罚没有反抗能力的女儿是丧心病狂、罪大恶极，不配爸爸的称号，在病房里拒食或仅进食别人吃剩下的残羹剩饭，并通过和卫生员抢着做病房内的卫生，无偿帮助病友的方式来赎罪。

6）嫉妒妄想（delusion of jealousy）：患者捕风捉影地认为自己的配偶另有新欢，坚信配偶对自己不忠实另有外遇，因此查找对方出轨的的蛛丝马迹，如检查衣物、翻看手机，甚至跟踪、逼问，以求证实。常见于慢性酒精中毒伴发性功能减退的男性患者，也可见于精神分裂症、反应性精神病及偏执性精神病。

【案例】某男，35岁，精神分裂症。患者自嫖娼被抓后渐认为妻子对自己不忠，经常查看她的手机，打电话到她单位盘查，妻子与异性打招呼他也询问半天，甚至上班期间请假去妻子单位查岗。

7）钟情妄想（delusion of being loved）：患者坚信某异性对自己产生了爱情，因而眷恋、追逐对方，即使遭到对方严词拒绝，仍毫不质疑，而认为对方是在考验自己对爱情的忠诚。常见于精神分裂症。

【案例】某男，22岁，精神分裂症。患者坚信节目主持人秦女士喜欢自己，坚持每天在对方下班时间手捧鲜花在当地电视台门口等候，风雨无阻，尽管对方拒绝接受所送鲜花，并再三解释，甚至当面回绝也无济于事，患者仍坚信是在考验自己。

8）疑病妄想（hypochondriacal delusion）：患者毫无根据地认为自己患了某种严重躯体疾病，通过一系列的检查和多次反复的医学检验，都不能纠正患者的这种病态信念。常以感知觉障碍为基础，并伴有反复就医的行为和焦虑的情绪。可见于精神分裂症、老年期抑郁症和器质性精神病。

【案例】某女，33岁，精神分裂症。患者单位某同事因肺癌死亡后，患者便开始担心自己是否也得了肺癌，感觉自己"呼吸困难、胸闷""肺已经腐烂了"。遂辗转各地慕名求医，反复检查均未发现异常，患者仍不相信，总认为检查结果有疏漏，医生会误诊，当地医疗水平太有限。

9）内心被揭露感（experience of being revealed）：又称被洞悉感，患者虽说不出是怎样被别人探知的，但认为他所想的事已经被周围人知道，且尽人皆知，所有的人都在议论他，甚至搞得满城风雨。它与假性幻觉、被控制感相结合出现，被称为康金斯基综合征，是精神分裂症的特征性症状。

【案例】某男，26岁，精神分裂症。当医生询问患者入院原因时，患者气呼呼地说："我的事情有谁不知道啊？连我在想什么你们都知道，还到处议论，怎么又装模作样来问我？"

（2）超价观念（overvalued idea）：是指由某种强烈情绪加强了的，并在意识中占主导地位的观念。其内容往往与切身利益相关，它的形成有一定的性格基础和现实基础，使患者对某些事实做出超乎寻常的评价，而没有逻辑推理错误，表现为明显的偏激而片面，并显著影响患者的行为和心理活动。但超价观念毕竟没有达到妄想的强度，常常由于环境变化或情绪改善随之淡化，因此从一定程度上讲，超价观念是一种片面性的判断，多见于病态人格。超价观念没

奥赛罗综合征

有强迫感和被纠缠感。

【案例】某男，45岁，精神分裂症。患者为某化工厂工人，平时爱搞些小发明创造，并曾获得单位科技创新奖第三名。近2年来，患者坚持认为自己会有重大发明创造，每日加班到深夜。虽然目前没有什么收获，但患者仍不放弃，并抱怨单位领导不重用自己，逢人便讲自己如何怀才不遇。

（3）强迫观念（obsessive idea）：即强迫性思维，是指反复、持续出现的想法、冲动或想象等，尽管明知不对、不必要、不合理，但也很难克服。抵抗是强迫观念的特征，患者自知这一思想是不必要或荒谬的，并力图加以摆脱，但它却违背患者意愿而纠缠不清，不能控制，伴有主观的被迫感觉和痛苦感。多见于神经症。

强迫观念按其内容可分为下列几种：

1）强迫思维：患者重复、持续地出现一些想法，如怕接触细菌、病毒而感染上某种疾病，或反复出现某些淫秽或亵渎神灵的想法。

2）强迫性穷思竭虑：患者不停地反复思考明知没有意义的问题。如先有鸡还是先有蛋。

3）强迫怀疑：患者对已做的事情不停地怀疑或担忧。如患者出门后反复查看门是否锁好。

4）强迫性对立思维：患者摆脱不了与自己认知相对立想法的纠缠。如听见"好""白"，脑海里马上闪现出"坏""黑"等相反的词语。

5）强迫性回忆：患者对已发生的事情和经历反复回忆，明知没有意义但不能中断地一遍一遍回忆当时的情形。

6）强迫冲动/意向：患者反复出现某种冲动的欲望，患者能认识到这是不合理的，并且从不表现出具体行为，但迫使患者感到非常紧张害怕。

（三）注意障碍

注意（attention）是指意识对一定事物的指向性，注意不构成单独的心理过程，与感知觉、思维、记忆、智能及意识活动密切相关，它使心理活动具有方向性和选择性。注意可分为两类，即主动注意和被动注意。

（1）主动注意：又称随意注意，是自觉的、有预定目的的使注意指向一定的对象，而且为了实践这一目的，在必要时还需要做一定努力。它与个人的思想、情感、兴趣和既往体验有关。例如在打电话时，必须克服外界的影响而主动地强制自己去注意听和说。

（2）被动注意：又称不随意注意，是没有自觉的目的和不加任何努力而不自主地自然的注意，是对外界刺激的简单的、原始的反应。被动注意的产生决定于外界刺激的强度。例如同学们都在认真听老师讲课。某同学站在教室门口，"报告！"洪亮的声音把同学们的注意力都吸引过去了。

由于注意是一切心理活动共有的属性，因此注意障碍总是和某些心理过程的障碍相联系，如情感、意志和意识障碍等。当大脑存在器质性损害时，注意障碍是较常见的本质损害。精神分裂症、情感性精神障碍等也有明显的注意障碍。临床上注意障碍大致分为注意程度、注意稳定性、注意集中性三方面的障碍。

1. 注意程度方面的障碍　注意增强、注意减退。

（1）注意增强（hyperprosexia）：在某些精神病状态下，患者特别易于注意某些事物。见于神经症性障碍、偏执型精神分裂症、更年期抑郁症。注意增强有以下两种：一种为指向外在某些事物的注意增强，如妄想的患者总注意别人的举动，甚至对他人细微之处都保持高度警惕和注意；另一种为指向患者本身的某些生理活动注意增强，如有疑病观念的神经症患者，过分地注意自身的健康状态。

（2）注意减退（hypoprosexia）：注意减退即主动注意和被动注意的兴奋性减弱，患者很难在较长时间内集中于某一事物，注意的稳定性显著下降，并且由于注意力不集中，记忆可出现减退。见于疲劳状态、神经衰弱、脑器质性精神病以及伴有意识障碍的疾病。

2. 注意稳定性方面的障碍 注意转移、注意涣散、注意固定。

（1）注意转移（transference of attention）：指被动注意的兴奋性增强，但注意不能持久，注意的对象不断转换。例如躁狂患者的随境转移，以致不断地转换话题。见于躁狂发作。

（2）注意涣散（divergence of attention）：为主动注意明显减弱，即注意力不集中。患者不能把注意力集中于某一事物并保持相当长的时间，以致注意力很容易分散。如即使看了很长时间的书，结果仍不知所云，就像没读过一样。见于神经衰弱、精神分裂症。

（3）注意固定（fixation of attention）：指患者的注意稳定性特别增强。见于健康人和精神病患者。例如发明家和思想家，固定注意于一定的观念，顽固的观念控制其整个意识。抑郁状态的患者、顽固妄想的患者将注意固定于自己的妄想观念上。强迫观念的患者虽然能够觉察到这种注意的集中、固定，但无法转移，因此称之为强制性注意

3. 注意集中性方面的障碍 注意狭窄、注意缓慢。

（1）注意狭窄（narrowing of attention）：指患者注意范围显著缩小，主动注意减弱，当患者集中注意某事时，其他事物就不易引起患者的注意。见于朦胧状态和痴呆患者。

（2）注意缓慢（blunting of attention）：指患者注意兴奋性的集中困难和缓慢，但注意的稳定性障碍较小。例如，患者对于第一个问题回答正确，对接下来的问题回答就显得缓慢。见于抑郁症。

（四）记忆障碍

记忆（memory）是一种在感知觉和思维基础上建立起来的精神活动。是既往感知过的事物，在一定的条件下可以在大脑中重新反映出来，这种对既往经验的认知和回忆，就是记忆，包括识记、保存、认知（再认）、回忆（再现）四个过程。识记是事物或经验在脑子里留下痕迹的过程，也是一种反复感知的过程；保存则是使这些痕迹免于消失的过程；认知是现实刺激与以往痕迹的联系过程；回忆则是痕迹的重新活跃或复现。这四个过程既相互关联，又密切组合。

记忆障碍可以在识记、保存、认知、回忆不同部分发生，但一般都同时受损，只是严重程度不同而已。临床上记忆障碍大致分为两个方面：记忆量方面障碍和记忆质方面障碍。

1. 记忆量方面障碍 包括记忆增强、记忆减退、遗忘。

（1）记忆增强（hypermnesia）：是一种病理性记忆增强，表现为病前不能够回忆且不重要的事都回忆得起来。见于躁狂状态、抑郁状态、妄想。

【案例】某女，40岁，躁狂状态。患者在回忆起她童年的经历时，与小伙伴一起玩跳房子、老鹰捉小鸡的游戏，跳小天鹅的舞蹈，唱少先队之歌等情景都能清楚无疑地被回忆起来，甚至连当时穿的衣服、说过的话都能被记起。

（2）记忆减退（hypomnesia）：指识记、保存、认知和回忆普遍减退。早期往往是回忆减弱，特别是对日期、年代、专有名词、术语、概念等回忆发生困难。临床比较多见于神经衰弱、脑器质性损害的患者，也可见于许多正常老年人。例如医生询问某患者早饭吃的什么时，患者也记不清了。

（3）遗忘（amnesia）：又称"回忆的空白"，是指局限于某一事件或某一时期内经历的遗忘。是一种回忆的丧失。见于脑器质性损害的患者。

遗忘症的几种不同表现如下：

1）顺行性遗忘（anterograde amnesia）：即回忆不起在疾病发生以后一段时间内所经历的事件。遗忘的时间和疾病同时开始。见于脑震荡、脑挫伤的患者。

2）逆行性遗忘（retrograde amnesia）：患者回忆不起疾病发生之前某一阶段的事件，如回忆不起在受伤前他在什么地方、正在做什么事情。遗忘可能是完全的或部分的，但大多只涉及

较短的一段时间。多见于脑卒中发作以后、颅脑创伤并伴有意识障碍时,以及自缢后经抢救意识恢复时,也可见于脑器质性精神障碍、严重的精神创伤后或一氧化碳中毒时。

3)进行性遗忘(progressive amnesia):影响较大的是再认和回忆,患者除有遗忘外,同时伴有日益加重的痴呆和淡漠。主要见于老年性痴呆。

4)心因性遗忘(psychogenic amnesia):是由沉重的创伤性情感体验引起,遗忘的内容只限定于与某种痛苦体验有关的事。

2. 记忆质方面障碍 包括错构、虚构、潜隐记忆等。

以上这些记忆障碍都有各自的特点,分别介绍如下。

(1)错构(paramnesia):是一种记忆的错误。患者对过去生活中所经历过,但在他所指的那段时间内却并未发生的事件,说成是在当时发生的,并坚信是事实,且予以相应的情感反应。见于酒精中毒性精神病、精神发育迟滞、脑器质性疾病和外伤性痴呆。

(2)虚构(confabulation):也是一种记忆的错误。患者在回忆中将过去事实上从未发生的事或体验,说成是确有其事。患者就以这样一段虚构的事实来填补他所遗忘的那一片段的经过。见于酒精中毒性精神病(柯萨可夫精神病),外伤性、中毒性精神病,麻痹性痴呆。

(3)潜隐记忆(kryptomnesia):又称为歪曲记忆,是指患者对不同来源的记忆混淆不清,相互颠倒。患者把自己过去看到的或听到的,或是在自己梦中体验过的事物的回忆,认为是自己实际发生过的事物。如患者把早已被他人创造发明的科学技术认为是自己的创造发明。常见于精神分裂症。

(4)似曾相识症(déjà vu)和旧事如新症(jamais vu):前者指患者体验新事物时,有一种似乎早已体验过的熟悉感,后者指感受已多次体验过的事物或环境时,产生似乎从未体验过的生疏感。常见于癫痫患者。

(五)智能障碍

智能(intelligence)是一个复杂的概念,包括个体既往获得的知识、经验,以及运用这些知识和经验来解决新问题、形成新概念的能力。智能活动与思维、记忆和注意密切相关。

智能必须在解决某种问题的过程中反映出来,表现为理解力、计算力、分析能力、创造力等。

智能障碍可表现为全面性的或部分性的智能减低,程度严重时称为痴呆。智能障碍主要有两种类型,即先天性智力低下和后天获得性痴呆。

1. 智力低下 在胎儿期、出生时或婴幼儿时期或生长发育未成熟期(18岁之前),大脑的发育由于遗传、感染、中毒、头部创伤、内分泌异常或缺氧等因素而受到阻碍,以致大脑发育不良,或受到阻滞,使智能的发育停留在一定的阶段。见于精神发育迟滞的患者。

2. 痴呆 大脑发育已经成熟,智能也发育正常,以后由于各种有害因素引起大脑器质性损害,造成智能严重障碍。痴呆是一种综合征,可见定向、记忆、理解、计算、学习等能力以及判断力的障碍。见于老年性痴呆、脑动脉硬化性精神病、麻痹性痴呆及脑炎后遗症。

根据大脑病理变化的性质和涉及的范围不同,可分为全面性痴呆和部分性痴呆。

(1)全面性痴呆:大脑的病变主要呈现为弥散性器质性损害,涉及智能活动的各个方面,影响患者的全部精神活动。常出现人格改变,缺乏自知力,定向力也可发生障碍。见于老年性痴呆。

(2)部分性痴呆:病变所侵犯的只是某些区域,如大脑血管的周围组织,因而使智能产生部分的障碍,如记忆力减退、理解力减退、分析综合困难等。人格保持良好,自知力、定向力比较完整。见于脑干动脉硬化性精神病、外伤性痴呆等。

临床上还常见到在强烈精神创伤后产生的一种类似痴呆的表现(心因性假性痴呆),分离性精神障碍患者出现的类似儿童稚气的样子(童样痴呆),以及严重的抑郁症患者在精神运动性抑制的情况下出现的认知能力降低(抑郁性假性痴呆)。三者均无脑器质性基础,与痴呆有着本质区别，且预后较好，应注意鉴别。

（六）定向障碍

定向力（orientation）是指一个人对时间、地点、人物以及对自己本身的状态的认识能力。一般有以下两方面的内容：对周围环境（时间、地点、人物等）的定向力和自我定向力。

引起定向障碍的原因很多，如意识障碍、严重记忆障碍、智能障碍、注意障碍、思维障碍等。多见于躯体疾病所致的精神障碍及脑器质性精神病伴有意识障碍时。

1. 对周围环境定向障碍

（1）时间定向障碍：患者对当时所处的时间，如上午或下午、白天或晚上等，以及年、月、日发生认识错误。

（2）地点定向障碍：患者对所处地理位置发生认识错误。如患者在住院，却坚持说是在家里。

（3）人物定向障碍：患者对周围环境中的人物身份及其与患者的关系发生认识错误。如把医生说成是理发师。

2. 患者对自身状况认识障碍　包括对自己的姓名、年龄、职业等发生认识错误。

（七）自知力障碍

自知力（insight）又称为洞悟力或内省力，是指患者对其本身精神疾病状态的认识和判断能力，即能否察觉或识辨自己的精神状态是否正常，能否正确分析和判断，并指出自己既往和现在的表现及体验中哪些属于病态。自知力丧失在临床上可作为判断精神病的指标之一。自知力是临床上进行诊断、鉴别诊断、预测疗效、判断预后的一个必不可少的重要指标。完整的自知力应满足3方面要求：①对疾病有正确认识，即承认自己患有疾病；②对症状的正确认识，即对病变的行为表现以及各种不正常体验能正确分辨和描述；③对治疗有正确的认识，即治疗依从性好，对治疗有正确的态度，对精神障碍恢复后的生活、工作、学习方面有合适的安排。

临床上自知力障碍多见于精神分裂症、双相情感障碍患者等，而焦虑症患者基本保持较完整的自知力。同时，患者的病情恢复过程与自知力的恢复不一定平行，如精神分裂症患者能在自知力恢复，但带着个别残留症状的情况下生活和工作，因此，自知力的恢复对疾病成功治疗、防止复发都有重要的意义。

二、情感过程障碍

情感（affection）是个体对客观事物的态度以及因此而产生的相应内心体验。情感是一个复杂的心理过程，它将个人对所感知的事物的态度，通过心理、生理及行为3方面表现出来。当人们在感知事物时，会产生喜、怒、哀、乐、爱、憎、忧、思、悲、恐等内心体验，同时机体会出现面部表情、体态表情、语言表情等一系列表情动作，而且与自主神经系统、内脏器官活动相互影响，还与感知、记忆、思维和意志活动之间相互影响。正常人的认知、情感和意志行为这3方面的精神活动是统一的。

在心理学上，常常把较高级的、社会性的、与行为的社会评价相关的情绪称为情感，如道德感、荣誉感、审美感等；而把较低级、与满足感直接相关的体验称为情绪，如喜、怒、哀、乐等。一段时间内持续性保持的某种情绪状态称心境；而把短暂的、强烈的情绪体验称作激情，如狂喜、暴怒、绝望、悲痛欲绝等。

情感是人类对客观事物的主观态度，作为一种心理过程，它具有下列特征：①情感的倾向性：指一个人的情感指向了什么，是由什么引起的；②情感的稳定性：指情感活动的稳定程度；③情感的深刻性：指情感活动在一个人的思想和行为中的普遍和深入的程度；④情感的效能性：指情感鼓舞人们行为的作用。情感的稳定性和深刻性常常是紧密相连的，只有深厚的情感，才能稳定而持久；肤浅的情感即使是强烈的，也是暂时的。

情感障碍通常包括情感性质的改变、情感稳定性的改变和情感协调性改变。

1. 情感性质的改变 多为持续较长时间的心境障碍,也表现为情感高涨、欣快、情绪低落、焦虑、恐惧等。由于正常人在一定的处境下也可出现部分上述情感反应,因此判定是否为精神症状时应充分结合当事人处境及心境等因素综合判断。

(1)情感高涨(elation):患者的正性情绪活动显著增强,充满自信和喜悦,表现得欢欣喜悦、轻松愉快、兴高采烈、洋洋自得。讲话时语音高昂、眉飞色舞、喜笑颜开、表情丰富、诙谐幽默,对任何事情都感兴趣,乐于助人,整天忙忙碌碌,精力充沛,不知疲倦,睡眠需要减少。但这种情感不稳定,常表现得易激惹、挑剔、爱管闲事,稍不顺心即勃然大怒,但转瞬即逝,较快恢复原状。患者常自我感觉良好,高昂的情绪虽与环境和自身处境不相符,但往往可以理解,具有感染力,易引起周围人的共鸣。情感高涨与思维奔逸、活动增多同时出现,构成情感综合征之一———躁狂状态。

【案例】某女,25岁,躁狂状态。患者入院后满脸兴奋,与医护人员一见如故,大声与他们打招呼,主动握手问好,兴奋话多,滔滔不绝,难以打断。当问患者有什么兴趣爱好时,患者称:"所有你们喜欢的和不喜欢的我都喜欢,所有你们会的和不会的我都会……"自我感觉良好,自述精力充沛,心情特愉快,头脑特灵活,感觉脑子和嘴巴在赛跑。

(2)欣快(euphoria):指在器质性精神障碍时出现的快乐心情。这类症状表面上与情感高涨颇为相似,患者经常乐呵呵,似乎十分满意和幸福,但其面部表情却给人以呆傻、愚蠢的感觉。同时自己也说不清楚高兴的原因,而且表现的内容也比较单调刻板,难以引起正常人的共鸣。见于脑动脉硬化性精神病、老年性痴呆及麻痹性痴呆等脑器质性精神病。

【案例】患者,56岁,麻痹性痴呆。患者每日端坐在镜子前傻笑,别人问他什么原因时,他扭过头,仍傻笑着不说话。

(3)情感低落(depression):与情感高涨相反,患者负性情绪增强,表现为表情忧愁、愁眉不展、忧郁沮丧、唉声叹气,重则悲观绝望,感到一无是处,外界一切均不能引起兴趣,常自责自罪,大有"度日如年""生不如死"之感,甚至出现自杀观念和自杀行为。常伴有思维迟缓、动作减少及某些生理功能的抑制,如食欲缺乏、闭经等,但整个精神活动与周围环境仍有密切联系。是抑郁症的典型表现之一。

【案例】某女,62岁,抑郁症。近2个月来患者无明显诱因出现少言寡语,愁眉苦脸,反应迟钝,动作迟缓,整日卧床,独自哭泣,对任何事情没有兴趣,什么事都不想做。感觉度日如年,夜不能寐,食不知味,认为自己拖累家人,终日长吁短叹,痛苦不堪,要求医生给予安乐死以求解脱。

(4)焦虑(anxiety):患者在缺乏充分根据和客观因素的情况下,过分担心发生威胁自身安全和其他不良后果的心境体验,并有顾虑重重、紧张恐惧、坐立不安、搓手顿足、惶惶不可终日等行为表现,还伴有心悸、出汗、手抖、尿频等自主神经功能紊乱症状。严重的急性焦虑发作称为惊恐发作,常体验到濒死感、失控感,伴有呼吸困难、心搏加快等自主神经功能紊乱症状,一般发作持续数分钟至10数分钟。此类症状常伴有自主神经功能紊乱和疑病观念,多见于焦虑性神经症、恐惧症及更年期精神障碍。

【案例】某女,32岁,焦虑性神经症。病前性格内向、敏感。近2个月来常有莫名担心、紧张、坐立不安,尤其是患者想到孩子在幼儿园受人欺负、老公上班路上可能出车祸时,就会突然感到胸闷、气急、大汗淋漓、全身颤抖、极其恐惧,有一种即将窒息的感觉。劝说无效。

(5)恐惧症(phobia):是不以患者的意志愿望为转移的恐怖情绪。患者对平时无关紧要的物品、环境或活动,产生一种紧张恐怖的心情,甚至感到这种恐惧感是不正常的,但无法摆脱。恐惧的内容很多,例如怕脏、怕感染、怕尖锐物件、怕空旷的广场、怕高地和深渊、怕黏糊糊或毛茸茸的东西等。见于恐怖性神经症、精神分裂症早期。

【案例】某男，17岁，社交恐怖症。1年来患者不敢面对面与人说话，尤其是对异性，一说话就脸红，低头盯住脚尖，心砰砰跳，全身起鸡皮疙瘩。上课时，不敢朝黑板方向看，常常因为紧张，对老师说讲内容也不知所云。休学在家时终日不出门。

2．情感稳定性障碍

（1）情感脆弱（emotional fragility）：患者在细微的外界刺激甚至并无十分明显的外因影响下，情感容易引起波动，反应也迅速，有时也较强烈，常因无关紧要的事件而感动得伤心流泪或兴奋激动，无法克制。较轻的情感脆弱称为情绪不稳，严重的情感脆弱称为情感失禁。多见于分离性障碍、神经衰弱或脑动脉硬化性精神病。

【案例】某女，38岁，分离性障碍。窗外飘着零星小雨，患者独坐窗台看着窗外的天忍不住潸然泪下，在家人的一再追问下，患者说看到下雨心中莫名难受起来。家人发现一则普通新闻也会让她伤心难过好长一段时间。

（2）情感爆发（emotional outburst）：在精神因素作用下，突然出现的发作性、爆发性、短暂的情感宣泄状态。患者表现为冲动毁物，哭笑无常，或捶胸顿足，号啕大哭，或兴高采烈，载歌载舞，手舞足蹈，或满地打滚，整个精神活动表现得杂乱无章，变化很大。情感爆发时具有下列特点：①发作持续时间较短，情感色彩浓厚，常伴有撒娇、表演性动作和表情；②通常对周围情况感知无障碍，但严重时可出现轻度意识障碍；③暗示性高，分离性障碍性格特征较明显。见于分离性障碍。

（3）易激惹（irritability）：是一种剧烈但持续较短的情感障碍。患者对刺激的反应性增高，遇到一般性刺激或不快，即出现生气、愤怒、激动，甚至大发雷霆等一些强烈而不愉快的情感体验。多见于躁狂状态、分离性障碍、神经衰弱、焦虑状态、躯体性（如甲状腺功能亢进）或器质性精神病。

【案例】某男，42岁，躁狂状态。午饭时，患者突然把筷子扔到地上，嘴里埋怨着大步向门外走。当医生问其原因时，患者说护士发给他筷子太晚，故意跟他过不去，并大发牢骚，医生劝解后患者重新坐回到饭桌吃饭，好像什么都没有发生过。

（4）情感迟钝（emotional blunting）：情感反应减少，患者对平时能引起鲜明情感反应的刺激却表现得较平淡，并缺乏相应的内心体验。多表现为细微的情感逐渐丧失，如对亲属不体贴、对朋友不关心、对工作不认真，情感反应不鲜明、不生动。多见于精神分裂症早期，如果继续发展则成为情感淡漠。

【案例】某男，17岁，精神分裂症。患者休学在家，懒散退缩，母亲高热时叫患者倒水，患者仍不闻不问，呆坐不动。

（5）情感淡漠（apathy）：是情感活动的缺乏，患者对外界任何刺激均缺乏相应的情感反应，即使对一般能引起正常人的极大情感波动的事件，如生死离别、久别重逢也泰然处之、无动于衷，面部表情冷淡呆板，缺乏相应的内心体验与外部非语言情绪表现，与周围环境失去情感上的联系。是精神分裂症晚期常见症状。

【案例】某男，68岁，残留型精神分裂症。当看到同病室病友欲采取自缢方式结束自己生命时，患者仍呆坐在床上，面无表情，漠不关心。

（6）病理性激情（pathological affect）：是一类突然发作、非常强烈但又较短暂的情感障碍。患者可产生无指向性的冲动，但不能认识冲动行为的后果，也不能对其发作加以控制；行为往往为残酷的暴行，严重地伤害别人；发作时常伴有一定的意识障碍，因此事后可能出现遗忘。多见于癫痫、脑外伤或中毒性精神病。

3．情感协调性障碍

（1）情感倒错（parathymia）：患者的情感活动与认识过程之间的协调一致性丧失，其情感反应与思维内容不协调。对一般人感到悲痛的事件却表现得非常愉快。见于精神分裂症，尤其以青春型多见。

【案例】患者面带笑容地告诉护士，某个集团采用各种残忍的手段迫害自己，用仪器控制自己的思想，头痛难忍。又如，当患者听到父亲去世的消息后，哈哈大笑。

（2）表情倒错（paramimia）：患者的情感体验与表情之间不协调、不配合，甚至有相反的表现。见于精神分裂症，尤其以青春型多见。例如，患者外表上痛哭流涕、痛苦万分，但内心无相应的悲伤体验，或表现得很高兴。

（3）矛盾情感（ambivalence）：指患者在同一时间出现两种截然相反、互相矛盾的情感体验。情感活动本身不协调、不配合。患者对矛盾现象不能察觉，因而不能加以分析和批判，也不感到焦虑和痛苦，是精神分裂症中具有特征性意义的症状。

【案例】某男，25岁，精神分裂症。患者在对护士控诉父母如何残忍迫害他，表示要与他们不共戴天时，其父母来探视，患者热情地迎上去嘘寒问暖，表达思念之情，探视结束时患者紧紧拉着他们的手舍不得离开。

（4）病理性心境恶劣（dysphoria）：无任何外界原因而突然出现的低沉、紧张和不悦的情绪发作。患者易激动，无故恐惧，提各种要求，诉说各种不满。一般持续1～2天。见于癫痫。

三、意志行为障碍

意志（will）是指人们自觉地确定目标，并为了达到目标而克服困难，采取行动努力实现目标的心理过程。意志具有以下特征：①意志的指向性：行动有一定的倾向性；②意志的目的性：行动所要达到的目标；③意志的坚强性：能否执行自己所采取的决定；④意志的自觉性：自觉地确信自己所认定的目的是正确和重要的，并主动、积极地去实践；⑤意志的果断性：个体迅速明辨是非和采取决定的能力；⑥意志的自制性：个体掌握、控制或支配自己行动的能力。

意志与认识活动、情感活动及行为紧密相联而又相互影响，认识过程是意志的基础，而人的情感活动则可能成为意志行动的动力或阻力。在意志过程中，受意志支配和控制的行为称作意志行为。

1. 意志障碍 意志障碍一般表现为量方面的变化和质方面的变化。

（1）临床上量方面的变化较常见的有两种症状：意志增强和意志减退。

1）意志增强（hyperbulia）：指意志活动增多。症状的产生往往与其他精神活动有密切的内在联系，或以其为基础，或受其支配和影响。在病态情感或妄想的支配下，患者可以持续坚持某些行为，表现出极大的顽固性。躁狂状态患者对周围的一切事物都感兴趣，因而什么事都参与，整天忙忙碌碌，但他的意志活动常因外界环境变化而不断改变目的和行为的指向性，因此常有始无终，一事无成。如精神分裂症的患者存在嫉妒妄想时长期对配偶进行跟踪、监视、检查，在被害妄想的支配下坚持数百次的上访、告状，有疑病妄想时到处求医，有夸大妄想时夜以继日地从事发明创造等。

2）意志减退（pobulia）：与意志增强相反，是意志活动显著减少。常与情绪低落或情感淡漠有关，对周围一切事物兴趣索然，意志消沉，缺乏积极主动性及进取心，常独自一处呆坐不动或卧床不起，不愿参加任何活动，行动缓慢，学习、工作吃力，日常生活自理困难。患者对自身的变化可能意识得到，但感到力不从心或由于情绪低落而觉得无意义，故不想做。见于抑郁症，也可见于慢性精神分裂症。

（2）表现在质方面的变化：意志缺乏、意向倒错和矛盾意向。

1）意志缺乏（abulia）：临床表现也为意志缺乏，但和意志减退有本质的不同。意志缺乏是指患者对任何活动都缺乏明显的动机，没有确切的企图或要求，不关心事业、学习和工作，缺乏应有的积极性和主动性，行为非常被动、孤僻、退缩，与周围环境不协调，严重时对生活本身也缺乏要求，但患者对此毫无意识。与思维贫乏、情感淡漠构成精神分裂症常见的基本症状。见于精神分裂症单纯型或晚期阶段、器质性精神病的痴呆状态。

【案例】某男，62岁，残留型精神分裂症，整日呆坐一处，无任何要求，面无表情，每日在护士督促下进行洗漱、洗澡、进餐等。

2）意向倒错（parabulia）：指患者的意向要求与一般常情相违背或为常人所不允许，如伤害自己的身体，吃正常人不能吃或不敢吃的东西，以致患者的某些活动或行为使人感到难以理解。有时患者的这种行为是在幻觉和妄想支配下产生的，对此常做出荒谬的解释，多见于精神分裂症青春型和偏执型。

【案例】某男，28岁，青春型精神分裂症。患者拣食昆虫、手纸、烟头、肥皂，从垃圾桶里捡食果皮、奶袋、饮料包装盒等，护士反复劝阻无效。

3）矛盾意向（ambivalence）：指对同一事物产生对立的相互矛盾的意志活动，患者对此毫无觉察，不能意识到它们之间的矛盾性，因而从不自觉加以纠正。表现为遇事不果断，反复考虑也不知道该怎么做。见于精神分裂症。

【案例】某男，35岁，精神分裂症。早上患者见到医生来到床边，立即迎了上去，一面想去握手，一面却把手收了回来，反反复复，不能纠正。

2. 动作行为障碍 动作指简单的随意和不随意行为，如抬头、伸腿。行为则指有动机、有目的而进行的一系列复杂随意运动，它是一系列动作的有机组合，且反映一定的思想、动机和目的。精神病患者由于认知、情感和意志等活动的障碍，常导致动作和行为的异常，称为动作行为障碍，又称为精神运动性障碍。

动作行为障碍分为精神运动性兴奋、精神运动性抑制、某些特殊症状和本能行为异常4大类。

（1）精神运动性兴奋：精神运动性兴奋是指整个精神活动的增强，内容上可涉及精神活动的每个方面，由于障碍不同，兴奋状态从表面上看有许多相似之处，但在本质上有所不同，需注意分辨。

1）躁狂性兴奋（manic excitement）：是心境障碍躁狂发作患者的主要表现，这类兴奋状态包括情感高涨、思维奔逸和意志增强，同时还伴有自我感觉良好的舒适感。其特征为兴奋遍及整个精神活动，但以情感高涨更突出，并以此为主导影响和支配其他方面的活动。患者自身知、情、意各个过程本身及三者之间，以及三者与周围环境协调，意志活动、表情与内心体验相一致，易于被人理解，具有感染力，常引起周围人共鸣。

2）青春性兴奋（hebephrenic excitement）：主要见于精神分裂症青春型的患者。其特点是患者的动作、行为增多，但与其他精神活动之间缺乏统一性和完整性。动作行为既无明显的动机和目的，也缺乏一定的指向性，以致杂乱无章，难以理解。本能意向（食欲、性欲）增强，严重时可出现意向倒错。整个临床表现中都具有愚蠢、幼稚、做作、冲动、荒谬和离奇的特点，不能与人引起共鸣，属于不协调性精神运动性兴奋。

3）紧张性兴奋（catatonic excitement）：主要见于精神分裂症紧张型的患者。其特点为突然发作、强烈粗暴、冲动、杂乱，但又单调刻板，且有一定局限性。患者常在无明显原因、无具体目的、无明确指向的情况下出现攻击他人、伤人毁物等行为，使人难于防御。但持续时间短，常与紧张性木僵交替出现，也属于不协调性精神运动性兴奋。

4）器质性兴奋（organic excitement）：多见于脑动脉硬化性精神障碍、老年性精神障碍、脑损伤性精神障碍、麻痹性痴呆等大脑器质性病变的患者。其特点为动作行为杂乱无章、常有冲动性，甚至可有攻击性行为，多有一种好做无目的动作的倾向。此类患者多伴有不同程度的智能障碍，严重时可出现人格异常和痴呆，其思维活动缓慢，反应迟钝，语量多，但啰嗦琐碎，常伴有重复言语和持续言语，情感脆弱、不稳定、易激惹、欣快，偶见强制性哭笑。也属于不协调性精神运动性兴奋。

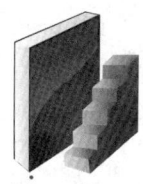

知识拓展

临床上又把精神运动性兴奋分为协调性精神运动性兴奋和不协调性精神运动性兴奋。

1. 协调性精神运动性兴奋 这类兴奋是指患者动作和行为的增加与其思维、情感活动是一致的，与其思维活动的量的增加是相协调的，是有目的的、可以理解的，而且患者动作和行为与周围环境也是配合的，整个精神活动是协调一致的，因而具有"感染力"。可见于轻躁狂时的兴奋、情绪激动时的兴奋、焦虑时的坐立不安等。

2. 不协调性精神运动性兴奋 这类兴奋是指患者动作和行为的增加与其思维、情感活动是不一致的，表现为动作单调紊乱、无动机、无目的，令人难以理解。患者的动作行为与周围环境的联系也不密切，整个精神活动是不协调的，见于精神分裂症、脑器质性病变时出现的兴奋状态。

（2）精神运动性抑制：精神运动性抑制是指整个精神活动的降低，表现为言语动作的减少和抑制。

1）木僵（stupor）：木僵是一种较深的精神运动性抑制。根据发病机制不同可分为以下几种：

① 紧张性木僵（catatonic stupor）：是在紧张综合征中最常见的一种运动抑制的表现，见于精神分裂症的紧张型。木僵程度不一，轻者表现为言语、动作和行为减少、缓慢，动作笨拙；严重时运动完全抑制，患者缄默不语，不吃不喝，对刺激没有相应的反应或躲避，唾液不咽，二便潴留。白天卧床不起，夜深人静时，可稍有活动或自进饮食。更严重时患者肢体可任人随意摆动，即使一个不舒服的姿势，也能够保持很久而不变动，这种现象称为"蜡样屈曲"。有时患者头离开床面，持续保持一个好似枕着枕头的姿势，不自动纠正，称为"空气枕头"。此时患者意识一般清晰，对外界能感知，事后能回忆。

② 心因性木僵（psychogenic stupor）：是在急速而强烈的精神创伤作用下产生的反应状态。表现为一种普遍的抑郁状态，活动减少、呆滞、缄默、拒绝进食。伴有自主神经系统功能失调的症状。有时可见轻度意识障碍。

③ 抑郁性木僵（depressive stupor）：由急性抑郁引起。患者缺乏自主行动和要求，反应迟钝，卧床不起，缄默不语，在反复劝导下有时对外界刺激尚有反应，情感活动如表情、姿势和内心体验相符合。

④ 器质性木僵（organic stupor）：较少见。一般除病史外，还有神经系统或躯体及化验阳性所见，也可见意识障碍和痴呆的现象。见于脑炎后、脑瘤侵入第三脑室、癫痫、脑外伤或急性中毒等。

2）违拗症（negativism）：是指患者对他人提出的要求不仅没有相应的情感反应，甚至加以抗拒。分为主动性违拗和被动性违拗。见于精神分裂症紧张型。

① 主动性违拗（active negativism）：患者做出与对方要求完全相反的动作。如让患者吃饭，他立即紧闭双唇，把头扭到一边。

② 被动性违拗（passive negativism）：患者拒绝别人的所有要求，不肯履行要求他做的事。如反复叮嘱患者吃饭，他仍坐在凳子上无动于衷。

3）缄默症（mutism）：是指在语言功能正常的前提下，患者保持沉默不语，反复提问也不回答，但有时可用书写或表情及手势示意。多见于紧张型精神分裂症。

（3）其他特殊症状

1）刻板动作（stereotyped act）：刻板动作是指患者持续地、单调而重复地做一个动作，尽管这个动作并没有什么指向性和意义，常和刻板言语同时出现。例如患者玩弄一个水杯，可持续几个小时。常见于紧张型精神分裂症。

2）模仿动作（echopraxia）：该症状和模仿言语有同样性质且常同时出现，患者毫无目的、毫无意义地模仿周围人的动作。常见于精神分裂症和器质性精神障碍。

3）强迫动作（compulsive act）：强迫动作是指违反本人意愿，反复纠缠出现的动作，患者清楚地知道做这些动作完全没有必要，努力设法摆脱，但徒劳无益。患者往往感到非常痛苦，对治疗的要求也迫切。例如反复检查门锁到底锁好没有。见于强迫性神经症，也可见于精神分裂症早期。

4）作态（mannerism）：又称装相，指患者做出古怪的、愚蠢的、幼稚的动作、姿势、步态与表情，虽不离奇，但使人感到好像是故意装出来似的。如患者用某种特殊的姿势来握手、拿筷子等。常见于精神分裂症和器质性精神障碍。

(4) 本能行为异常：人类的本能包括保存生命和延续种族两大类，本能行为具体表现在安全、饮食、睡眠、性等方面，因此本能行为异常可见于以下几类。

1）自杀（suicide）：指有意识地伤害自己的身体，以达到结束生命的目的。常见于精神发育迟滞、抑郁症、精神分裂症等。自杀的常见原因有多种，如对生活极度悲观绝望、感觉生不如死、受命令性幻听、被害妄想等精神症状支配，滥用精神活性物质，受到外界强大的压力，表演性行为弄假成真等。患者自杀时采取的方式有跳楼、割腕、自缢、服毒、煤气等。

2）饮食障碍（dietary disorder）：指维持生命所需物质摄入行为障碍。常见4种形式：①食欲减退：常见于抑郁症和神经性厌食，合并躯体疾病的精神病患者也可以产生食欲减退的症状。②食欲亢进：指患者进食量大、进食速度快、经常暴饮暴食，多见于精神发育迟滞、躁狂患者、神经性贪食、青春型精神分裂症等。③拒食：指精神障碍患者在命令性幻觉、被害妄想、自罪妄想、意识模糊、木僵等症状的基础上出现的拒绝进食的行为。④异食：指嗜食常人不吃或不常吃的东西，如烟头、香蕉皮、泥沙、手纸、草叶、玻璃、铁钉等。可见于异食症、精神分裂症。痴呆患者因丧失判断能力乱吃东西不属于异食症。

3）睡眠障碍（sleep disorder）：指睡眠-觉醒周期性变化的障碍。①失眠：失眠是睡眠障碍最常见的临床症状之一，主要表现为入睡困难、睡眠不深、多梦、易醒、早醒、醒后再次入睡困难、睡眠感缺失等。可见于神经症、抑郁症等。②睡行症：又称梦游症，指患者在夜间入睡时间起床活动，行为呆板，意识恍惚，问之不答或含糊回答，活动一段时间后患者又回到床上睡觉，次日不能回忆。多见于儿童和分离转换障碍。

4）性功能障碍（sexual disorder）：包括器质性性功能障碍和功能性性功能障碍。性器官或脊髓疾病常引起器质性性功能障碍，心理因素、人格障碍、神经症、躁狂症、抑郁症、各种精神障碍常引起功能性性功能障碍。常见的性功能障碍有性欲亢进、性欲减退和性欲倒错等。恋物、露阴、施虐与受虐等都属于性欲倒错。

四、意识障碍

意识（consciousness）是人类所特有的个体与环境关系的一种特殊反映形式。意识具有主动性和连续性的重要特征。在临床精神病学中把意识理解为个体对客观环境的认识（周围环境意识）和主观自身的认识（自我意识）及反映能力。

意识障碍可分为对周围环境的意识障碍和自我意识障碍。

1. 对周围环境的意识障碍 对周围环境的意识障碍包括对周围环境的清晰度、意识范围及意识内容的变化。

(1) 以意识清晰度降低为主的意识障碍

1）嗜睡（drowsiness）：意识清晰度降低较轻微，患者安静状态下处于嗜睡的状态，受刺激即醒,可进行正常交谈,刺激消退即睡。吞咽、瞳孔、角膜反射均存在。

2)意识混浊(clouding of consciousness):意识清晰度轻度受损,患者处于半睡状态,对外界刺激阈限增高,强烈刺激才能引起反应。出现原始动作如舔唇、伸舌、吸吮、强握。注意、记忆、理解均困难,角膜对光反射存在。

3)昏睡(sopor):意识清晰度较前更低,强烈疼痛刺激(压眶、针刺)可引起防御反射。出现深反射亢进、震颤和不自主运动。角膜反射减弱,吞咽、对光反射存在。

4)昏迷(coma):意识完全丧失,无自发运动,对任何刺激都不产生反应。生理反射消失,病理反射出现。

(2)以意识范围改变为主的意识障碍

1)朦胧状态(twilight state):意识范围缩小伴清晰度水平降低。意识活动集中于较狭窄而孤立的范围内,患者只对部分体验能够感知。可有定向障碍,片段的幻觉、错觉和妄想,在此基础上产生攻击和危害行为。呈发作性,常突然产生,突然终止,持续时间不长,从数分至数小时,超过数日者少见。发作后陷于深度睡眠,醒后完全或部分遗忘。见于癫痫性精神障碍、分离性障碍。

2)走动性自动症(ambulatory automatism):是朦胧状态的一种特殊形式。无幻觉妄想,患者在意识障碍中可执行某种无目的性、与当时处境不相适应的、没有意义的动作,往往突然开始,持续短暂而又突然消失,醒后遗忘。在临床上多见的类型有以下 2 种。

① 梦游症(somnambulism):多在睡后 1~2h 突然起床,此时仍未觉醒,刻板地执行某些简单的、无目的性的动作,如到室外做某些简单的劳动,发作时间可持续数分钟,发作后又回到床上安静入睡。次晨完全遗忘。见于癫痫、分离性障碍。

② 神游症(fugue):多产生于白天或在晨起后突然发作,患者无目的地外出漫游或到外地旅行,有的把衣服、钱赠送给他人,或进入陌生人的住所,一般持续数小时、1 日或较长时间,常突然清醒,对发作中经历事件可有部分回忆。见于癫痫、分离性障碍、反应性精神病、颅脑创伤所致精神障碍。

(3)以意识内容改变为主的意识障碍

1)谵妄状态(delirium):患者意识清晰度降低,有大量错觉、幻觉,以幻视多见。幻觉内容多为生动逼真的、形象性的人物或场面,伴有紧张、恐惧等情绪反应和相应的兴奋不安,行为冲动,杂乱无章,思维、言语不连贯,对周围环境定向丧失。病情多在夜间加重,持续数小时或数日不等,事后部分或全部遗忘。见于躯体疾病所致精神障碍、感染中毒性精神障碍。

2)梦样状态(oneiroid state):是伴有意识清晰度水平降低的一种梦境样体验。患者似乎处于梦境之中。梦境的内容多反映现实生活中的某些片段,并与幻想交织在一起,患者沉溺在其中,对真实环境感知不清晰。以假性幻视、假性幻听为主。持续数周或数日。见于心因性精神病、癫痫、紧张型精神分裂症、感染中毒性精神障碍。

2. 自我意识障碍

(1)人格解体:是对自我与周围现实的一种不真实的感觉。对自我的不真实感,即狭义的人格解体;对周围环境的这类感觉称非真实感。多突然产生,伴有昏厥感和面临恐慌的紧张感。患者感觉在自己与环境之间放置了一个玻璃屏障,他能很好地把握自己和现实,只是体验不到,并非歪曲理解。意识清晰,自知力存在,感觉痛苦,迫切要求治疗。见于癫痫、器质性精神障碍、抑郁症、精神分裂症等。

(2)交替人格:属于统一性意识障碍的一种表现,同一患者在不同时间内可以表现为两种完全不同的个性特点和内心体验,在不同时间内可以交替出现,多见于分离性障碍、精神分裂症。

(3)双重人格、多重人格:属于统一性意识障碍的一种表现,患者在同一时间内表现为两种完全不同的人格(双重人格),有时患者出现两种以上的人格,称为多重人格。例如,患者在同一时间内，一方面以王某的身份，另一方面又以张某的身份、言语、思想、行为出现。多见于精神分裂症、分离性障碍。

（4）人格转换：患者否认原来的自身，而自称是另一个人或是某种鬼或神。见于分离性障碍的附体状态。

五、精神障碍常见综合征

精神障碍的症状并不是孤立的，若干症状之间具有一定的内部联系或某种意义上的关联性，常以综合征的形式表现出来。临床上常见的综合征有：

1．幻觉妄想综合征　幻觉妄想综合征以幻觉为主，多为幻听、幻嗅等。在幻觉背景上继发被害、影响等妄想，妄想无系统化倾向。此综合征的主要特征为幻觉和妄想之间密切结合、相互依存、相互影响。多见于精神分裂症，也见于器质性精神病等其他精神障碍。

2．精神自动综合征　精神自动综合征是在意识清晰状态下产生的一组综合征，包括假性幻觉、强制性思维、被洞悉感及系统的影响妄想和被害妄想等。其典型临床表现为患者感到本人的精神活动丧失了属于自己的特性。其3个主要临床特征为存在异己感、强制感和不自主感。见于精神分裂症。

3．紧张综合征　紧张综合征以全身肌张力显著增高为突出特点，是在意识清晰的状态下，以紧张性木僵和紧张性兴奋为主要特征的一组综合征。紧张性木僵包括木僵、违拗、刻板言语和动作、模仿言语和动作、蜡样屈曲、缄默等症状，可持续数周至数月，它可以突然转入紧张性兴奋状态。紧张性兴奋状态时间短暂，常常是突然爆发的兴奋和暴力行为，然后又突然进入木僵或缓解。典型的紧张综合征见于紧张型精神分裂症，抑郁症、反应性精神障碍、颅脑损伤时也可出现不典型的表现。

4．情感障碍综合征　情感障碍综合征是以情感活动的增强或减弱为主要临床表现的一类综合征，表现为躁狂或者抑郁状态。躁狂状态主要表现为情感高涨、思维奔逸和活动增多三主症，其程度轻重不一，可为轻躁狂状态，也可以为重度躁狂，严重躁狂状态时若伴有意识模糊则称为谵妄性躁狂。多见于双相情感障碍的躁狂发作。抑郁状态主要表现为情感低落、思维迟缓和活动减少三主症，其程度轻重不一，如果病情严重时出现木僵则被称为抑郁性木僵。多见于抑郁症和双相情感性精神障碍的抑郁发作。

5．遗忘综合征　遗忘综合征又称科萨科夫综合征。其临床特点是记忆障碍以近事遗忘突出、时间定向障碍、虚构症。见于慢性酒精中毒性精神障碍，脑器质性精神障碍，中毒、内分泌疾病所致精神障碍等。

对于不合作患者的精神检查技巧

小　结

1．精神障碍的病因非常复杂，到目前为止许多疾病病因不明，它的发生常与生物学因素和心理社会因素相关。精神障碍的诊断分类经常使用的是ICD-10、DSM-Ⅳ、CCMD-3。

2．精神症状是异常的精神活动，按照心理过程包括认知障碍、情感障碍、意志障碍、动作行为障碍等方面，其中认知障碍又包括感知觉障碍、思维障碍、注意障碍、记忆障碍、智能障碍、自知力和定向力障碍。症状学是精神科的基础，认识和辨别这些精神症状是每个护士必备的基本功。

3．精神障碍的症状并不是孤立的，临床上常见的综合征有幻觉妄想综合征、精神自动综合征、紧张综合征、情感障碍综合征、遗忘综合征等。

思 考 题

1. 精神症状具有哪些特点？
2. 什么是幻觉？真性幻觉与假性幻觉有哪些区别？
3. 什么是妄想？列出临床常见种类。
4. 如何理解自知力及临床意义？
5. 患者，男性，50岁，精神分裂症。患者认为自己水杯里让人放了东西，自来水龙头让人放了洗衣粉，理由是烧开水时水中有泡沫。夜晚有人敲门，怀疑有警察来抓他。认为有人议论他，听到儿子来叫他，并说看到自己肚子里有小人儿。患者称有一次在火车上坐着，心里在想事，他认为上铺的那个人也知道自己在想什么。在患者十几岁时，有一次给奶奶擦身时，看见了奶奶的躯体，回忆这件事时，回忆得非常细致，并说是不道德的，总觉得背后有人在说他的坏话，这种异样的眼光好像在骂他，说他是流氓。认为周围人都在议论他、迫害他，每天都用电电他，使他全身发麻，经常在他耳边说他的坏话，扬言要电死他，不停地用言语控制他。特别在病友走路时或关门时，都能听到评论他的声音。

请问：指出上述案例中存在的精神症状。

（张春苗）

第二章思考题参考答案

第三章 精神科护理的基本内容

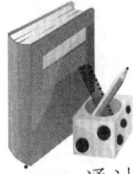

学习目标

通过本章内容的学习，学生应能够：

◎ 识记
1. 描述治疗性关系和治疗性沟通的含义。
2. 列举治疗性关系的组成要素。
3. 陈述对精神障碍患者的观察内容和方法。
4. 陈述护理记录的方式和内容。
5. 说出对精神障碍患者的生活护理的基本内容。

◎ 理解
1. 归纳治疗性关系的特性。
2. 区别治疗性关系与社交性关系的异同。
3. 举例说明治疗性关系形成的过程及各阶段护士的任务。
4. 概括精神障碍患者的生活护理与疾病康复的关系。

◎ 运用
1. 应用本章知识和技能建立治疗性护患关系。
2. 运用本章知识和技能对患者实施临床生活护理。

精神障碍患者由于疾病的影响而失去正常的判断力、理解力和控制能力，会出现行为异常、生活无法自理，甚至伤害自己或他人的行为等。患者不能正确反映客观现实，其行为不能为常人所理解，因此护士必须要学会运用沟通技巧与患者进行有效的沟通并建立良好的护患关系；加强对患者的病情观察与记录，重视患者的安全和日常生活照料，做好患者的组织和管理工作。保障患者住院期间的安全，提高患者生活质量。

第一节 与精神障碍患者的沟通技巧

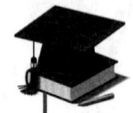

案例 3-1

实习生小阳轮转到精神科病房，带教老师安排她参与护理一名26岁的精神分裂症患者张小姐。实习第1天，小阳明显感到自己和张小姐都有点紧张，但小阳除了日常的发药，还与张小姐聊天、打扑克牌，尽量陪在她身边。傍晚时分，两人并排坐在病区餐厅的椅子上，望向窗外。忽然，凝视着窗外橘红色天空的张小姐幽幽地说：＂夕阳真美啊！＂夕阳的确很美，但小阳的心里忽然涌起一丝落寞和孤单，说道：＂看到夕阳，我心里有些伤感。＂张小姐也喃喃自语似地说道：＂我也是……妈妈说好今天来看我，可到现在还没到。＂

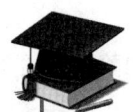

案例 3-1

听到张小姐的话语，小阳的脑海里不禁浮现起自己小时候的一个场景。那天母亲来幼儿园接她，比预定时间晚了不少，年幼的她带着几分担心倚在教室门边看着夕阳。小阳不明白为什么还会想起这么久的事情，她想张小姐现在的心情一定和她当时差不多。她对张小姐说道："妈妈要是一直不来怎么办？一个人一定感到很无助吧！"张小姐默默地点点头。接着，两人很久无言，只是并排坐着眺望美丽的夕阳。

问题与思考：
1．你如何评价护生小阳和患者张小姐之间的互动？
2．什么是治疗性关系？
3．护患关系的建立该注意些什么？

精神障碍患者一般比较脆弱，易产生焦虑情绪。因此，在与他们建立关系、进行沟通的过程中，护士需要掌握沟通的知识和技巧。护患之间的沟通不同于一般的人际交往，它是护士对患者进行护理干预、建立关系、有效开展护理实践的最重要手段。

一、建立良好护患关系的要求

（一）治疗性关系

治疗性关系（therapeutic relationship）是一切护理活动的基础，是建立在信任基础上的一种合作性、帮助性的关系。护患之间的专业性关系有别于一般人际关系，在精神障碍护理中，治疗性护患关系的建立有助于患者解决问题，有效应对和完成发展任务。治疗性关系主要包括以下几个组成要素。

1. 信任 是所有亲密关系的基础。信任涉及双方相互坦诚对待，向对方袒露自己。处于情感上的痛苦或焦虑中的患者可能不愿轻易相信别人，护士可以通过关怀的态度和敏锐的觉察力获得患者的信任。

2. 专业性 在治疗性关系中，护士的角色是一名专家，即运用特定学科领域知识和技能的人。专业性关系的目的是促进患者的身心健康，护士通过运用心理学的知识和有效干预的能力来表现其专业性。在治疗性护患关系中，护士需要从情感支持和实际解决问题两个方面去帮助患者。

3. 互相尊重 治疗性关系建立于相互尊重的基础上。研究表明，住院患者对不被尊重或遭受不公正待遇非常敏感和脆弱，尊重和关怀的护理干预有助于其克服失控感和不完整感。

4. 关怀 是护理的核心价值观之一，包括3个主要行为：自我的付出、及时满足患者的需要、为患者和家属提供舒适的护理。护士必须具有为患者谋福利的精神，尽一切可能为患者减轻痛苦、焦虑和困惑。关怀也包括倾听和努力去理解患者感受的共感（同理心）。

5. 伙伴 传统型的护患关系是非对等的关系，护士被视为治疗者、教育者，而患者被视为相对被动、接受治疗的存在。随着生物-心理-社会医学模式的普及和以患者为中心的理念渗透，患者和家属已成为治疗的参与者、协作者。

（二）建立治疗性护患关系的过程

1. 互动前期 是指护士真正接触患者之前的时期，此期护理人员主要进行收集资料的工作。护士可通过门诊医师、同事、患者家属等来了解患者情况。在治疗关系的前期，护士有可能存在许多顾虑和担忧，如害怕被拒绝、害怕被驳斥、害怕无助和害怕患者的攻击行为等。在此阶段患者同样也会产生一些顾虑和担忧等反应。在此时，护理人员的工作是自我探索及分析自己的感觉，确认是否有不切实际的幻想或者害怕等反应，并对此进行调整和修正。

2．**介绍期** 从护理人员与患者第一次见面即展开，是相互介绍、了解、熟悉的阶段。介绍期的目标是建立信任，为进一步的工作展开奠定基础。

护士应注意做好以下工作：①自我介绍，以名字称呼患者；②表示对患者的关注；③对患者的问题、需求或紧急事件及时回应；④设定护患沟通的约定；⑤收集信息；⑥确定焦点问题，设定目标，并制订干预计划；⑦减低患者的焦虑。

此期护士的行为主要是对初入院的患者热情接待，有计划地介绍环境和护理人员；建立护理人员与患者之间的彼此信任；确认患者问题等。

3．**工作期** 是解决问题的阶段。护士在此期的工作目标包括认识和确定患者的问题，并与患者共同解决问题，发展健康的行为。工作内容主要是引导患者表达他们的感觉、想法，共同寻找压力源，尝试新行为，协助患者处理焦虑，增进其独立能力和自我责任感，并发展有效的应对机制。使患者行为发生改变是此期的重点，在设定目标时要考虑患者的动机和可行性。

4．**结束期** 经过工作期，患者放弃旧的行为，开始掌握新的解决问题的技巧，表现出正性的评价自己和显示自我照顾的能力，就应该考虑结束这种关系。结束期的工作实际应从早期就开始准备，以避免患者因结束此关系而引发失落反应。

此期目标是帮助患者回顾在治疗性关系中所学的适应性行为并能运用到与他人的交往中。此期护理人员要处理好患者因分离所引起的反应，理解患者的这种失落感，坦诚地与患者讨论，不要使患者有被遗弃感，并帮助他们应对这种感受。逐步减少患者对护理人员的依赖，让患者去开始新的生活。

二、建立良好护患关系的方法和技巧

（一）治疗性沟通

沟通是两个人或两个以上的人交换言语及非言语的讯息并解释其意义的过程。沟通是一个动态的持续过程。影响沟通的因素包括沟通双方的个人因素和环境因素。个人因素包括生理因素（生长发育阶段、躯体的疼痛、不适、听力或视力的障碍等）、情绪因素（焦虑、紧张、抑郁、悲伤、愤怒等）、智能因素（知识水平、文化程度、语言运用能力等）、社会文化因素（社会经济状况、种族、文化、风俗、语言等）。

治疗性沟通（therapeutic communication）指护士在共感的基础上，运用有效沟通技巧，回应患者的想法、需求和兴趣。这个有计划的过程有助于建立信任关系，便于患者自由表达自己的想法、情感和意见。治疗性沟通的过程并非自然发生，而是护理人员在细心的护理实践和经验积累中习得的特别技巧。

（二）建立治疗性护患沟通的技巧

沟通技巧是护士所必须具备的基本能力，在护士与患者进行沟通过程中，沟通技巧应非常自然地融入其中，而非刻板僵化地使用。在动态及多变的沟通过程中，护士的着眼点应该放在大目标、大方向，而技巧是在护理过程中交替运用的。护患沟通技巧主要包括倾听、共感、沉默、接纳、认可、献身、引导、整理顺序、观察、促进表达、促进比较、复述、反问、焦点化、探究、信息提供、明确化、现实提示、提出疑问、言语化、促进评价、感情的理解、建议、总结、行动促进（表3-1）。

当护士的反应让患者感到被防卫、被误解、被控制、被限制自我表达时，都是非治疗性沟通。非治疗性沟通主要包括社交性的应对、使用封闭性提问、错误的保证、道德评判、挑战等。日常生活中可能在很多情况下使用非治疗性沟通，但护理人员要清楚这种方式会阻碍开放性讨论，可能导致患者更加退缩。护士掌握非治疗性沟通的特定语言有利于在护理沟通中认识和避免。

表3-1 治疗性护患沟通技巧

技巧	内容和例子
倾听	理解患者,推进治疗性关系的第一个原则,其他技巧的基础
共感	设身处地,以对方的立场去体会对方心境
沉默	充满关心和期待的沉默会促进患者的话语
接纳	接纳对方的表现,如"哦""嗯嗯""是这样的"、点头等
认可	认可对方,告知对方注意到的变化,如"某某,早上好""哦,头发整的真漂亮"
献身	将护士自身的存在应用于护理,需要时陪伴在患者身边等
引导	话题主导权交给患者,鼓励患者,如"有什么想说的吗""请说下去""后来呢"
整理顺序	理顺事件发生的时间顺序,如"因为发生了那件……所以造成这样的后果"
观察	说出观察到的事情,如"你好像挺紧张啊""你……的时候,我也感到很难过"
促进表达	观察到患者的变化,让患者自己表达,如"感到不安的时候就说出来吧"
促进比较	促进患者注意到类似点和相异点,如"那就和……一样吗""类似的感觉以前也有过吗"
复述	重复患者表达的主要内容,如 Pt"睡不着,整夜都睁着眼" Ns"睡不着啊"
反问	复述患者的疑问、感情和想法等,进行反问。如 Pt"应不应该和医生说呢" Ns"你认为应该那样做吗"
焦点化	把话题集中到一点,如"那是非常重要的事情,理解这件事可能还需要一段时间"
探究	深入探究问题或想法,如"关于这一点,请再详细说说吧"
信息提供	提供 Pt 需要的信息,如"探病时间是几点到几点"
明确化	弄清楚意思不明确的事情,如"你说的意思我有些不太明白……"
现实提示	促使 Pt 面对实际上发生的事情,如"房间里谁也没有"
提出疑问	指出 Pt 对现实不确实的认识,如"真的吗"
确认一致	话语意思的一致性,寻求相互理解,如"我的理解和你一样吗"
言语化	说出 Pt 暗示的事情。如 Pt"除了你,和谁也说不出来" Ns"你觉得谁也不理解你,是吧"
促进评价	促进 Pt 评价自己的体验,如"关于…你怎么认为呢"
感情的理解	说出 Pt 间接表达出来的感情。如 Pt"就像被人抛到无边无际的大海里一样" Ns"感到十分不安和寂寞,是吧"
建议	提出和 Pt 一起承担、一起努力的建议。如"不安的根源究竟是什么,一起多谈谈心可能就能找出来"
总结	梳理、总结谈话的内容。如"……说了以上这些事情"
行动促进	让 Pt 考虑怎样做对自己的将来才是最好的。如"怎么做才能既不给别人添麻烦,又能让你的愤怒发泄出来呢"

注:Pt, patient, 患者; Ns, nurse, 护士

护士还要开展有效的非语言沟通技巧,可应用非语言行为,如点头、微笑、传递眼色、抚摩患者的手、轻拍患者的肩膀等表达对患者的兴趣和关心。

三、影响治疗性护患沟通的因素

在沟通的过程中,有不少因素会造成沟通障碍。要达成有效的沟通,认识发生沟通障碍的因素非常重要。下面是造成沟通障碍的几种常见因素。

1. **予以否定** 否定患者的看法或感受,会让其体验到不被接受,因而阻碍了患者的表

达。如患者说"活着无意思",护士回答"你怎么会说这种丧气的话呢",这样就会使患者不愿意再谈下去。又如患者说"我不是父母亲生的",护士说"别瞎猜,你长得很像你妈",这让患者感到护士不相信他的话,认为他在说假话。

2. **给予忠告或建议** 当护士不理解患者发出信息的意义,理解发生偏差时,常会造成这种沟通障碍。如告诉患者该怎样或不该怎样,这种忠告或建议常常无意义,没有效果。因此,护士应尽量避免用"你应该……""你怎么不……"等带有指责或批判字眼的话语,应当充分考虑患者的感受,婉转地提出建议,如"你有没有想过试试……方法呢"。

3. **过度发问或调查审问式的发问** 护士的过度发问会让患者应接不暇,感到好像在受审问而不愿意敞开心扉继续会谈。对有恐惧、退缩的患者进行调查式的提问,会增加患者对外界的恐惧和不安,使之更不敢同现实接触。所以,护士要避免对患者采用调查式的发问,如避免"你告诉我,你为什么会这样做",或"你为什么会这样想"等。

4. **不切实的保证** 患者有时可能向护士提出一些要求、希望,想得到确切的保证,如果护士给予患者不能实现的承诺,一旦患者发现护士有不诚实的言语,则会产生不信任现象,以后对护士的讲话,就会不重视,沟通也就毫无治疗意义。如护士应避免对患者说"你好好表现,很快会出院""别担心,过两天就好了"等。

5. **注意力不集中或对患者产生的烦恼、困难不予重视** 护士谈话时心不在焉、东张西望、不时看手表等行为均显示护士不耐烦,急于结束谈话,也让患者感到不受尊重和不被重视。护士对患者的言行不重视,容易让患者感受到自己的渺小和不重要。

6. **负性情绪** 护患双方的负性情绪如焦虑、烦躁、愤怒、悲伤、抑郁等都会影响沟通。所以,护士在接触患者前,首先应该调整好自己的情绪,以免其不良情绪影响沟通的效果,甚至对患者的康复造成不良影响。

7. **无准备** 护士在与患者会谈前未作好准备,无计划,使谈话零散、无重点,让患者感到护士不是真心想与之交谈,或认为护士根本不了解他,因而不愿意交谈。

8. **环境干扰** 喧闹、嘈杂的环境及其他人员的行动等都会影响护士与患者的沟通,使患者感到不安全,以致不愿表达自己的感受和想法,特别是个人隐私。

实践1:沟通交流技巧练习实践计划

第二节 精神障碍患者的观察与记录

案例 3-2

对兴奋躁动患者的护理记录

护士小雨接待了新入院的患者王先生,安排好王先生的床位后,小雨开始进行记录,她填写了"新入院患者护理记录单",内容如下:T 36.6℃,P 88次/分,R 20次/分,BP 130/80mmHg。患者今日 14:00 由父母陪同第一次入我院,门诊入院印象:精神分裂症,家属半强制将患者带入病房,更衣不合作,查体无外伤,个人卫生较好,院外主要表现为行为怪异、自言自语、多疑,对家人有敌对情绪,家属无法照顾,送入我院治疗。患者入病房后:情绪不稳,吵闹要回家,说父母蛇蝎心肠,对护理活动欠合作,遵医嘱予一级护理,给予抗精神病药物治疗并严格执行保护性约束。入院宣教已做。

问题与思考:

1. 精神科护理记录包括哪些内容?
2. 对精神障碍患者约束的要求是什么?

密切观察病情，及时掌握动态的病情变化，了解患者的需求，不仅是为患者提供有针对性的优质护理，同时也要为诊断和治疗提供有价值的依据。护士对患者病情变化的记录，是护理工作的重要内容。

一、精神障碍患者的观察

(一) 观察的内容

1. 身体的发育和营养 精神发育迟滞、神经性厌食、精神分裂症、抑郁症、神经症、酒精依赖等，往往伴有身体发育或营养问题。因此，护士需要注意观察患者身体发育是否正常，营养状况是否存在问题。

2. 卫生和仪表 患者常因心理上的焦虑、不安、困惑等无暇顾及自己的外表和形象。因此，护士需要观察患者的衣着、容貌、洗漱或沐浴、进食、排泄、月经、睡眠等自护行为是否存在问题，根据具体问题和原因采取针对性措施。

3. 精神症状 精神分裂症、双相情感障碍等患者常会对周围的刺激产生不合理的反应。因此，护士观察时需要注意以下几点：①幻觉：是否存在幻听等反应；②反应：是否存在对周围的环境过分敏感，或对周围的刺激反应过分迟钝或无反应等现象。

4. 记忆、定向力 老年性痴呆、器质性精神障碍的患者，易在记忆和定向力方面出现问题。因此，护士观察需要注意以下几点：①记忆障碍：是否存在健忘或错构，门窗的开闭、衣服的穿脱等日常动作是否能自己完成；②定向力：能否分清自己和他人的东西，是否存在对场所、时间或人物的认识障碍。

5. 语言、动作 护士需要注意观察以下几点：①表情：表情是否茫然、空洞，是明朗还是阴沉，是否显得焦虑，是否过分欣喜或过分忧郁等；②动作：动作是否平稳，有无迟缓、卧床不起、徘徊走动或粗暴的行动等，是否存在幼稚行为、性行为异常和其他怪异行为等；③语言：是否存在爱辩论或沉默寡言、自言自语、独自发笑等。

6. 人际关系 精神障碍患者常伴有与人交流、人际协调方面的障碍。因此，护士在观察时需要注意以下几点：①人际交流：经常与人交流还是处于孤立状态，是否易与人发生冲突等；②协调性：能否与他人一起活动，是否有与他人一起行动的意愿等；③对他人的知觉：能否理解他人的立场，对他人是否持有消极情感，是否厌恶别人的评价等。

7. 社会功能 精神障碍患者在一些必要的社会行为方面常会存在问题。因此，护士观察时需要注意以下几点：①购物：能否合理支配金钱、购买必要生活用品，有无浪费或冲动消费的行为；②外出：必要的时候，能否外出或散步；③自我决定：必要时，能否明确表达自己的想法和决定；④电话：能否合理使用电话和接听电话；⑤交通：生活中，能否根据需要选择或利用交通工具。

8. 生活态度 精神障碍患者常常在维持生活规律或节奏方面出现问题。护士在观察时需注意以下几点：①自发性：日常生活中，能否保持适度的紧张感，是否存在漫无目的、无所事事，能否自发进行活动，能否按要求完成任务；②坚持性：能否有规律地参加一些任务或工作，是否存在情绪化的热情或退缩或很容易厌烦等。

(二) 观察的方法

1. 直接观察法 是指护士直接与患者接触，面对面地交谈，了解患者的思维内容，也可通过患者与人接触或参加活动时的表现，直接观察患者的言行举止、情绪、思维等，从而了解患者的精神症状和心理状态。也可以采用量表测评，获取患者的病情情况。此方法获得的资料真实、可靠，所以在临床中是最常用的方法。

2. 间接观察法 是指护士从侧面观察患者在独处、自主活动或与人交往过程中的态度。可以通过患者的日记、通话、书信、手工作品了解患者的思维内容和心理状况，也可以通过家属、病友报告的信息，了解患者的精神症状。

直接观察法和间接观察法两种方法共同使用，相互补充。护士在掌握病情观察方法的基础上，对病房中的全部患者做到心中有数，才能防患于未然。

（三）观察的要求

1．有目的的观察 护士需要知道哪些方面的信息是需要重点观察的内容。

2．有计划的观察 观察应有计划性，其内容覆盖患者的躯体情况、精神症状、心理需求。并将观察的内容进行交班与记录。

3．客观性的观察 护士在病情观察时不要随意加入主观的判断，如偏见、刻板印象等，以免误导其他护士对病情的了解和掌握。

4．整体性的观察 对病区所有患者进行全面观察，掌握每位患者的病情，对重点患者，如新入院患者、有自杀自伤倾向的患者、有外走倾向的患者等做到心中有数，必须严密观察，以防发生意外。因为精神病患者的行为存在突发性，对于一般的患者，护士在观察时也不能掉以轻心，所以护理观察既要重视重症患者，也要注意一般患者，进行整体观察。

5．观察的最佳时机

（1）每天交接班、巡视病房时：观察患者在做什么、睡觉姿势、情绪状况。

（2）晨晚间护理时：观察是否自己整理床铺、洗漱自理情况、有无失眠。

（3）进餐时：观察进食的量、进食的速度、有无噎食现象、有无拒食，拒食的原因是什么，是否愿意与人共餐。

（4）参加工娱治疗时：观察参与度如何，是主动还是被动、注意力是否集中、对参加的活动是否有兴趣。

（5）治疗时：观察是否愿意接受治疗、治疗前后的情绪反应，观察用药后有无不适主诉。

（6）探视时：观察探视前后情绪反应、探视时与家属的互动，观察探视时与家属的谈话内容。

（7）特殊事件：观察其他病友出院时患者情绪如何，是为病友高兴还是因自己出不了院而生气、发脾气，有病友打架时的反应，有病友发生自伤、自杀行为时的行为表现。

二、护士用住院患者观察量表

护士用住院患者观察量表（nurses' observation scale for inpatient evaluation，NOSIE）由 Honigfeld G. 等于 1965 年编制，国内版本见于张明园主编的《精神科量表手册》，已广泛应用于临床研究，得到普遍认同。在目前的临床治疗护理模式中，护理人员与患者的近距离接触过程中，对住院患者的精神症状、行为方式、日常生活状况、治疗的态度等了解得比较细致。因此，如果在临床工作中能常规且规范化使用 NOSIE 作为护士的观察工具，可对住院患者的病情变化收集到更真实、更客观的依据。NOSIE 的效度与信度较高，已经得到业界验证。

NOSIE 是供护理人员使用的较为重要的量表之一，它是通过护理人员的观察和与患者的交谈，对精神障碍患者的症状存在与否及发生的频度与强度进行评定，而且这种评定限定于最近 1 周来的情况。本量表有 30 项和 80 项两种版本，现介绍 30 项版本。

项目和评定标准：NOSIE 中，每项为一描述性短语，如肮脏、对周围活动感兴趣、自觉一无是处等。本量表为频度量表，按照具体现象或症状的出现频度，分为 0～4 分的 5 级评分法：0，无；1，有时是或有时有；2，较常发生；3，经常发生；4，几乎总是如此。

三、护理记录

护理记录是医疗文件的重要组成部分，是患者病情发展变化的真实过程。护理记录不仅是护士对患者实施护理措施的记录，也是科研、教学的宝贵资料，同时也是具有法律依据的文字

护士用住院患者观察量表

档案。因此，必须书写规范、妥善保管，以保证其正确性、完整性和原始性。

(一)记录的方式和内容

1. 入院护理评估单 入院评估一般在入院24h内完成，主要是全面收集患者的资料，并初步提出患者的健康问题（护理诊断）及护理措施。入院护理评估单一般在患者入院48～72h内完成。记录内容包括一般资料、简要病史、精神症状、心理社会情况、日常生活与自理程度、护理体检、患者的主要健康问题、护理要点等。

2. 入院护理记录单 简要反映患者的主要病情及护理要点，以叙述式书写。由当班护理人员及时完成，并向下一班交班。记录内容一般包括入病房的时间、陪同者、住院次数、入室方式、本次入院原因、主要病情、生命体征情况、入院后的表现、护理要点等。

3. 住院期间的动态护理记录单 护理人员根据患者的病情变化，对不同的患者分别进行每班、每日、每周或阶段性护理评估，并按日期、时间的程序记录。记录方式很多，每个医院各不相同，目前常用的有叙述式"A.B.C"记录法（A，appearance，为患者的外观；B，behavior，为行为；C，conversation，为言谈）、"P.I.O."记录法（P，problem，为问题；I，intervention，为措施；O，outcome，为结果）、护理计划单和护理观察量表等。

4. 出院护理记录单 内容包括入院次数、本次住院的生命体征情况、主要精神症状、诊断、治疗、护理、目前精神症状缓解程度、自知力恢复情况、何人来院陪同、带药情况，以及向家属交代"家庭护理须知"。

5. 出院护理评估单 内容一般包括健康教育评估、出院指导评估、护理小结与效果评价。

6. 其他 如护理病例讨论记录，阶段护理记录，请假、返院护理记录，转院、死亡护理记录等。

(二)护理记录的要求

护理记录要客观、及时、准确、完整、简要和规范。护理记录一般按事件发生的顺序记录，必须及时，不可拖延、提早或漏记；记录的内容和时间必须客观真实、实事求是，最好能将患者的原话记录下来；记录应包括所有有关患者的健康问题和医疗护理情况；记录内容应尽量简洁、流畅、重点突出；应使用医疗机构所规定的书写工具，书写过程中出现错误时，应当用双线划在错误处，将正确文字写在上方并签名、签修改时间。记录完整后签全名及时间。

第三节 精神障碍患者的日常生活护理

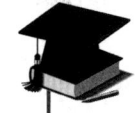

案例 3-3

因精神分裂症入院的吴先生，躁动兴奋，行为冲动，被送入单间病房约束保护。患者不时高声叫骂，很难安静下来。对护士递过来的水杯也是抗拒的态度，进餐时也不愿意张口。因为活动量大，全身汗湿。到了晚上休息的时间，吴先生仍没有睡意，不时喊叫、怒骂，并大叫"放我出去，我没有病"。

问题与思考：

护士该如何做好吴先生的日常生活护理？如何保证其安全？

日常生活活动能力（activities of daily living，ADL）是指一个正常成人独立生活过程中所进行的日常生活行为。为了维持正常生活，人需要具有包括饮食、排泄、个人卫生、仪容仪表等行为（自护），家务、购物等生活相关行为，以及家庭、职场等的人际交往、沟通等社会行为的能力。

一、饮食护理

日常生活中，饮食不仅是人的基本生理需要，也是维持生活规律的重要因素，同时也是人际交往、生活乐趣的一部分。精神障碍患者常常出现食欲不振、绝食、极端偏食、拒食或过食等现象，这些情况甚至可能引起威胁患者生命的危机状态。患者出现这些进食问题的原因很多，包括不安、被害妄想、幻听等精神症状或情绪问题，或者作为表达不满、抵抗的手段等。

（一）进餐前的准备

1．提供良好的进餐环境，备好清洁、消毒的餐具，每人一套。餐具要用塑料制品，忌用玻璃、陶瓷、金属餐具，避免餐具成为患者冲动伤人毁物的工具。

2．餐前督促或协助患者二便和洗手；逐一巡视病房，将患者集中到餐厅，以防患者漏食或躲避进食。对需要在床边进餐的患者固定专人护理。

3．根据患者情况安排好餐桌。可分别设普通餐桌、特别饮食餐桌、重点监护餐桌和床边喂食。

（二）进餐时的护理

精神障碍患者进餐，一般采用集体用餐分食制方式。集体用餐，有利于护理人员观察患者病情及进餐情况，有利于调动患者的进食情绪而促进食欲，但对特殊患者应给予重点进食护理。

1．对抢食、暴饮暴食、不知饥饱的患者，护理重点是限制其进食量及进餐速度，以免出现噎食和急性胃扩张，但要保证所需食量和营养。

2．对有被害妄想而怀疑饭菜有毒的患者，护理重点是让其任意挑选饭菜，或由他人在其面前先尝一尝饭菜，或与他人交换食品，以解除疑虑，促使其进食。

3．对罪恶妄想，自认为罪大恶极、低人一等、自己不配吃好饭而拒食的患者，护理重点是可将饭菜拌杂，使其误认为是他人的残汤剩饭而促其进食。

4．对抑郁、紧张引起厌食的患者，或因疑病妄想、消极自杀不肯进食患者，护理重点是设法劝其进食，也可请其他患者协同劝说，这往往可使其进食。劝说无效者，可给予鼻饲，或静脉营养，并作进食记录和重点交班。

5．对吞食异物、捡食秽物患者，护理重点是劝导、解释和看护，不让其进食异物和秽食，以保证患者的饮食卫生。

6．对吞咽困难有噎食危险的患者，护理重点是专人看护，给予流质或半流质饮食，进食速度宜慢，必要时给予鼻饲。

7．对木僵、紧张综合征的患者，一般给予鼻饲。但也可在夜深人静或幽暗安静的环境中备食，有时患者会自行进食，以补充鼻饲营养之不足。

8．对由于被幻听吸引而不思进食的患者，护理重点是将食物放在其面前，在其耳边以较大声音劝导，提醒其用餐，以干扰幻听而促其进餐。

（三）进餐后的护理

进餐后，尽快取走食具，整理餐桌，督促并协助患者洗手、漱口；为床边喂食者整理好床单位，做口腔护理。检查患者是否有倒食、藏食或自我引吐等现象，并作记录和交班。

（四）食品管理

凡由家属或亲朋好友送来的食物或饮料等，需由护理人员保管。标明患者的姓名、床号、日期，存放在专用柜内，由护理人员根据患者的具体情况，适时、适量地分发给患者。

二、生活卫生仪表的护理

更衣、个人卫生等行为是个人保持舒适的需要，也是与人交往等的准备。精神障碍患者中，卫生状况或穿着打扮往往也是精神症状的反映。急性期或衰退期的患者长时间不更换衣服、衣着脏乱。躁狂状态的患者常见引人注目的化妆或奇装异服。护士不可将自己的价值观强加给患者，要根据患者的特点提出建议，和患者一起思考和决定，帮助其形成良好的个人卫生习惯。

1. 患者入院时，护士首先评估患者自理情况，根据评估协助患者进行必要生活卫生护理，增加患者的舒适度，如沐浴、更衣、修剪指甲等。对拒绝更衣者要在取得患者信任的基础上，耐心询问原因并劝说，必要时可请求家属的协助。有头虱和体虱者，须先行灭虱处理。

2. 根据患者生活自理能力的程度，协助完成晨晚间护理。如根据患者自理能力丧失的程度，协助或完全给予患者二便、洗漱、清洁口腔、梳头等护理。梳头时不可使用发夹，以防成为患者伤人或自伤的工具而发生意外。女性患者要清洗会阴，经期阶段要注意经期卫生，如病床应用橡胶单并保持床单清洁、干燥；保持患者的衣裤清洁，污染时及时更换，以防止泌尿系感染。

3. 根据患者生活自理能力的程度，定期协助或完全给予患者洗头、沐浴、剃须、修剪指（趾）甲、理发等护理。沐浴时，重点患者要专人看护，如精神症状严重者、年老体弱行动不便者，沐浴完毕护士需协助更衣并护送到病房；对于长期卧床的重症患者，给予床上擦浴，并注意受压部位的皮肤变化，按摩局部，防止压疮的发生。

4. 保持床单元整洁和患者衣着卫生。每天清扫、整理病床，擦拭床头桌，清洗水杯等用具，定期更换床单和被褥；衣服随脏随换，帮助患者整理服饰，鼓励适当打扮，以满足患者的审美需要。如果病情许可，尽量让患者自己来完成日常卫生行动，有利于促进其社会功能的恢复。

三、排泄的护理

精神障碍患者，由于生活规律被打乱、抗精神病药的副作用、运动量的低下等，易造成便秘、尿潴留等排泄障碍。有些患者对自己的身体状况漠不关心，缺少相应主诉。急性期的患者无法认识到自理能力的丧失。相反，也有些患者特别关注便秘等排泄问题，反复进行相同主诉。护士具体可从以下几方面进行护理。

1. 对于痴呆或意识障碍者随地便溺或二便失禁等，护士要注意其排便规律，定时给予便器或陪护如厕，同时加强教育和训练，使其养成二便的规律，尽可能避免便于床上或裤内。当患者便尿污染衣裤或床褥时，要给予及时更换。

2. 对于因服用抗精神病药物引起的便秘、排便困难者，护理人员应鼓励、督促其多饮水，给予富含纤维素的饮食，多活动，对卧床者给予被动活动和腹部按摩，以促进排便。必要时根据医嘱应用缓泻剂，3日未排便者给予灌肠排便，以解除痛苦，预防并发肠麻痹和肠梗阻。

3. 对尿潴留的患者，先利用条件反射诱导排尿，解除痛苦。如让患者听流水声，或用温水冲洗会阴部，或采用热敷、按摩下腹部以促进排尿；也可根据医嘱用药，或针灸治疗，无效者可根据医嘱行导尿术。

四、睡眠、活动和休息的调整

保持活动和休息的平衡是良好生活规律的基本。精神障碍患者的特征之一就是活动和休息的平衡遭到破坏。良好的睡眠可促使患者病情好转或缓解，而严重的失眠可导致病情恶化。保证患者的有效睡眠非常重要。具体措施如下。

（一）创造良好的睡眠环境

病室应清洁、无异味、空气流通、温湿度适宜、光线柔和适宜入睡；保持环境安静、无噪声，将兴奋、躁动的患者安置在单独病室，以免影响其他患者睡眠；工作人员应做到说话轻、走路轻、操作轻、关门轻，尽量保持病室安静；床褥要清洁、干燥、平整，被褥长宽要合适，柔软暖和，使患者感觉舒适，易于入睡。

（二）患者养成良好的睡眠习惯

午睡时间不宜过长，限制在 1～2h，鼓励患者参加适宜的工娱活动，有利于促进夜间睡眠。睡前让患者用热水泡脚，使其舒适；就寝时，听轻柔的催眠曲，有利于安定情绪，利于入睡。睡前忌服引起兴奋的药物或饮料，如茶、咖啡等。限制睡前参加引起激动、兴奋的娱乐活动或谈心；不看情节紧张、牵动感情的小说和影视片，以免影响入睡。临睡前，让患者排空膀胱，避免起夜后难以入睡。

（三）失眠患者的护理

对于失眠患者，首先要找出影响睡眠的原因，根据情况给予相应的帮助。

1. 新入院的患者对医院的人员、环境陌生，不适应生活起居，不了解治疗等引起精神紧张而导致失眠。护理人员主动接触患者，向患者介绍自己，介绍病区的情况和治疗，做好解释工作，使其有安全感和信任感。

2. 生活事件是引起失眠的原因之一，如恋爱、婚姻、孩子就业、工作、学习、经济等均可导致患者焦虑、紧张而失眠。让其倾诉烦恼，或让其将多虑的问题写在纸上，同时护理人员给予耐心的心理疏导和劝慰，缓解患者的焦虑和紧张，促使其入睡。

3. 病痛及身体某部位不适可引起患者不能入睡。如疼痛、皮肤瘙痒、胃部不适、腹胀、饥饿、寒冷，遇到这些情况应及时给予相应处理，解除疼痛和不适，使患者入睡。

4. 对抑郁症、幻觉、妄想症状严重引起失眠者，遵医嘱及时给予安眠药帮助入睡。

五、安全护理

由于精神障碍患者的自知力缺乏、住院时间长等特点，导致对安全管理上的要求非常高。一方面，患者不能辨认自己的病态，出现自伤、自杀、出走、冲动伤人、毁物的危险行为，这些都将危及本人及他人的生命安全。另一方面，病房既是患者接受治疗的场所，也是生活的居所，不仅要保证患者身体的安全，也要创造能让患者心理上感到安心的环境。

（一）掌握病情，有针对性防范

护士要熟悉每位患者目前的病情和病史，重视患者的主诉，了解患者的精神状态、护理上的需求、注意事项等。在家庭病房内对重点患者进行病情观察，对有自杀、自伤、冲动伤人、毁物、出走企图和行为、新入院、意识障碍、无生活自理意识、急性期症状活跃、拒绝治疗的患者需重点监护，限制其活动范围，患者外出活动须有专人陪同。

（二）与患者建立信赖关系，及时发现危险征兆

护理人员要在尊重、关心、理解患者的基础上，以真诚、平等、接纳的态度与患者进行沟通，建立治疗性护患关系，及时满足患者的合理需求，取得患者的信任。在此良好关系的基础上，患者会主动向护士表述内心感受和想法，护士也可据此及时发现患者的危险征兆。

（三）加强巡查，做好安全管理

凡患者入院、会客、用餐后回病室、假出院返回、外出活动返回，须对其进行安全检查，防止将危险物品带入病室。在封闭式管理的病房，随时清点人数，并要严守各通道，锁好门窗，保管好钥匙，防患者出走。凡有患者活动的场所，必须有护理人员巡回看护。定时（30min）巡查厕所、走廊尽处、盥洗室等，尤其是夜间、凌晨、午睡、开饭前，交接班时更要加强巡视，以便及时发现问题。对有暴力、自杀及出走等倾向的患者，要心中有数，并将其置于护理人员的视线内，或视频监控。晚间整理病床时，检查床单位、患者的衣袋、鞋内是否藏有药物、绳带、锐器等危险物品，发现危险物品及时收回。

（四）严格执行护理常规和工作制度

护士要严格执行各项护理常规和工作制度，如发药时要精力集中，核查仔细，保证患者将药物服下后方可离开，防止患者吐药或藏药。对约束保护的患者，要检查约束带的松紧度是否适宜，注意随时观察局部的血液循环，严格交接班。

第四节　精神障碍患者的组织与管理

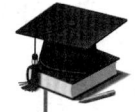

案例 3-4

上午10时左右，心理治疗中心的王护士推着装有各种手工道具的小车走进来，笑盈盈地和坐在餐厅的患者打招呼："你们好啊！今天我又给你们带来新花样了。"王护士俨然老朋友，有几个患者站起身走近小车观望。原来，王护士今天要带领大家做"刮画"。就是用竹笔、牙签等在刮画纸上进行绘画创作，刮画纸是一种双层艺术类纸品，上层主要为黑色，下层为单色或迷彩色，刮去上层的黑色便露出下面的彩色，色彩靓丽，有着良好的视觉效果。考虑到安全性，王护士带来的刮画工具是棉棒。王老师介绍完操作要领后，大部分患者都拿起棉棒"刮"起了喜欢的图形，沉浸在绘画的乐趣中。他们是那么地投入，注意力也很集中，一步一步地精心去完成。据王护士介绍，这些手工操作在精神康复中称为"作业疗法"，对患者的社会功能训练非常有效。她们每周都会组织2~3次这样的活动，深受患者喜爱。

下午，护士长组织休养委员会的大组长、小组长开会，讨论如何更好地组织患者保持个人卫生、定期洗澡等问题。

问题与思考：
1. 病区可以组织患者开展哪些活动？
2. 有效组织患者活动的好处有哪些？

在住院期间，如何将患者组织起来，调动患者的主观能动性，有组织地学习、座谈，开展娱乐、体育、劳动等活动，有针对性地进行正向行为训练等，不仅有利于创造良好的治疗环境，使各项医疗护理工作得以顺利进行，更能促进患者的生活自理、学习和工作、人际交往等方面的能力，有利于患者早日康复和回归社会。

一、患者的组织

患者组织有病房休养委员会、休养小组、康复互助组等，由专职护士具体负责，指导和参与患者的各项活动，其他医护人员予以支持、协助和参与。休养委员会的主任、委员、组长的人选由处于恢复期病情稳定、在患者中有一定影响力、热心为病友服务，并有一定工作能力的患者担任。主任负责全面工作，委员分别负责学习、生活、宣传、文体、工疗等方面的工作。组长配合委员，关心组内病友，带头和督促小组成员积极参加病区的各项活动。由专职人员负责与委员会的成员定期开会，研究、讨论、制订学习计划和开展各项活动的安排。定期召开座谈会，听取患者对医疗护理服务的意见，向患者提出需要配合的事项，表扬好人好事等。任职的患者若出现病情复发或康复出院可及时推荐补充，以使休养委员会工作持续进行。通过患者的各级组织，在患者中开展各种评优活动，调动患者的积极性，培养患者的自我管理能力，配合医务人员共同搞好病房的管理。

二、患者的管理

（一）制订有关制度

1．制订患者作息制度、会客制度、休养委员会议制度等。

2．制订住院规则，如进餐时、睡眠时、服药时、工娱治疗时、外出活动时的规则等。要经常宣传制度和规则的内容，让患者理解遵守制度和规则的重要性，使他们能自觉地遵守。

（二）创造良好氛围

1．首先护士要以身作则，注意自己的仪表、言行举止、工作态度、文化素养以及行为规范，以良好的形象来影响患者。

2．采取各种方法，培养患者良好的生活习惯和行为规范。有计划地开展树立文明风尚的教育活动；开展各种评优活动，如"优秀病员"评选、"文明卫生"红旗竞赛等；注重及时表扬和宣传患者中的好人好事；提倡病友间的互助事件和友好相处等。使患者不仅管理好自己，还能关心他人和集体，营造病房的良好氛围。

（三）丰富住院生活

在病房休养委员会的计划下，为患者安排丰富多彩的文娱、体育、学习、手工劳动、院外郊游和购物等活动，使患者在集体活动中转移病态思维，稳定情绪，获得信心和希望。这些将有利于病房的和谐、安定和安全。

（四）患者管理方式

1．开放式管理

（1）目的及适用对象：开放式管理的目的是锻炼和培养稳定期患者的社会适应能力，满足患者的心理需求，调动患者的积极性和主动性，提高患者生活的信心，促进康复，有利于患者早日回归社会。开放式管理适用于抑郁症无自杀风险、神经症、病情稳定、待出院、有自知力能自己主动寻求治疗的患者。

（2）实施办法

1）评估患者：开放病房收治的患者经门诊医生初步诊断，病房的医生、护士需要对患者进行评估，主要评估患者是否在精神症状的支配下存在冲动伤人、自伤的危险及对疾病是否存在自知力，评估后若患者不存在上述危险，则适合住开放病房。评估是做好病房安全管理工作的基础。

2）建立完善各种制度：包括患者住院的知情同意书、外出请假制度、周末回家制度、节假日管理制度、陪护管理制度、患者住院期间的权利及责任、药品及个人物品的管理制度等，护士向家属及患者进行宣教，让患者及家属了解住院期间应承担的责任和义务，以提高患者及家属的治疗依从性。

3）加强健康教育，倡导人文护理：每周举办一次针对患者健康教育的讲座，教育患者培养广泛的兴趣爱好、保持乐观情绪、正确处理不良生活事件的技巧，增强患者的自我控制力；

对患者存在的不遵医行为(如不按时返院、不规则服药等)给予说服教育或一定的弹性管理；鼓励患者多参加各种娱乐活动，以分散患者的注意力，减少其不安全行为。关心患者的感受，设身处地地为患者着想，尽可能为患者解决实际问题或满足患者的正当需求，对于家属提出的质疑要耐心、细致、热情地予以解答。

2．封闭式管理

(1) 目的及适用对象：护士观察评估患者的病情变化，制订个性化护理措施，以防意外发生。封闭式管理适合于精神疾病急性期、无自知力、有自杀自伤、冲动倾向的患者。

(2) 实施办法

1) 制订患者作息制度、会客制度、休养员会议制度等。

2) 制订住院规则：如进餐时、睡眠时、服药时、工娱治疗时、外出活动时的规则等。

3) 创造良好氛围：首先护士要以身作则，注意自己的仪表、言行举止、工作态度、文化素养以及行为规范，以良好的形象来影响患者。

4) 采取各种方法培养患者良好的生活习惯和行为规范：有计划地开展树立文明风尚的教育活动；开展各种评优活动，如"优秀病员"评选、"文明卫生红旗"竞赛等；注重及时表扬和宣传患者中的好人好事；提倡病友间的互助事件和友好相处等。使患者不仅管理好自己，还能关心他人和集体，营造病房的良好氛围。

5) 丰富住院生活：在病房休养员委员会的计划下，为患者安排丰富多彩的文娱、体育、学习、手工劳动、院外郊游和购物等活动，使患者在集体活动中转移病态思维，稳定情绪，获得信心和希望。这些将有利于病房的和谐、安定和安全。

三、分级护理管理

分级护理管理是根据患者疾病的轻重程度及其对自身、他人安全的影响程度而制订并实施的分级护理标准，并据此制订出不同的护理措施。

(一) **特殊护理**

1．适用范围

(1) 精神障碍患者伴有严重躯体疾病，病情危重，随时有生命危险，如伴有严重心力衰竭、高血压危象或严重外伤等，生活完全不能自理者。

(2) 出现严重药物不良反应的患者，如急性粒细胞减少、恶性症状群、严重药物过敏等，甚至危及生命。

(3) 有严重的冲动、伤人、自杀和逃跑企图或行为的患者。

(4) 有意识障碍，中度木僵、严重痴呆、抑郁、躁狂状态，或伴有严重躯体合并症者。

2．特殊护理的内容

(1) 由专人护理，全程评估病情，制订护理计划，严密观察患者生命体征的变化，保持水、电解质平衡，准确记录出入量，并及时做好相关护理记录。

(2) 正确执行医嘱，严格按时完成治疗和用药。

(3) 给予患者全面的生活照顾，做好每日1次的晨晚间护理，保证患者口腔、头发、手足、皮肤、会阴及床单位的清洁。

(4) 协助卧床患者每2h进行床上活动、翻身和有效咳嗽1次，执行预防压疮流程，确保患者无压疮发生。

(5) 保证患者每日入量，根据病情严格记录出入量。

(6) 对于被约束的患者，严格执行约束制度，保证患者的监护过程安全、清洁，保持患者卧位舒适，四肢处于功能位。

(7) 加强留置导管的护理，确保导管无污染及脱落。

(8) 履行相关告知制度，并针对病情对患者或家属进行健康教育。
(9) 保持急救药品和抢救器材的良好准备状态，随时做好抢救准备。
(10) 详细记录各项治疗护理措施。

(二) 一级护理

1．适用范围　精神症状急性期；出现严重药物副作用者；生活可部分自理，但病情随时可能变化者；特殊治疗需观察病情变化者。

(1) 一级A：有自杀自伤、冲动、走失倾向的患者，严重药物副作用的患者，有严重躯体合并症的患者。

(2) 一级B：严防摔伤、约束的患者，病情波动较大的患者。

(3) 一级C：除上述情况以外的一级护理患者。

2．一级护理的内容

(1) 安全护理措施到位，定时巡视，密切观察病情。将患者安置在护士易于观察的病室内，每30min巡视一次；观察治疗过程中的各种副作用；有无自伤、自杀倾向等。

(2) 正确执行医嘱，按时完成治疗并指导患者正确用药。

(3) 给予或协助患者完成生活护理，每日晨晚间护理1次，保证患者口腔、头发、手足、皮肤、会阴及床单位的清洁。

(4) 必要时协助卧床患者每2h进行床上活动、翻身和有效咳嗽1次，执行预防压疮流程，确保患者无压疮发生。

(5) 指导患者饮食，保证入量。

(6) 对于被约束的患者，严格执行约束制度，保证患者的监护过程安全、清洁，保持患者卧位舒适，指导患者进行功能锻炼。

(7) 履行相关告知制度，并针对病情对患者或家属进行健康教育，做好心理援助和康复指导。

(8) 保持急救药品和抢救器材的良好准备状态，随时做好抢救准备。

(三) 二级护理

1．适用范围　精神疾病缓解期、生活能自理、轻度痴呆患者等。

2．二级护理的内容

(1) 安全护理措施到位，定时巡视，常规完成临床观察项目。

(2) 遵医嘱按时完成治疗和用药，并指导患者正确用药。

(3) 遵医嘱指导患者饮食，帮助或协助患者提高生活自理能力，保持患者卧位舒适、床单位整洁。

(4) 履行相关告知制度，并针对疾病协助患者进行功能训练及健康教育。

(四) 三级护理

1．适用范围　精神疾病恢复期、躯体症状缓解、生活能自理的患者。

2．三级护理的内容

(1) 安全护理措施到位，定时巡视，常规完成临床观察项目。

(2) 遵医嘱按时完成治疗和用药，并指导患者正确用药。

(3) 遵医嘱指导患者饮食，协助患者的生活护理，保持床单位整洁。

(4) 履行相关告知制度，并针对疾病指导患者进行功能训练及健康教育。

小 结

1. 治疗性关系是一切护理活动的基础,是建立在信任基础上的一种合作性、帮助性的关系。它主要包括以下组成要素:信任、专业性、互相尊重、关怀、伙伴。建立治疗性护患关系的过程分为4期,分别是互动前期、介绍期、工作期和结束期。护患沟通技巧主要包括倾听、共感、沉默、接纳、认可、献身、引导、整理顺序、观察、促进表达、促进比较等。影响治疗性沟通的因素有予以否定、给予忠告或建议、过度发问或调查审问式的发问、不切实的保证、注意力不集中或对患者发生的烦恼及困难不予重视、负性情绪、无准备、环境干扰等。

2. 对精神障碍患者观察的内容主要包括身体的发育和营养、清洁状态、卫生和仪表、自护情况、知觉、认识、记忆、定向力、语言、动作、人际关系、社会生活行动和生活态度。护士用住院患者观察量表(NOSIE)是临床较为常用的评估工具。精神科护理记录主要包括入院护理评估单、入院护理记录单、住院期间的动态护理记录单、出院护理记录单和出院护理评估单等。

3. 精神障碍患者的日常生活护理主要包括饮食护理、生活卫生仪表的护理、排泄的护理及睡眠、活动和休息的调整以及安全护理等。

4. 患者的组织有病房休养委员会、休养小组、康复互助组等。患者的管理包括制订有关制度、创造良好氛围、丰富住院生活、实行开放式或封闭式管理。分级护理管理是根据患者疾病的轻重程度及其对自身、他人安全的影响程度而制订并实施的分级护理标准,并据此制订出不同的护理措施。一般分为特殊护理、一级护理、二级护理和三级护理。

思 考 题

1. 什么是治疗性关系?其组成要素包括哪些?
2. 治疗性护患关系的阶段包括哪几步?
3. 什么是治疗性沟通?其影响因素是什么?
4. 精神障碍患者的观察内容主要包括哪些?
5. 精神障碍患者的日常生活护理主要包括哪几个方面?

第三章思考题参考答案

(李从红)

第四章 精神障碍常用治疗与护理

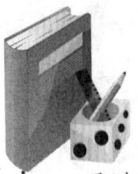

学习目标

通过本章内容的学习，学生应能够：
◎ **识记**
描述常用抗精神病药物、抗抑郁药物、抗焦虑药物的适应证、不良反应及处理措施。
◎ **理解**
说明无抽搐电休克治疗的护理措施。
◎ **运用**
制订康复护理计划并对患者进行康复指导。

第一节 精神药物治疗与护理

精神障碍的药物治疗是以化学药物为手段，对紊乱的大脑神经化学过程进行调整，达到控制精神病性症状，改善和矫正病理思维、心境和行为，预防复发，促进社会适应能力的目标，并以提高患者生活质量为最高目的。

精神药物在传统上按其临床作用特点分为：①抗精神病药物；②抗抑郁药物；③心境稳定剂或抗躁狂药物；④抗焦虑药物。此外，还有用于儿童注意缺陷和多动障碍的精神振奋药、改善脑循环及改善神经细胞代谢的促进脑代谢药。

一、抗精神病药物

抗精神病药物主要用于治疗精神分裂症、躁狂发作和其他具有精神病性症状的精神障碍。

（一）抗精神病药物的分类

1. 第一代抗精神病药 又称传统、典型抗精神病药。其主要药理作用为阻断中枢多巴胺D_2受体，治疗中可产生锥体外系副作用和催乳素水平升高。代表药物为氯丙嗪、氟哌啶醇等。

2. 第二代抗精神病药 又称非传统、非典型抗精神病药。第二代药物在治疗剂量时，较少产生锥体外系症状，但少数药物催乳素水平升高仍明显。按药理作用分为四类：①5-羟色胺和多巴胺受体阻滞剂，如利培酮、奥氮平、喹硫平、齐拉西酮等；②多受体作用药，如氯氮平；③选择性多巴胺D_2/D_3受体阻滞剂，如氨磺必利；④多巴胺受体部分激动剂，如阿立哌唑等。

（二）临床应用

抗精神病药物的治疗作用可以归于3个方面：①抗精神病作用，即抗幻觉、抗妄想作用（治疗阳性症状）和激活作用（治疗阴性症状和认知缺陷）；②非特异性镇静作用；③预防疾病复发作用。

1. 适应证 抗精神病药物主要用于治疗精神分裂症和预防精神分裂症的复发，控制躁狂发作，还可以用于其他具有精神病性症状的非器质性或器质性精神障碍。

2. 禁忌证 严重的心血管疾病、肝疾病、肾疾病以及有严重的全身感染时禁用，甲状腺功能减退和肾上腺皮质功能减退、重症肌无力、闭角型青光眼、既往同种药物过敏史者也禁用。白细胞过低、老年人、孕妇和哺乳期妇女等应慎用。

3. 应用原则

（1）药物的选择：药物的选择主要取决于副作用的差别，第一代药物锥体外系反应多见，第二代药物中部分药物体重增加更为突出。在剂量充足情况下，抗精神病药物间的治疗效应没有多少差异。对兴奋躁动者宜选用镇静作用强的抗精神病药物或采用注射制剂治疗。目前，第二代抗精神病药物在临床应用中有取代传统药物的趋势。长效制剂有利于解决患者的服药不合作的问题，从而减少复发，但发生迟发性运动障碍可能性较大。

（2）急性期的治疗：用药前必须排除禁忌证，做好常规体格和神经系统检查以及血常规、血生化（尤其是血钾和肝肾功能）和心电图检查。对首次发作、首次起病或复发、病情加剧患者的治疗，均应视为急性期治疗。此时患者往往以兴奋躁动、幻觉妄想、联想障碍、行为怪异以及敌对攻击等症状为主。对于合作的患者，给药方法以口服为主。对于兴奋躁动较严重、不合作或不肯服药的患者，可采用注射给药。注射给药应短期应用，注射时应固定好患者体位，避免折针等意外，并采用深部肌内注射。静脉注射或静脉滴注给药时，患者应卧床休息。

（3）维持治疗：抗精神病药物的长期维持治疗可以显著减少精神分裂症的复发。除氯氮平外，新一代药物安全性提高，可以采用急性期有效剂量或略低剂量维持治疗。由于典型的精神分裂症是一种慢性持续性疾病，多数患者尤其是反复发作、经常波动或缓解不全的患者需要无限期或终生治疗。对于首发的、缓慢起病的患者，维持治疗时间至少5年；急性发作、缓解迅速彻底的患者，维持治疗时间可以相应较短。

（三）临床常用抗精神病药物

1. 氯丙嗪 多为口服给药，也有注射制剂用于快速有效地控制患者的兴奋和急性精神病性症状。较易产生直立性低血压、锥体外系反应、抗胆碱能反应（如口干、便秘、心动过速等）、催乳素水平升高以及皮疹。

2. 氟哌啶醇 注射剂常用于处理精神科的急诊问题。也适用于老年或伴有躯体疾患的兴奋躁动的精神病患者。小剂量也可用于治疗儿童抽动秽语综合征。主要副作用为锥体外系症状。长效制剂锥体外系副作用较口服用药轻。

3. 氯氮平 用于治疗难治性、伴自杀或无法耐受锥体外系反应的精神分裂症患者。易出现直立性低血压、过度镇静，故起始剂量宜低。粒细胞缺乏症发生率大约为1%，国外报道的死亡率为0.13‰。体重增加、心动过速、便秘、流涎等多见。此外还可见体温升高、癫痫发作、心肌炎和恶性综合征。临床使用中应进行血常规、体重、血糖和血脂监测。

4. 利培酮 对精神分裂症疗效较好。主要不良反应为激越、失眠以及高催乳素血症等，较大剂量可出现锥体外系反应。

5. 奥氮平 化学结构和药理作用与氯氮平类似，但对血象无明显影响。对精神分裂症疗效较好。主要副作用为体重增加、思睡、便秘等，锥体外系反应少见。临床使用中应进行体重、血糖和血脂监测。

6. 喹硫平 也是由氯氮平化学结构改造而来。对精神分裂症阳性症状的治疗作用相对较弱，对情感症状也有一定疗效。几乎不引起锥体外系反应及迟发性运动障碍。主要副作用是嗜睡、直立性低血压等。

7. 阿立哌唑 是目前唯一用于临床的多巴胺D_2受体部分激动剂。治疗精神分裂症的疗效与氟哌啶醇相当，其激活作用有利于改善阴性症状和精神运动迟滞，但用药初期易导致激越、焦虑副作用。几乎不影响体重，极少发生锥体外系症状。

(四) 不良反应和处理措施

鉴于抗精神病药物具有许多药理作用，所以副作用较多，特异质反应也常见，特别是长期使用或剂量比较大时，更容易出现药物不良反应。药物引起的不良反应除了药物因素外，还与患者的年龄、性别、遗传因素、过敏体质等因素有关。

1. 锥体外系反应

(1) 类帕金森症：最为常见。治疗的最初1~2个月发生，发生率可高达56%。女性比男性更常见。

临床表现：运动不能、肌张力高、震颤和自主神经功能紊乱。最初始的形式是运动过缓，体征上主要为手足震颤和肌张力增高，严重者有协调运动的丧失、僵硬、佝偻姿势、慌张步态、面具脸、粗大震颤、流涎和皮脂溢出。

处理措施：遵医嘱减少抗精神病药物的剂量或更换锥体外系反应较轻的药物，也可加用抗胆碱能药物如苯海索、东莨菪碱，或加用抗组胺药如苯海拉明、异丙嗪。

(2) 急性肌张力障碍：出现最早，男性和儿童比女性更常见。表现为个别肌群突发的持续痉挛和异常姿势，持续时间从数秒至数小时，多反复出现。

临床表现：挤眉弄眼、似做鬼脸；眼上翻、张口和吞咽困难，痉挛性斜颈（表现为多种姿势，头向一侧扭转，颈部前倾和后仰），四肢与躯干扭转性痉挛（表现为全身扭转，脊柱前凸、后凸、侧弯，骨盆倾斜，角弓反张等）。出现急性肌张力障碍时，常伴有焦虑、烦躁、恐惧等情绪，亦可伴有瞳孔散大、出汗等自主神经症状。

处理措施：立即安抚患者，通知医生并遵医嘱给予抗胆碱能药物、抗组胺药物或苯二氮䓬类药物，如肌注东莨菪碱0.3mg或异丙嗪25mg可即时缓解。有时需减少药物剂量，加服抗胆碱能药如苯海索，或换服锥体外系反应低的药物。

(3) 静坐不能：在治疗1~2周后最为常见，发生率约为20%。其中以氟哌啶醇发生率最高。

临床表现：无法控制的激越不安、不能静坐、反复走动或原地踏步。重者伴有焦虑，易激惹，烦躁不安，恐惧，甚至出现冲动性自杀企图。

处理措施：轻者可安抚患者，转移患者注意力，重者立即通知医生。并遵医嘱减少抗精神病药物的剂量，或选用锥体外系反应低的药物。或遵医嘱使用苯二氮䓬类药如阿普唑仑和β受体阻滞剂如普萘洛尔等。

(4) 迟发性运动障碍 (tardive dyskinesia, TD)：多见于持续用药几年后，用药时间越长，发生率越高。女性稍高于男性，老年和脑器质性疾病患者中多见。

临床表现：以不自主的、有节律的刻板运动为特征。其严重程度波动不定，睡眠时消失、情绪激动时加重。常是口唇、舌或面部的轻微震颤或蠕动，有时伴有肢体或躯干的舞蹈样运动。

处理措施：目前尚无有效方法，关键在于预防、早期发现、及时处理。抗胆碱能药物会促进和加重TD，应避免使用。

2. 体重增加 比较常见，长期治疗时更为明显。大部分抗精神病药物可能是由于药源性高催乳素血症引起胰岛素敏感性改变，以及性腺、肾上腺素分泌失调引起体重增加。非典型药物氯氮平、奥氮平、利培酮所致的体重增加是由于药物直接作用于进食有关的中枢神经受体而产生。

处理措施：①充分理解、尊重患者的心理需求，耐心向患者讲解疾病、药物和体重变化三者之间的关系，帮助患者树立持续用药的信心；②指导患者合理饮食，限制糖类、脂肪类食物，提倡多食高纤维、低能量食物及叶类蔬菜，以减少热量摄入；③鼓励患者多活动以消耗体内热量；④指导患者摒弃不健康的生活习惯，矫正不良行为，对饮食、运动制订合理计划，并进行自我监督；⑤如果上述措施无效，可遵医嘱减药或换药。

3. **过度镇静**　许多抗精神病药物产生过度镇静，多为首次使用镇静作用比较强的药物，或剂量过大、服药次数过多而引起，老年患者更易出现。这种镇静作用通常也很快因耐受而消失。

临床表现：思维、行为迟缓，乏力，嗜睡，注意力不易唤起，无欲，主动性降低，对周围环境缺乏关注，睡眠过多，活动减少。严重者影响患者的生活质量和工作效率。

处理措施：轻者可不予处理，随着治疗时间的延长，患者能够逐渐适应或耐受，重者则遵医嘱予以减药。

4. **自主神经的不良反应**　多出现在服用抗精神病药物的初期。

（1）直立性低血压：多发生于使用抗精神病药物的初期，氯丙嗪肌内注射时最容易出现。患者由坐位突然站立或起床时可以出现晕厥无力、摔倒或跌伤。增加药物剂量过快、体质较弱、老年患者及基础血压偏低者容易发生。

处理措施：①协助患者取头低脚高卧位，密切观察生命体征，监测血压变化，做好记录。②护士要密切观察服药过程中血压的情况，发现异常及时通知医生处理。③严重病例立即通知医生采取急救措施，遵医嘱使用升压药物如去甲肾上腺素、间羟胺（阿拉明）等升压，禁用肾上腺素。④患者意识恢复后，护士要做好心理安抚工作，同时嘱咐患者起床或起立时动作要缓慢，以防意外发生。

（2）其他临床表现：口干、恶心、呕吐、视物模糊、排尿困难、尿潴留和便秘等，严重者出现口腔感染、麻痹性肠梗阻。

处理措施：多数患者在治疗过程中可自行消失，反应严重者，经减药或停药即可恢复。对尿潴留者，护士做好心理疏导，消除紧张情绪，鼓励患者尽力自行排尿或采用物理方法诱导排尿；若无效可遵医嘱给予新斯的明口服或肌内注射；仍然无效者可遵医嘱行导尿术。嘱便秘患者多吃富含纤维素的水果、蔬菜，鼓励患者增加活动以促进肠蠕动，养成定时排便的习惯，必要时遵医嘱使用开塞露等通便药物。

5. **白细胞减少症**　周围血白细胞计数低于 4×10^9/L，称为白细胞减少症。抗精神病药物氯氮平、氯丙嗪等均可以引起白细胞减少症，其中氯氮平发生率最高，故在用药阶段应遵医嘱做好血常规的监测。

临床表现：乏力、倦怠、头晕、发热等全身症状，轻重不一的继发感染症状如咽炎、支气管炎、肺炎、泌尿系感染等。

处理措施：注意观察，预防感染，做好血常规监测；遵医嘱停用抗精神病药物、给予升白细胞的药物、抗感染药物等。

6. **恶性综合征**　是一种少见的、严重的不良反应。最常见于氟哌啶醇、氯丙嗪和氟奋乃静等药物治疗时。恶性综合征往往出现在更换抗精神病药物的种类或加量过程中以及合并用药时（如锂盐合并氟哌啶醇）。药物加量过快、用量过高、脱水、营养不足、合并躯体疾病以及气候炎热等因素，可能与恶性综合征的发生、发展有关。

临床表现：①高热；②严重的锥体外系症状（肌肉强直、运动不能等）；③意识障碍；④自主神经功能紊乱，如多汗、流涎、心动过速、血压不稳等；⑤急性肾衰竭；⑥循环衰竭。实验室检查可发现部分患者有白细胞计数增高、肌酸磷酸激酶水平升高。

处理措施：①遵医嘱立即停用抗精神病药物；②遵医嘱给予支持性治疗：调节水、电解质及酸碱平衡，给氧，保持呼吸道通畅，物理降温，预防感染，保证营养等。早期发现、及时治疗是治疗原则，可以遵医嘱使用肌肉松弛剂丹曲林和促进中枢多巴胺功能的溴隐亭治疗。

二、抗抑郁药物

抗抑郁药物是一类治疗各种抑郁状态的药物，但不会提高正常人情绪。这类药物不仅能治疗各类抑郁症，而且对焦虑、惊恐、恐惧、强迫、疑病及慢性疼痛等都有一定疗效。

(一)种类

抗抑郁药物根据化学结构及作用机制的不同分为以下几类:①选择性5-羟色胺再摄取抑制剂(selective serotonin reuptake inhibitors,SSRIs);②5-羟色胺和去甲肾上腺素再摄取抑制剂(serotonin and noradrenaline reuptake inhibitors,SNRIs);③去甲肾上腺素和多巴胺再摄取抑制剂(noradrenalin-dopamine reuptake inhibitors,NDRIs);④选择性去甲肾上腺素再摄取抑制剂(selective noradrenalin reuptake inhibitors,SNRIs);⑤5-羟色胺阻滞和再摄取抑制剂(serotonin antagonist and reuptake inhibitors,SARIs);⑥α_2肾上腺素受体阻滞剂或去甲肾上腺素能及特异性5-羟色胺能抗抑郁药(noradrenergic and specific serotonergic antidepressant,NaSSA);⑦褪黑素能抗抑郁药;⑧三环类抗抑郁药(tricyclic antidepressants,TCAs),包括在此基础上开发出杂环或四环类抗抑郁药;⑨单胺氧化酶抑制剂(monoamine oxidase inhibitors,MAOIs)。TCAs和MAOIs属传统抗抑郁药物,其他均为新型抗抑郁药物。

抗抑郁药物的作用机制,除激动褪黑素受体外,均以增强中枢单胺神经递质系统功能为主。传统抗抑郁药物TCAs和MAOIs由于毒副作用大,使其应用受到一定限制;新型抗抑郁药物与传统药物相比疗效相当,毒副作用小,使用安全。

(二)临床应用

1. 适应证 适用于治疗各类以抑郁症状为主的精神障碍,还可以用于治疗焦虑症、强迫症、惊恐症和贪食症等。小剂量丙米嗪可用于治疗儿童遗尿症。

2. 禁忌证 严重的心肝肾疾患者慎用,孕妇应尽量避免使用。

3. 应用原则 从小剂量开始,并根据副作用和临床疗效,1~2周的时间逐渐增加到最大有效剂量。服用抗抑郁药物以后,患者的睡眠首先得到改善,抗抑郁疗效要在用药2~4周后出现,再以有效治疗剂量继续巩固治疗4~6个月。随后进入维持治疗阶段。反复频繁发作者应长期维持,起到预防复发作用。

(三)临床常用的抗抑郁药物

1. 阿米替林 为三环类抗抑郁剂的代表药物,具有抗抑郁作用和较强的镇静作用。适用于抑郁症、焦虑症,对抑郁症伴有失眠者效果良好。常见不良反应有口干、便秘、视物模糊、排尿困难、心动过速、直立性低血压、心电图改变、肝功能异常等。

2. 舍曲林 是SSRIs类抗抑郁药物,适用于各种抑郁症和强迫症患者,包括儿童青少年患者。用药早期易产生焦虑或激活惊恐。不良反应较轻且短暂,常见的有恶心、腹泻和性功能障碍。

3. 米氮平 属于NaSSA类抗抑郁药,适用于治疗各种抑郁障碍,尤其适用于伴有焦虑、失眠、食欲差的抑郁症患者,在目前的抗抑郁药中,是最少引起性功能障碍的药物。主要不良反应有镇静、嗜睡、头晕以及疲乏无力,故使用者在驾车或操作机械时需要小心。

4. 艾司西酞普兰 是外消旋西酞普兰的左旋对映体,治疗作用相对于西酞普兰明显增强。适用于各种抑郁症或伴惊恐的抑郁症。常见的不良反应有恶心、口干、腹泻、便秘、焦虑等。

5. 文拉法辛 是一种SNRIs。中至高剂量用于严重抑郁和难治性抑郁患者,低剂量时可用于非典型抑郁,起效较快。低剂量时不良反应有恶心、激越、性功能障碍和失眠;中至高剂量时有失眠、激越、恶心以及头痛和高血压。撤药反应常见,如胃肠道反应、头晕、出汗等。

6. 度洛西汀 除适用于严重抑郁外,还能改善慢性疼痛如糖尿病性周围神经痛。主要不良反应有胃部不适、头痛、口干、睡眠障碍、多汗、便秘、尿急和性功能障碍等,可见撤药反应。慢性酒精中毒和肝功能不全者慎用,未经治疗的闭角型青光眼患者避免使用。

7. 曲唑酮 镇静作用较强,适用于伴有焦虑、激越、睡眠以及性功能障碍的抑郁患者。不良反应为嗜睡、乏力、头晕、失眠、激越、恶心等。

（四）不良反应及处理措施

抗抑郁药的大多数不良反应较轻，但有时也足以影响治疗。发生的频度及严重程度与剂量和血药浓度呈正相关，同时与患者自身躯体状况亦有关。

1．中枢神经系统的不良反应

（1）镇静作用：常会出现嗜睡、乏力、软弱等反应，多数患者能很快适应。

（2）诱发癫痫：三环类抗抑郁药容易诱发癫痫，特别是在开始用药或加量过快和用量过大时。

（3）共济失调：患者双手出现细微的震颤，若药物剂量过大可能导致共济失调。

处理措施：遵医嘱给予抗胆碱能药物对症治疗；建议患者在服药期间出现上述不良反应时，应避免从事驾驶、机器操作等任务。

2．消化系统的不良反应　多数抗抑郁药可引起恶心、厌食、消化不良、腹泻、便秘。这些不良反应与抗抑郁剂的剂量有关，多为一过性反应。可饭后服药、小剂量起始以减轻上述反应。

3．心血管系统的不良反应　常见的有血压升高、直立性低血压、心电图异常、头晕等，多见于三环类抗抑郁药。

处理措施：定期监测血压，检查心电图，一经发现异常，立即遵医嘱减药或停药。

4．自主神经系统的不良反应　常见口干、便秘、瞳孔扩大、视物模糊、头晕、排尿困难等，多是由于抗抑郁药物的抗胆碱能作用所致。

处理措施：积极向患者宣教药物知识，使患者认识到随着机体对药物适应性增加，躯体不适的感觉会逐渐减轻。嘱患者多饮水，多吃水果蔬菜。必要时遵医嘱对症处理以及按规定的时间和剂量服药。

三、心境稳定剂

心境稳定剂，又称抗躁狂药物，是治疗躁狂以及预防双相障碍的躁狂或抑郁发作的一类药物。主要包括锂盐（碳酸锂）和某些抗癫痫药如丙戊酸盐、卡马西平和拉莫三嗪等。

（一）碳酸锂

碳酸锂为最常用的心境稳定剂。锂的排泄受渗透因子的控制，需要肾功能的完好。

1．适应证　主要适应证是躁狂症和双相障碍，它是目前的首选药物，对躁狂症以及双相障碍的躁狂发作或抑郁发作均有治疗和预防复发作用。分裂情感性精神病也可用锂盐治疗。对精神分裂症伴有情绪障碍和兴奋躁动者，可以作为抗精神病药物治疗的增效药物。

2．禁忌证　急慢性肾炎、肾功能不全、严重心血管疾病、重症肌无力、妊娠头3个月以及缺钠或低盐饮食患者禁用。帕金森病、癫痫、糖尿病、甲状腺功能低下、神经性皮炎、老年性白内障患者慎用。

3．应用原则　饭后口服给药，逐渐增加剂量。锂盐的中毒剂量与治疗剂量接近，应密切监测血锂浓度，可以据此调整剂量。在治疗急性病例时，血锂浓度宜为0.6～1.2mmol/L，超过1.4mmol/L易产生中毒反应，尤其老年人和器质性疾病患者易发生中毒。维持治疗量保持血锂浓度为0.4～0.8mmol/L。

4．不良反应及处理措施

（1）早期的不良反应：无力、疲乏、嗜睡、手指震颤、厌食、上腹不适、恶心、呕吐、稀便、腹泻、多尿、口干等。

（2）后期的不良反应：由于锂盐的持续摄入，患者持续多尿、烦渴、体重增加、甲状腺肿大、黏液性水肿、手指细震颤。粗大震颤提示血药浓度已接近中毒水平。

（3）锂中毒先兆：表现为呕吐、腹泻、粗大震颤、抽动、呆滞、困倦、眩晕、构音不清和意识障碍等。应即刻检测血锂浓度，如血锂浓度超过1.4mmol/L时应减量。如临床症状严重应立即停止锂盐治疗。

处理措施：①用药前，护士要全面评估患者的心、肝、肾功能情况，完善各项常规检查，熟知血、尿检测指标值的情况，做到心中有数；②用药过程中，鼓励患者多饮水，多吃咸一些的食物，以增加钠的摄入（锂离子与钠离子在近曲小管竞争重吸收，增加钠摄入可促进锂排泄）；③护士应密切观察患者的进食、日常活动及其用药后反应，及时识别先兆表现，发现异常情况及时报告医生并做好记录；④密切监测血锂浓度的变化，发现异常及时提醒医生停减药物；⑤做好患者的卫生宣教工作，如碳酸锂中毒反应的早期表现及预防方法，促进患者主动配合服药。

(4) 锂中毒及其处理：患者出现共济失调、肢体运动协调障碍、肌肉抽动、言语不清和意识模糊，重者昏迷、死亡。一旦出现毒性反应需立即停用锂盐，大量给予生理盐水或高渗钠盐加速锂的排泄，或进行人工血液透析。

(二) 丙戊酸盐

常用的有丙戊酸钠和丙戊酸镁。丙戊酸盐对躁狂症的疗效与锂盐相当，对混合型躁狂、快速循环型双相障碍以及锂盐治疗无效者可能疗效更好。可与锂盐合用治疗难治性患者。肝和胰腺疾病者慎用，孕妇禁用。常见不良反应为胃肠刺激症状以及镇静、共济失调、震颤等，实验室检查转氨酶升高较常见，减药和（或）继续治疗可减轻或消失。

四、抗焦虑药物

抗焦虑药物的应用范围广泛，种类较多，目前应用最广的为苯二氮䓬类，其他还有 5-HT$_{1A}$ 受体部分激动剂丁螺环酮和坦度螺酮、β 肾上腺素受体阻滞剂如普萘洛尔。多数抗抑郁药以及部分抗精神病药（小剂量使用）均有抗焦虑作用。

(一) 苯二氮䓬类

此类药物具体表现为 4 类药理作用：①抗焦虑作用，可以减轻或消除患者的焦虑不安、紧张、恐惧情绪等；②镇静催眠作用，对睡眠的各期都有不同程度的影响；③抗惊厥作用，可以抑制脑部不同部位的癫痫病灶的放电向外围扩散；④骨骼肌松弛作用，系抑制脊髓和脊髓上的运动反射所致。

1. 适应证 苯二氮䓬类既是抗焦虑药也是镇静催眠药，临床应用广泛，用于治疗各型神经症、各种失眠以及各种躯体疾病伴随出现的焦虑、紧张、失眠、自主神经系统紊乱等症状，也可用于各类伴焦虑、紧张、恐惧、失眠的精神病以及激越性抑郁、轻性抑郁的辅助治疗。还可用于癫痫治疗和酒精急性戒断症状的替代治疗。

2. 禁忌证 凡有严重心血管疾病、肾病、药物过敏、药物依赖、妊娠头 3 个月、青光眼、重症肌无力、酒精及中枢抑制剂使用时应禁用。老年、儿童、分娩前及分娩中慎用。

3. 应用原则 治疗开始时可用小剂量，急性期患者开始时剂量可稍大些，或静脉给药，以控制症状。用药不宜超过 6 周，对慢性焦虑患者长期应用不能超过 3～6 个月，因其既不能预防疾病的复发，且易导致依赖性。撤药宜缓慢进行。对于病情迁延或难治性患者，应考虑采用抗抑郁药或丁螺环酮或坦度螺酮等长期治疗。

4. 不良反应及处理措施 苯二氮䓬类药物的副作用较少，一般能很好地耐受，偶有严重并发症。最常见的副作用为嗜睡、过度镇静、智力活动受影响、记忆力受损、运动的协调性减低等。偶见兴奋、梦魇、谵妄、意识模糊、抑郁、攻击、敌视行为等。长期使用可引起记忆障碍，表现为长期记忆障碍和顺行性遗忘。苯二氮䓬类可产生耐受性，应用数周后需调整剂量才能取得更好疗效。长期应用后可产生依赖性，突然停药时可产生不同程度的戒断症状，如焦虑、激动、易激惹、失眠、震颤、头痛、眩晕、多汗、烦躁不安等。

处理措施：遵医嘱使用苯二氮䓬类药物，避免长期应用，出现戒断症状及时就诊。停药宜逐步缓慢进行。

(二)丁螺环酮和坦度螺酮

丁螺环酮和坦度螺酮是非苯二氮䓬类抗焦虑药物,化学结构属于阿扎哌隆类,系 $5-HT_{1A}$ 受体的部分激动剂。通常剂量下没有明显的镇静、催眠、肌肉松弛作用,也无依赖性报道。主要适用于各种神经症所致的焦虑状态以及躯体疾病伴发的焦虑状态,还可用于抑郁症的增效治疗。起效一般比苯二氮䓬类慢。与其他镇静药物、酒精没有相互作用,不会影响患者的机械操作和车辆驾驶。孕妇、儿童和有严重心、肝、肾功能障碍者应慎用。不良反应较少,如口干、头晕、头痛、失眠、胃肠功能紊乱等。处理措施为遵医嘱使用药物,做好观察,发现问题及时报告医生并处理。

五、精神药物治疗的护理

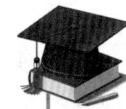

案例 4-1

患者,男,18岁,高中学历,未婚,以"凭空闻声、多疑1年"于5天前入院。诊断:精神分裂症。患者情绪低落、夜眠差、焦虑、凭空闻声、自语,反复称自己不想死,但很难受、很痛苦。据家属介绍,患者于1年前无明显诱因渐出现睡眠差,常入睡困难、乱语,认为同学、老师捉弄他,周围人都在串通起来欺骗他、要害他;走在路上常感到有人在跟踪他,说街上汽车要撞他,吃东西时害怕有人在里面下毒;常无故对家人发脾气,说能凭空听到有人在说他的坏话,多次在公共场所吵闹。生活卫生自理,饮食正常,二便正常。目前治疗为利培酮2mg/d 口服,氟哌啶醇 5mg/d,肌内注射。今晨患者出现眼球上翻,张口和吞咽困难,头向一侧扭转。

问题与思考:
此时护士应如何处理?

(一)护理评估

1. **药物依从性评估** ①患者对药物治疗的态度;②患者有无拒绝服药、治疗等现象发生;③患者是否存在隐藏药物的想法或行为;④患者对药物不良反应有无担心或恐惧;⑤有无影响治疗依从性的精神症状,如被害妄想、命令性幻听、木僵等;⑥患者对药物治疗的信念与关注点;⑦患者对坚持服药的信心如何;⑧是否按时复诊。

2. **躯体状况评估** ①既往史及诊治情况;②患者目前身体状况;③患者的进食、营养状况;④患者的睡眠状况;⑤患者的排泄状况;⑥患者的基础代谢状况;⑦患者的肢体活动状态。

3. **精神状况评估** ①病程时间;②是否接受过系统治疗;③既往患病的症状表现、严重程度、持续时间;④现病史。

4. **药物不良反应评估** ①既往用药不良反应;②患者对不良反应的耐受性、情绪反应,是否缓解;③患者本次用药发生不良反应的可能性;④拮抗药物对缓解不良反应的效果;⑤患者自我处理药物不良反应的经验;⑥哪些药物不良反应是患者无法接受的。

5. **药物知识评估** ①患者对疾病与服用药物之间的关系是否了解;②患者对所服药物作用的了解程度;③患者对药物维持治疗重要性的认识;④患者是否做好服药的准备。

6. **社会支持评估** ①患者的亲属掌握精神药物知识的情况;②家庭支持程度;③家庭成员是否有时间和精力照顾患者的治疗和生活;④患者有无经济能力完成服药过程。

(二) 与精神药物治疗相关的常见护理问题

1. **不合作** 与自知力缺乏、拒绝服药或不能耐受不良反应等因素有关。
2. **卫生/进食/如厕自理缺陷** 与药物不良反应、运动障碍、活动迟缓等因素有关。
3. **便秘** 与药物不良反应、活动减少等因素有关。
4. **睡眠型态改变：失眠/嗜睡** 与药物不良反应、过度镇静等因素有关。
5. **有感染的危险** 与药物不良反应所致的白细胞减少、过敏性皮炎等因素有关。
6. **有受伤的危险** 与药物不良反应所致的步态不稳、共济失调、直立性低血压等因素有关。
7. **焦虑** 与知识缺乏、药物不良反应等因素有关。
8. **知识缺乏**：缺乏疾病、药物和预防保健相关的知识。
9. **有对自己、他人施行暴力行为的危险** 与药物不良反应所致的激越、焦虑、难于耐受不良反应等因素有关。

(三) 护理措施

1. **服药依从性干预** 依从性干预是指围绕提高精神障碍患者的药物治疗依从性而采取的综合形式干预，即针对精神障碍患者的、以动机访谈为基础的认知行为干预。这种干预基于健康信念模式，强调患者的参与和责任，帮助患者客观分析服药的利弊，纠正患者在服药过程中的错误认知，增强患者的服药信心。

2. **给药护理措施**

(1) 发药时，确认患者将药物服下，提防患者弃药藏药。

(2) 口服给药时，长效缓释片不可碾碎服用，以免降低药效。

(3) 肌内注射时，须选择肌肉较厚的部位（通常选择臀大肌），注射时进针应深，并要双侧交替，注射后勿揉擦。使用长效针剂者可选择"Z"字形注射法，以减少药物外溢。

(4) 静脉注射给药时，速度必须缓慢，密切观察药物不良反应。

(5) 治疗期间应密切观察病情，注意药物不良反应，倾听患者的主诉，发现问题及时与患者的主管医生进行沟通。

(6) 当患者处于兴奋、冲动、意识障碍或者不合作时，可按医嘱强制给药，给药方式以肌内注射为宜，也可选择口崩片或水溶剂。

3. **密切观察并及时处理药物不良反应** 精神药物的作用较为广泛，多数精神药物引起的不良反应在服药后1~4周出现，不良反应的严重程度与药量的多少、增减药物的速度、个体对药物的敏感性等因素有着密切的关系。因此，护理人员要密切观察患者用药后的反应，尤其是对初次用药第1周的患者以及正处于加药过程中患者进行病情观察。发现不良反应，应及时报告医生并采取相应的护理措施，对症护理。患者在不良反应的作用下，易产生沮丧、悲观等负性情绪体验，此时护士要密切观察患者的言谈举止，严防意外事件的发生。同时给予患者积极的心理护理，消除不安和恐惧。

4. **维持基本生理需要，关注躯体状况** 由于精神药物在人体内的浓度受体重的影响，因此保证患者的营养摄入是药物治疗顺利进行的基础。患者因饮食习惯改变或药物不良反应而出现食欲下降、恶心、呕吐时，可指导患者少食多餐；对吞咽困难者，可缓慢进餐或遵医嘱给予软食、流食，必要时行胃肠外营养。除此之外，注意观察患者用药后的睡眠情况，保持患者皮肤清洁。

(四) 健康宣教

1. **对患者的健康宣教** 建议采用个体化的方式进行有针对性的宣教。内容包括：①患者所用精神药物的作用、特点以及使用方式；②与患者一起探讨出现的药物不良反应，讨论可行的缓解措施；③结合患者以往的治疗经历讲解疾病的转归、复发以及巩固治疗的重要性，促使患者坚定长期用药的信心；④嘱患者坚持随访，按时门诊，在医护人员指导下用药，切不可擅自停减药物。

2. 对家属的健康宣教 采用集体宣教或一对一宣教的方式。内容包括：①疾病的发病机制、病情表现及治疗用药的过程；②药物的不良反应及应对措施；③巩固与维持治疗的重要性；④定期带患者门诊随访，不可自行停药或减药；⑤复发的征兆。

第二节 无抽搐电休克治疗与护理

一、无抽搐电休克治疗

电休克治疗，又称电痉挛治疗，是以一定量的电流通过大脑，引起意识丧失和痉挛发作，从而达到治疗目的的一种方法。目前，有条件的地方已推广采用改良电休克治疗（modified electroconvulsive treatment，MECT）。该方法是通电前给予麻醉剂和肌肉松弛剂，使得通电后不发生抽搐，避免骨折、关节脱位等并发症的发生，更为安全，也易被患者和家属接受。

1. 适应证 ①严重抑郁，有强烈自伤、自杀企图及行为者，以及明显自责自罪者；②极度兴奋躁动冲动伤人者；③拒食、违拗和紧张性木僵者；④精神药物治疗无效或对药物治疗不能耐受者。

2. 禁忌证 ①脑器质性疾病：颅内占位性病变、脑血管疾病、中枢神经系统炎症和外伤，其中脑肿瘤或脑动脉瘤尤应注意，因为当抽搐发作时，颅内压会突然增加，易引起脑出血、脑组织损伤或脑疝；②心血管疾病：冠心病、心肌梗死、高血压、心律失常、主动脉瘤及心功能不全者；③骨关节疾病：尤其新近发生者；④出血或不稳定的动脉瘤畸形；⑤有视网膜脱落潜在危险的疾病：如青光眼；⑥急性的全身感染、发热；⑦严重的呼吸系统疾病，严重的肝、肾疾病；⑧利血平治疗者；⑨老年人、儿童及孕妇。

二、无抽搐电休克治疗的护理

（一）术前护理

1. 应向患者和家属进行必要的解释，解除其紧张恐惧情绪，以取得患者的合作。

2. 仔细核对患者的各项辅助检查结果是否符合治疗要求。了解患者的既往病史、用药情况及目前躯体疾病状况。治疗前8h停服抗癫痫药和抗焦虑药或治疗期间避免应用这些药物。

3. 每次治疗前应监测患者的体温、脉搏、呼吸和血压，如有异常及时向医生汇报，如体温＞37.5℃，脉搏＞120次/分或＜50次/分，血压＞150/100mmHg或＜90/50mmHg，应暂停治疗。首次治疗前应测量体重。

4. 治疗前禁食、禁水4h以上，避免在治疗过程中发生呛咳、误吸、窒息等意外事故；临近治疗前先排空二便，取出活动义齿、发夹及各种装饰物品，解开领扣及腰带。

5. 治疗室内保持环境安静，避免其他患者及家属进入。

6. 准备好各种急救药品和器械（如气管插管等用物）。

7. 准备治疗所需物品，如牙垫、导电膏、电极片、胶布、安尔碘、乙醇、棉签和注射液（生理盐水、葡萄糖）等。

8. 打开心电监护仪、心电图机、除颤仪处于工作状态，打开氧气总开关（治疗开始时打开流量表）。

9. 医护人员衣帽清洁、整齐，治疗前洗手，无菌技术操作时严格执行操作规程。为患者静脉注射时做到一人一巾一带。

（二）术中护理

1. 治疗时给予患者心理安慰，减轻患者对治疗的恐惧，请患者仰卧于治疗床上，身体放松。或嘱患者闭目做深呼吸，以缓解紧张情绪。为患者监测心电图、血氧饱和度、脑电图等。
2. 作为助手协助医生做好诱导麻醉，遵医嘱安全、顺序给药。
3. 待患者睫毛反射迟钝或消失、呼之不应、推之不动、自主呼吸停止时，置入牙垫，开始通电治疗。
4. 痉挛发作时，患者的面部及四肢肢端出现细微的抽动，此时注意观察患者血氧饱和度的变化，随时使用面罩加压给氧，使血氧饱和度保持在95%以上。
5. 痉挛发作后，取出患者的牙垫，使患者头后仰，保持呼吸道通畅，直至患者自主呼吸恢复、呼吸频率均匀、睫毛反射恢复。
6. 待患者自主呼吸恢复并稳定后，取出静脉穿刺针，携带血氧、心电监测仪，将患者转移至恢复室继续观察。
7. 消毒液洗手后，更换治疗巾及止血带等，为下一位患者治疗。同时严格执行三查七对制度。

（三）术后护理

1. 保证患者卧床休息，观察患者的呼吸、意识情况，直至呼吸平稳、意识完全恢复后解除心电、血氧监测，一般监护30min。
2. 待患者完全清醒后方可离开恢复室，起床时给予扶持，严防坠床、摔伤。
3. 患者意识完全清醒后方可少量进食进水。切忌大量、急速进食，尤其是固体食物，由于治疗中麻醉剂和肌松剂的残余作用，易导致噎食等严重意外情况，可进食少量流食，待下顿进餐时间再进普食。
4. 观察患者治疗后的不良反应，有无头痛、呕吐、背部及四肢疼痛、谵妄等，如有不适立即报告医生处理。如无不适经医生同意可离开治疗室。
5. 告知患者及家属治疗后勿开车或操作有危险机械等，否则可能会由于患者的判断力和反应能力不灵敏而发生危险。
6. 治疗后少数患者可能会出现较长时间的意识障碍，治疗全程要有家属或护士陪同并细心照顾患者，以免走失、摔伤、交通事故等意外。
7. 整个治疗过程中勿让患者饮酒和吸烟，乙醇与麻醉药同时使用可能会导致严重问题，吸烟可使分泌物多而增加治疗中窒息和吸入性肺炎的危险。

（四）并发症及处理措施

1. 机械性呼吸道梗阻

（1）舌后坠：采用仰头抬颏法打开气道，保持气道通畅，或置入口咽通气管。

（2）口腔内分泌物及误吸：吸除分泌物，使患者头偏向一侧；床旁备吸引器和气管切开包，配合医生行气管切开术。

2. 恶心、呕吐 轻者无需处理；严重者密切观察患者有无颅内压增高的体征，是否有脑血管意外迹象。

3. 记忆障碍 主要表现为近记忆障碍，部分可逆。一般无需特殊处理，轻者一般在2周左右恢复，重者一般在1个月左右恢复。

4. 关节脱位和骨折 由于肌肉的突然剧烈收缩导致，脱位以下颌关节脱位为多，发生后应立即复位。

5. 头晕、头痛 可能与患者治疗前紧张，无抽搐电休克治疗使脑内血管收缩，肌肉、神经被挤压、牵拉等有关。处理措施：①了解头痛的部位、性质、程度、规律，告知患者可能诱发或加重疼痛的因素，如情绪紧张、焦虑等；②保持环境安静、舒适，光线柔和；③指导患者减轻头痛的方法，如缓慢深呼吸、引导式想象、冷热敷以及按摩、指压止痛法等；④疼痛剧烈的患者遵医嘱给予止痛药物，并观察止痛药物的不良反应及疗效，同时做好心理疏导，鼓励患者树立信心，配合治疗；⑤经休息，停止无抽搐电休克治疗2～3天后，头晕、头痛症状可自行好转。

第三节　心理治疗与护理

一、心理治疗

心理治疗的概念有广义和狭义之分。广义的心理治疗，指的是医务人员在医疗行为中发挥心理学的治疗效应，在不同程度上自觉地应用心理学原理和技术，随时随地表现出良好的基本素质、专业精神与态度，对患者产生积极的影响。这就要求医务人员在与患者之间的交流、互动过程中，展现出对人的尊重、对于患者心理痛苦的敏锐觉察力，以及对于心理问题的及时预防和干预能力。狭义的心理治疗，指由经过训练的医师或临床心理学工作者在医疗机构实施的专门心理治疗。治疗师基于有关心理正常与异常的理论，用可以学习掌握的技术，通过言语、表情、举止行为及特意安排的情境，使患者在认知、情感、意志行为等方面发生变化，以帮助他们解决学习、工作、生活、健康等方面的问题，从而能更好地适应内外环境，保持心理和生理的健康。

心理治疗的分类

心理治疗按治疗对象分为个别治疗、团体治疗、家庭治疗、夫妻治疗或婚姻治疗等，按理论流派分为精神分析及心理动力性治疗、认知-行为治疗、人本主义治疗、系统思想与家庭治疗等。

心理治疗技术有建立与维持治疗关系的技术，如开场技术、接纳与反映技术、构架技术、倾听技术、引导技术、安慰和承诺技术、暗示技术、终止技术等；还有促进变化策略如重建自我认识的技术，处理躯体和情绪不适的放松技术如渐进性放松训练、静坐冥想、催眠治疗、直接暗示治疗等；改变个体和人际行为的技术如社会技能训练、系统脱敏与暴露疗法、家庭作业等。

心理治疗技术

二、心理治疗的护理

（一）心理治疗的过程护理

1. 建立良好的治疗联盟　护患关系的和谐程度对心理护理至关重要，在整个干预过程中，护士需要对患者保持尊重、关心、共情和支持的态度，取得患者的信任，建立治疗联盟，这样才能发现患者心理问题的细节，才能为患者提供有针对性的分析和建议。

2. 发掘患者的内在动力　心理护理的过程是促进患者心理成长的过程，需要患者发挥自身的主观能动性，护士需要及时发掘患者的内在动力。

3. 保密　保证患者的各种信息不被泄露，在教学、学术活动中同样需要保护患者的隐私。

4. 保持中立　护理人员不替患者做出任何选择与决定。

（二）临床护理常用的心理治疗技术

1. 支持性心理治疗与关系技术　支持性心理治疗与关系技术指心理治疗人员在医疗情境中，基于治疗的需要，在伦理、法律、法规和技术性规范的指导下，与患者积极互动而形成支持性、帮助性工作关系，是精神卫生领域临床工作中各种心理治疗的共同基础性技术。

（1）方法及程序

1）进入治疗师的角色：心理治疗人员要以平等、理性、坦诚的态度，设身处地地理解患者，建立治疗联盟，避免利用、操纵性的治疗关系。

2）开始医患会谈：建立让患者感到安全、信任、温暖、被接纳的治疗关系。

3）心理评估与制订治疗计划：在了解患者的病史、症状、人格特点、人际系统、对治疗的期望、转诊背景等基础上，进行心理评估，与患者共同商定治疗目标，制订可行的治疗计划。

4）实施治疗：采用倾听、共情与理解、接纳与反映、肯定、中立、解释、宽慰、鼓励、指导等技术实施心理治疗。

5）结束治疗：简要回顾治疗过程，评估疗效，强化治疗效果，帮助患者与治疗人员完成心理分离，鼓励患者适应社会。

(2) 注意事项

1）使用支持、保证的技术时，要尊重患方自主性，注意自我保护。承诺须适当，不做出过分肯定、没有余地的担保与许诺。

2）在鼓励患者尝试积极行为时，避免根据治疗人员自己的价值观代替患者做出人生重大决定。对于具有攻击行为、妄想观念等症状的患者，要慎用鼓励的技术。

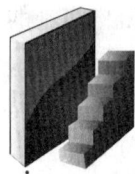

知识拓展

如何劝慰、安抚处于危机状态的患者？

对于伴有激越症状、自杀意念的抑郁症患者，以及有惊恐发作的焦虑障碍患者，要让其较早获得信心，为进一步的治疗赢得宝贵的耐心。即使是采取以药物治疗为主的方案，也得让其了解治疗的前景，对治疗药物可能产生的副作用做出解释，告诉这些副作用能够克服，不会留下持久的后遗症。有的患者对其病理心理体验感到羞耻、有罪孽感或惊恐万状，以为自己的问题是举世无双的大灾难。这时，应告诉他"这不过是精神科常见多发病，有成功案例"，能使其树立合作信心。如对惊恐发作患者可以说："我对治疗焦虑症是有信心的。一般来说，这种病的疗效是好的。但对于你的病何时好转、好转到什么程度，我现在不打保票，因为治疗还需要你的合作和努力。不过，我现在能够保证两点：那种脑子失控、要发疯的感觉肯定不会转变成真正的精神病；那种心狂跳、气接不上来、头晕的症状肯定不会导致你马上倒地死掉。"住院患者，如抑郁症患者刚入院时，对医生的话将信将疑，可请因类似病情而早些时候入院、已有好转的患者来现身说法，效果常比治疗师自己说服还好。

2. 行为治疗技术 行为治疗是运用行为科学的理论和技术，通过行为分析、情景设计、行为干预等技术，达到改变适应不良行为、减轻和消除症状、促进患者社会功能康复的目标。

(1) 基本原则：建立良好的治疗关系，目标明确、进度适当、赏罚适当，激活并维持动机。

(2) 常用技术

1）行为的观测与记录：定义目标行为，准确辨认并客观和明确地描述构成行为过度或行为不足的具体内容。

2）行为功能分析：对来自环境和行为者本身的、影响或控制问题行为的因素作系统分析。以分析为基础，确定靶行为。

3）放松训练：①渐进性放松：采取舒适体位，循序渐进地对各部位的肌肉进行收缩和放松的交替训练，同时深吸气和深呼气、体验紧张与放松的感觉，如此反复进行。练习时间从几分钟到30min。②自主训练：有6种标准程序，即沉重感、温暖感、缓慢的呼吸、心脏慢而有规律的搏动、腹部温暖感、额部清凉舒适感。

4）自信训练：运用人际关系的情景，帮助患者正确地和适当地与他人交往，提高自信，敢于表达自己的情感和需要。

5）模仿与角色扮演：包括榜样示范与模仿练习。帮助患者确定和分析所需的正确反应，提供榜样行为和随时给予指导、反馈、强化。

6）塑造法：用于培养一个人目前尚未做出的目标行为。

7）自我管理：患者在行为改变的各个环节扮演积极、主动的角色，自己对改变负责任。

8）行为技能训练：结合使用示范、指导、演习和反馈，帮助个体熟悉有用的行为技能。

3．认知治疗 认知治疗强调发现和解决意识状态下所存在的现实问题，同时针对问题进行定量操作化、制订治疗目标、检验假设、学习解决问题的技术，以及布置家庭作业练习。

（1）方法与程序

1）识别与临床问题相关的认知歪曲：①"全或无"思维；②以偏概全，过度泛化，跳跃性地下结论；③对积极事物视而不见；④对事物作灾难性推想，或者相反，过度缩小化；⑤人格牵连；⑥情绪化推理。

2）识别各种心理障碍具有特征性的认知偏见或模式，为将要采用的特异性认知行为干预提供基本的努力方向。

3）建立求助动机。

4）计划治疗步骤。

5）指导患者广泛应用新的认知和行为，发展新的认知和行为来代替适应不良性认知行为。

6）改变有关自我的认知：作为新认知和训练的结果，患者重新评价自我效能。

7）具体的基本技术：①识别自动性想法；②识别认知性错误；③真实性检验（或现实性检验）；④去注意；⑤观察苦恼或焦虑水平；⑥认知自控法。

（2）注意事项：有明显自杀倾向、自杀企图和严重思维障碍、妄想障碍、严重人格障碍的患者，不适合做认知治疗。认知和行为二者做到"知行统一"最为关键，应避免说教。在真实性检验的实施阶段，患者易出现畏难情绪和阻抗，要注意在治疗初期建立良好的治疗关系。

4．家庭治疗 家庭治疗是基于系统思想，以家庭为干预单位，通过会谈、行为作业及其他非言语技术消除心理病理现象，促进个体和家庭系统功能的一类心理治疗方法。

（1）一般治疗程序

1）澄清转诊背景，重点评估以下方面特点：①家庭动力学特征；②家庭的社会文化背景；③家庭在其生活周期中的位置；④家庭的代际结构；⑤家庭对"问题"起到的作用；⑥家庭解决当前问题的方法和技术；⑦绘制家谱图：用图示来表现有关家庭信息。

2）规划治疗目标与任务：旨在引起家庭系统的变化，创造新的交互作用方式，促进个人与家庭的成长。

3）治疗的实施：每次家庭治疗访谈历时 1～2h。两次座谈中间间隔时间开始较短，一般为 4～6 天，以后可逐步延长至 1 个月或数月。总访谈次数一般在 6～12 次。

（2）系统家庭治疗的言语性干预技术：①循环提问；②差异性提问；③前馈提问；④假设提问；⑤积极赋义和改释；⑥去诊断。

（3）非言语性干预技术

1）家庭作业：为来访的家庭布置治疗性家庭作业。常用的有：①悖论（反常）干预与症状处方；②单、双日作业；③针对"缺陷取向"的行为而设计的秘密红账；④角色互换练习；⑤厌恶刺激。

2）家庭塑像、家庭"星座"，以及其他表达性艺术治疗技术。

与个别治疗相比，家庭治疗的实施有以下特殊问题要加以重视：①治疗师须同时处理多重的人际关系。保持中立位置或多边结盟很重要。②干预对象和靶问题不一定是被认定为患者的家庭成员及其症状。此点可能产生阻抗。要在澄清来诊背景基础上，合理使用关系技术中的"结构"和"引导"。③部分干预技术有强大的扰动作用，应在治疗关系良好的基础上使用，否则易于激起阻抗，甚至导致治疗关系中断。

第四节 康复护理

精神障碍康复的三项基本原则是：功能训练、全面康复、回归社会。功能训练是指利用各种康复的方法和手段，对精神障碍患者进行各种功能活动，包括心理活动、躯体活动、语言交流、日常生活、职业活动和社会活动等方面能力的训练；全面康复是康复的准则和方针，使患者在生理上、心理上、社会活动上和职业上实现全面的、整体的康复；而回归社会则为康复的目标和方向。精神康复的主要任务有生活技能训练和社会心理功能康复、药物自我管理能力训练、学习求助医生的技能。

一、精神障碍的医院康复

（一）医院康复的工作内容

1. 训练患者的心理社会功能方面的行为技能，包括生活、学习、工作能力与社交能力等方面。

2. 实行开放式或半开放式的患者管理模式，尽可能为患者提供宽松的生活和人际交往环境，训练和保持患者的社会功能。

3. 设立工娱治疗场所，合理安排患者的工娱治疗项目，促进和保持患者的工作能力和健康心理状态。

4. 努力改善医院工作人员的服务质量和服务态度，建立良好的医患关系，努力培养患者的自主与独立能力。

5. 设立康复科和健身场所，努力减少长期住院患者因为缺少活动或者长期服药等因素导致的躯体功能下降和抵抗疾病能力的下降。

（二）医院康复的训练措施

1. 生活行为的康复训练 其目的是训练住院患者逐步适应生活环境的行为技能，使患者保持日常生活活动以及娱乐和社交活动所需的行为技能与能力。包括：①生活自理能力的训练：这类训练主要是针对长期住院，并且病情处于慢性衰退期的精神障碍患者。重点是培训个人卫生与自理生活能力，如洗漱、穿衣、饮食、排便等活动。一般通过2～3周的训练，可使大多数患者学会自己料理自己的生活。但需要持之以恒，不断强化。②社会交往能力的训练：精神障碍患者的社交能力因为长期住院与社会隔绝而产生严重的下降。对这些患者的训练主要包括训练患者如何正确表达自己的感受，学习在不同场合的社交礼节。不断鼓励患者通过语言、书信等方式表达自己的愿望，并与家庭成员保持情感上的联系。如有些医院在病房内安置电话机等，让患者能够经常与家庭成员保持联系，这对保持患者的亲情交流、促进与外界的接触及了解外部信息等均有作用。③文体娱乐活动训练：这类训练的重点是培养患者参与群体活动，扩大社会交往，达到提高生活情趣、促进身心健康的目的。训练内容与安排应根据患者的病情、兴趣爱好、受教育程度、躯体健康状态等而定，包括一般性娱乐与观赏活动，如听音乐、看电视、看演出等；带有学习和竞技性质的参与性活动，如歌咏、舞蹈、体操、球类、书画等。

2. 学习行为的技能训练 即"教育疗法"，训练的目的在于帮助长期住院的患者学会妥善处理和应付各种实际问题。

对慢性患者的学习行为训练可以采取两种方法：一种方法是在住院期间较普遍地进行各类教育性活动，如时事教育、常识教育、科普知识教育、历史知识教育等。通过系统的教育，提高患者的常识水平、培养学习新知识的兴趣和习惯。一般每次学习时间不超过1h，可采取医务人员讲课和患者小组讨论等多种方式进行。另外一种方法是定期开展针对性比较强的学习班，有所选择地集中不同病情状态的患者进行训练。如对衰退的患者，可传授一些基本文化知识、简单书画练习等。

经过这种训练后，患者在回归社会前应进一步学习有关技能，如家庭布置、清洗衣物、采购物品、家务料理、烹饪技术、社交技能、交通工具使用等。只有熟悉这些基本生存、生活中必须掌握的技能，才能在患者重返社会后，更好地行使家庭职能，改善家庭关系，并提高社会适应能力。

3．就业行为的技能训练 就业行为的技能训练又称为"工疗"，也就是对精神障碍患者进行劳动就业方面的培训，对精神障碍患者的全面康复具有重要的意义。

二、精神障碍的社区康复

社区精神康复是社区卫生工作的重点之一，要对本社区精神障碍患者提供终生服务。因此，社区精神卫生服务工作要做到"个性化、整体化、长期化"。也就是说，社区精神障碍的康复工作应该结合每个患者的特点，制订合适的康复计划和措施；而对整个社区的精神障碍患者，应有整体的管理规划，组织和协调相关部门的力量，进行宏观调控；无论是针对个人的服务措施，还是整个社区的康复规划，都应该是长期的、可持续发展的，可以是阶段性的，但不应该是短期行为。

我国精神障碍社区康复工作体系

（一）精神障碍社区康复的目的

1．预防精神障碍的发生 早期发现患者，给予及时、合理、充分治疗和全面康复措施，争取最好的治疗效果，努力使大多数患者达到治愈和缓解。在精神障碍的缓解期，加强巩固治疗措施，防止复发，防止精神残疾的发生。

2．尽可能减轻精神障碍残疾程度 对难以治愈的患者，要尽可能防止其精神和社会功能衰退；对已经出现精神残疾者，应设法逐步提高其生活自理能力，减轻残疾程度，从而减轻家庭和社会的负担。

3．提高精神障碍患者的社会适应能力 在康复过程中，提高精神障碍患者的社会适应能力始终是工作重点之一，也是康复工作的终极目标。只有提高患者社会适应能力，才能减少对社会的不良影响，提高患者的生活质量。

4．恢复劳动能力 通过各种康复措施和训练手段，使患者恢复和维持生活及工作技能，充分发挥患者保留的各项能力。

（二）个案管理

"以患者为中心"的服务不只是医疗服务，而是由精神科医师、临床心理学家、精神科护士、社会工作者和职业治疗师组成的多学科团队服务，以个案管理为主要技术的持续服务，以及根据个体患者实际需要的整合服务。个案管理是精神科社区服务中的一项关键技术。社区中的每一个精神疾病患者都由一个个案管理者负责。个案管理者是患者接触的关键人物，相当于患者的经纪人，给患者提供帮助，帮助患者得到各种精神卫生服务并协助解决其他问题。个案管理者通常是精神科护士、社会工作者、心理治疗师或职业治疗师，其与患者、患者家庭成员及其他服务机构是一种合作的关系。其主要职责和作用包括以下几个方面：

1．提供全面、广泛的精神科评估和心理社会康复服务，促进患者心身的全面完好。
2．负责协调各个部门的服务。
3．协助形成、回顾总结和督促执行个体化的服务计划（individual service plan, ISP）。每一个患者均有ISP，由社区服务队中的治疗小组与患者一起协商制订，包括各种治疗措施，如行为干预、动机策略、解决问题的技能训练等。ISP制订好后要同时复印一份给患者和照料者。制订ISP时要考虑患者的以下问题：情绪和心理状态，处理应激的能力，对疾病的反应，自身的安全和对其他人的安全，人际交往与家庭社会支持，经济状况，工作、休闲与教育，家庭对疾病的反应，躯体状况，住房，权利和义务等。对该服务计划至少每6个月回顾总结一次，并根据患者的情况进行合理调整。

4. 提供有预见性和响应性的干预，通过咨询与建议来使患者获得康复。患者的康复是个案管理关注的焦点。

5. 保证对患者适当的随访。

6. 促使患者与社会再整合。

（三）职业治疗

1. **概念** 按照世界职业治疗联合会的声明，职业治疗是以患者为中心，通过帮助就业来促进健康和幸福感，从而促进当事人健康的治疗。职业治疗要想取得治疗成果，主要通过与人们和社区合作，提高患者从事他们想要、需要或者预期要从事职业的能力；或者通过改变职业或环境更好地支持他们的职业参与。

2. **原则** 职业治疗是一种全面的医疗保健行业，其主要目标是使个人能够在整个生命周期中进行有意义的和有目的的活动。职业治疗师是卫生专业人员，其职责是通过治疗来发展、复原或维持患有躯体疾病、精神疾病或发育障碍患者的日常生活和工作技能。

职业治疗以患者为中心，患者是整个治疗过程中的主要构成部分。职业治疗的过程包括：①个体化的评估，在此过程中患者、家庭与职业治疗师共同确定个人的目标；②制订干预措施，用来提高个体进行日常活动的能力；③对成果的评估，用来检测达到既定目标的进展状况。职业治疗的干预措施重点关注环境适应、任务修改、技能学习和对患者及家庭的教育，以增加对日常活动的参与和表现。

3. **方法** 职业治疗师评估和治疗日常生活的活动能力受到限制的患者，帮助患者恢复失去的功能、发展自己的能力和社交技巧，以及维护和促进独立的日常工作，并促进他们的群体健康和福祉。

职业治疗的过程包括评估、干预和结局。

评估包括：①职业概况：是评估过程的最初步骤，提供了一个了解患者的机会，包括职业历史和经验、日常生活模式、兴趣、价值观和需求。识别患者的问题及职业和日常生活活动关注度，确定患者优先关注的问题。②职业表现分析：评估过程的这一步骤更加详细具体地确定患者的优势、存在的问题及潜在的问题。观察患者实际的能力，以及这些能力的支持因素和阻碍因素，也要考虑患者的表现技巧、表现方式、背景资料、活动需求及患者因素。确定有针对性的结局。

干预包括：①干预计划：与患者共同合作，对所采取的行动进行指导，计划的形成基于所选择的理论体系、参照模式及证据。有针对性的结局得到证实。②干预实施：目前所采取的行动影响和支持患者的能力改善。需要监控患者的反应并记录。③干预回顾：回顾实施计划和过程以及达到目标预后的过程。

结局包括：确定是否达到预期的有针对性的结果，结局评估信息将用来与患者计划将来的行动、对服务计划进行评估（也就是项目评估）。

职业治疗师提供心理健康服务的各种设置，包括医院、日间项目和长期护理设施。职业治疗师帮助有精神疾病的个体掌握自我照料和照顾他人的技能，包括以下技能：按计划时刻表持续参与治疗、常规建设、应对技巧、药物管理、就业、教育、获取社区资源并参与社区生活、社交技能、休闲活动、金钱管理及育儿等方面。

康复治疗的护理程序

实践2：患者康复治疗计划制订

在整个职业治疗的过程中，患者家庭成员的参与是很重要的，他们可以对哪一步的评估是可行的给出意见，常常能够鼓励患者讲出一些信息，并会补充、纠正或核实相关信息的准确性；也能增加患者服药依从性，增加职业康复的参与性和被雇佣的概率，并改善家庭关系和功能。

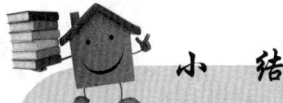

小　结

1. 精神障碍的药物治疗是通过应用精神药物来改变病态行为、思维或心境的一种治疗手段。目前多以对症性、经验性为主要特点。按临床作用特点分为抗精神病药物、抗抑郁药物、心境稳定剂、抗焦虑药物等。在患者使用药物过程中，要注意观察药物疗效及不良反应，发现问题及时处理。

2. 无抽搐电休克治疗是以一定量的电流通过大脑，引起意识丧失，皮质广泛性脑电发放以达到控制精神症状的一种物理治疗方法。无抽搐电休克治疗有相应的适应证，注意治疗前、治疗中和治疗后的护理并观察不良反应。

3. 心理治疗是一种以助人、治病为目的，由专业人员有计划实施的人际互动过程，通过言语和非言语的方式积极影响患者，达到改变行为、减轻痛苦、健全人格、治疗疾病、促进康复的目的。心理治疗有相应的技术与策略。

4. 精神康复是综合地应用医学的、社会的、教育的、职业的和其他方面的措施，对精神障碍患者进行训练和再训练，以减轻疾病因素所造成的后果，尽量改善其社会功能，使精神障碍患者的能力得到提高，恢复或最大限度地发挥其功能水平，进而以平等的权利参加社会生活，履行应尽的社会职责。精神康复服务的主要对象是慢性精神病患者。

思考题

1. 常用抗精神障碍药物有几大类？列出1～2种代表药物，并说出它们主要的不良反应和护理措施。

2. 简述无抽搐电休克治疗患者治疗前后的护理要点。

3. 简述心理治疗及康复治疗的概念。

4. 患者，女，24岁，双相情感障碍，目前为不伴有精神病性症状躁狂发作。以"兴奋、话多与心情差反复发作6个月"为主诉于10天前入院。患者6个月前开始无明显诱因出现夜间睡眠减少，白天仍然精力充沛，兴奋性高，言语活动增多，喜欢在外逛，花钱大手大脚，十分慷慨，自我感觉好，心情特别愉悦，易激惹，经常因为小事与他人发生冲突，有冲动伤人行为。发病期间一段时间心情差，言语活动减少，悲观厌世，并有轻生念头，出现过自杀行为。目前治疗用药为"利培酮2mg/d，碳酸锂1.5g/d"。今晨患者诉恶心，并有2次呕吐，为胃内容物，有轻微手抖。

请问：该患者出现了什么问题？护士应如何处理？

第四章思考题参考答案

（徐秀瑛）

第五章 精神障碍患者危机状态的防范与护理

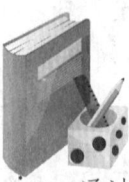

学习目标

通过本章内容的学习，学生应能够：

◎ 识记
1. 复述暴力、自杀、出走、噎食和吞食异物行为、木僵的概念。
2. 描述自杀的紧急干预措施。
3. 列举护士与自杀者进行沟通时恰当的沟通方式。
4. 描述噎食、木僵的临床表现。

◎ 理解
1. 归纳暴力和自杀的高危因素。
2. 根据WHO自杀风险分级及对应的措施，对自杀案例进行分级。
3. 概括出走行为的预防要点。
4. 概括噎食的急救要点。
5. 概括木僵的护理要点。

◎ 运用
1. 识别暴力行为发生的征兆并进行处理。
2. 识别自杀征兆并进行紧急处理。

精神障碍患者常常由于精神症状的影响、严重的精神刺激或药物副作用等原因出现各种急危事件，如患者的自伤自杀行为、暴力事件、出走行为、木僵、噎食和跌倒等。这些事件不仅危害患者自身的安全和健康，对他人和环境也是严重的威胁。因此，危机状态的防范与护理是精神科护理工作的重要内容。

第一节 暴力行为的防范与护理

暴力（violence）泛指具有攻击性的行为，如生气、敌视、侵犯、骚扰、虐待、破坏物品、口头或躯体攻击、自伤（杀）、伤（杀）人等。一方面，暴力是情绪的表达，如患者感到害怕或体验到挫败感时出现的愤怒情绪；另一方面，暴力也可以是由患者对某一事件不满引发的结果，如某些患者对所接受的治疗不满而出现伤人行为。世界卫生组织（World Health Organization，WHO）将暴力定义为"故意使用武力或权威来威胁自己、他人、某个群体或社会而导致或可能导致受伤、死亡、心理伤害或发育不良等结果。可以只是威胁，也可以是采取了具体的行动"。世界范围内每年死于各类暴力的人数超过130万。在15～44岁人群中，暴力是首要死因。

精神障碍患者在精神症状的影响下，其暴力行为具有极强的爆发性和破坏性，会对攻击对象造成不同程度的伤害，甚至危及生命，会对患者、家庭和社会造成严重后果。精神科护士是照顾患者的一线人员，极易受到暴力行为的影响。据Zeng等在2013年发表的研究报道，86%的精神科护士在半年内遭受过各种形式的暴力攻击。因此，精神科护士需要对患者的暴力行为及时预测，严加预防和及时处理。

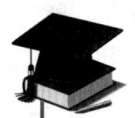

案例 5-1A

患者，男，45岁，入院诊断为"双相情感障碍：躁狂发作"。某天护士在晨间护理时发现患者在病房抽烟，护士要求该患者到指定吸烟区吸烟，但患者拒绝接受建议，抱怨护士故意刁难、医院没人性、来住院已经很悲惨还要到处受气，并开始大声说话。

问题与思考：
此患者暴力征兆的护理评估内容包括哪些？

【护理评估】

(一) 暴力行为发生的危险因素评估

1．生物因素

(1) 基因和遗传：XYY型染色体构造的人对挫折忍受度较低，容易出现攻击行为。在同卵双胞胎研究中，若一方出现反社会行为，则另一方出现反社会行为的概率增高。

(2) 脑、神经功能损伤和物质滥用：脑及神经功能损伤的患者或存在酒精、药物滥用的患者，由于脑部病变或酒精、药物的影响，会使患者出现判断力缺失或冲动控制失调，容易发生暴力行为。

(3) 精神症状：命令性幻听、被害妄想、意识障碍、急性躁狂状态、悲观厌世等与暴力行为的发生也存在联系。另外，处于急性期的精神障碍患者因缺乏对疾病的自知力，不认为自己有病，被强行收住院后常出现暴力行为。应强调的是，处于某种病理性优势情绪，如焦虑、抑郁、躁狂状态下的患者，易激惹性增高，往往很小的挫折就激发暴力行为。不同精神障碍患者暴力行为的发生率、严重性、针对性均不同。仔细评估可能与暴力行为相关的精神症状及患者的精神状态十分重要。

2．心理因素

(1) 精神分析理论：精神分析理论认为暴力倾向和行为是一种本能的驱力，还认为暴力是攻击时遭受挫折后产生的行为。

(2) 心理发展：早期的心理发育或生活经历与暴力行为密切相关，它会影响个体选择非暴力应对方式的能力。早年与父母互动不足、经历过严重的情感剥夺、遭受过忽视或虐待等会限制个体利用支持系统的能力，导致个体缺乏对冲动的控制能力，容易产生愤怒情绪。

3．社会文化因素

(1) 社会学习因素：社会学习理论认为暴力行为是在社会化过程中由内在和外在的学习而习得的，内在学习是指当实施暴力行为时的自我强化，而外在学习发生于对角色榜样如父母、同伴和娱乐界的偶像的观察。

(2) 文化因素：文化因素会影响到人们对暴力的界定和处理。一般西方社会更多通过法律来约束个人的行为，而东方社会则更多通过社会道德和家规等来判断个人行为。因此，有些行为在某种社会规范下被视为暴力行为，但在其他社会规范下则不这么认为。如东方社会父母将体罚视为一种教导方式，而在西方社会则可能被看作是家庭暴力。

(3) 人口学特征和情境因素：男性、年轻、单身、失业、有暴力行为史的患者更容易再次发生暴力行为。拥挤、嘈杂、不舒适的环境、工作人员的粗暴态度、需求没有得到满足、疾病急性发作、强制入院及入院时有攻击意念或威胁攻击的姿态、难以耐受药物副作用等都可能诱发精神障碍患者的暴力行为。因此当面临以上情况时，精神科护士应提高警觉并做好防范，以预防暴力行为的发生或减轻其可能造成的伤害。

(二) 暴力行为发生的征兆评估

当精神疾病患者有下列反应时，常是即将要发生暴力行为的征兆，护士要高度警惕。

1．**表情及姿势**　面部表情紧张，眼神怀有敌意，牙关紧闭，双手握拳或用拳击物，肌肉紧张度增高，尤其是脸部与手臂的肌肉。

2．**语言及行为**　音调提高并有强迫性、大喊大叫、说脏话、说出敌对或有威胁性的话语、好争辩、抗议、挑剔、提出一些无理要求、随意指责病友或工作人员、动作增多、坐立不安或来回走动、可能出现摔门或捶打物体的行为、拒绝接受治疗或反复纠缠工作人员要求出院、不时违反规定。

3．**情绪状态**　愤怒、怀有敌意、易激惹、异常焦虑或欣快、情绪不稳定。

4．**精神状态**　多疑、思维混乱、精神状态突然改变、定向力缺乏、记忆力损害。

此外，一些心理评估工具也可以用来测定或预测攻击行为，如简明精神病评定量表（brief psychiatric rating scale，BPRS）、王小平、杨德森等编制的精神病患者攻击行为预测问卷，Yudofsky 等于 1986 年编制的外显攻击行为量表（overt aggression scale，OAS）等。

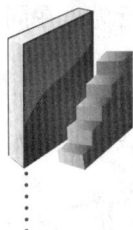

知识拓展

攻击与暴力循环

攻击与暴力循环

增强阶段 escalation phase
- 否认和轻视
- 怀有敌意的自言自语
- 威胁性的肢体语言
- 愤怒的程度频率上升

爆发后阶段 postexplosion phase
- 监禁
- 失业
- 财产损失
- 失去亲人
- 自责和羞愧等

增强阶段

爆发阶段

爆发阶段 explosion phase
- 暴力行为
- 语言攻击
- 失控的情感爆发
- 破坏性行为

爆发后阶段

对爆发阶段后果的认知

引自 Center for Substance Abuse Treatment，Substance Abuse and Mental Health Services Administration，Anger Management for Substance Abuse and Mental Health Clients，U.S.A.，2002

【主要护理诊断/问题】
有对他人施行暴力行为的危险　与幻觉、妄想、焦虑、器质性损伤等因素有关。

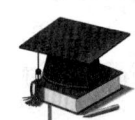

案例 5-1B

该患者越说越焦躁不安，走动加快，挥舞手臂，开始说脏话，且作势拿椅子砸病房玻璃。

问题与思考：
1．如果你是护士，你会选择哪些沟通方式来与患者交流？
2．如果患者已经砸了玻璃，你会如何处理？

【护理措施】
（一）暴力行为的预防措施

1. **加强病情观察**　发现暴力行为发生的征兆是预防暴力发生的第一步。护士要细心观察病情，及时将患者的暴力倾向告知医生，以便做出及时有效的处理。

2. **减少环境刺激**　嘈杂拥挤的环境往往使患者心情烦躁，可诱发暴力行为的发生，所以要将有潜在暴力行为的患者安置在安静、宽敞、舒适的环境中，避免不良噪声刺激，并同其他兴奋冲动的患者分开安置。避免患者参与一些竞争性的工娱活动，如下棋、打篮球等，以免引发冲突。

3. **注意沟通方式**　护士在与患者沟通交流时应避免威胁性、紧张性或突然性的姿势，并调节身体位置；平视患者的眼睛，避免过度且直接的目光接触，这样可使患者感觉是平等的交流；说话要温和、冷静，避免刺激性言语，适当满足患者的合理要求，但绝不承诺做不到的事情，让患者能接纳信任护士；对待否认有病、拒绝接受治疗的新入院患者，避免使用命令性言语，切忌言语动作简单生硬；提供治疗及护理前，充分地告知患者，取得同意，尊重患者，不与其发生争执。

4. **提高患者自控能力**　护士可以使用基本的社交技巧训练协助患者形成恰当的应对方式。可以采取团体活动的形式，在给患者提供支持的同时鼓励患者恰当地表达自己的需求、感受和想法。鼓励患者以适当方式表达和宣泄情绪，如深呼吸、放松训练、捶沙袋、枕头、棉被、撕纸、做运动等。鼓励患者在无法自控时，向医护人员求助。同时，明确告知患者暴力行为的后果，并设法提高患者的自信心，让患者相信自己有控制行为的能力。

5. **提前做好安全防护**　在开始接近有潜在暴力行为的患者时，移除危险物品，疏散现场的非必要人员，布置能随时支援的人力。尽量不在封闭的环境尤其是上锁的房间与患者独处，保持出入门随时可以打开。靠近患者时保持至少一个手臂的距离，预留可以快速离开的出口。不要从患者的身后接近以免引发其恐惧而激发暴力行为。

6. **加强人员培训**　精神科护士处于特殊的工作环境中，被患者攻击的风险最高，这就需要有保护自己的能力及对患者冲动行为做出及时干预的能力，避免遭受攻击，并使患者的暴力行为受到适当的控制。因此，应加强培训，提高护士的暴力行为评估能力、沟通能力、保护性约束等专科操作能力。此外，部分护士对于被攻击的反应表现为否认，认为受到攻击是自己专业能力不足而羞于启齿；还有部分则表现出非常愤怒而有过度的防卫反应，因此，护士应加强与同事间的沟通，做好自身负性情绪的管理。

（二）暴力行为发生时的护理措施

1. 立即寻求帮助 当患者出现暴力行为时，迅速呼叫其他工作人员寻求援助；保持与患者安全距离1米左右，站在患者的半侧面；将重心转移到脚上，膝盖弯曲，手放在前面，对患者的攻击不可迎面阻拦，而是从背后或侧面阻止患者的冲动行为以保护患者及自身安全；对患者表达出尊重，不要粗暴地拒绝患者的要求，也不要威胁患者，不要和患者辩论，用简单、清楚、直接的语言提醒患者暴力行为的结果。

2. 有效控制场面 参与的工作人员要行动协调，相互配合。一组疏散围观人员，保持环境安静，并寻求足够的人力支援。另一组则保持冷静，全力处理患者。在处理过程中，可以适度表达对患者安全及行为的关心，缓解患者的心理紧张；对由诱发事件引起的暴力行为，应及时处理原发事件，澄清问题，以缓解患者的愤怒；对于患者当前关注的问题，护士应表现出倾听和愿意理解的态度，提供多种解决途径，使患者认识到非暴力方式也能解决问题。

3. 移除危险物品 对手持杂物或凶器的患者，护士要以冷静、坚定的语气劝导患者将危险物品放在一旁，然后再移开，可以向患者解释只是暂为保管，以取得患者信任。语言劝导无效时，可以转移患者注意力，乘其不备时迅速将危险物品拿走，行动要果断，不能犹豫不决。不可用强制的方法硬行夺取，以免激起伤人行为。

4. 运用保护性隔离或约束 将患者从嘈杂的环境转移到安静的房间，如隔离室或观察室等，减少环境干扰。若患者无法控制自身行为，有伤人或自伤的危险时，医护人员应齐心协力，迅速进行保护性约束，并开出保护性约束的医嘱。持续与患者谈话，以缓和的语气告诉患者约束原因、持续时间以减少患者的不安和反抗，必要时可以陪伴以减轻焦虑。

保护性约束案例

（三）暴力行为发生后的护理措施

1. 药物治疗的护理 当患者暴躁不安时，护士可以遵医嘱通过肌内注射给予氟哌啶醇等抗精神病药物以稳定情绪，随后要注意观察患者，出现锥体外系副作用等状况时应及时处理。

2. 保护安全、满足需求 保护患者防止遭到其他患者的报复伤害。保护性约束期应注意观察四肢血液循环情况，定时按摩、活动肢体，需要时喂水喂饭，协助二便，保持床单位清洁、干燥、无皱褶，鼓励患者配合治疗护理。患者安静后及时解除约束，保护器具及时收好。

3. 事后即时性的处理 注意观察患者的感受和需求，让患者能畅所欲言、有为自己行为辩解的机会，护士不要评价或批评患者的行为、动机。对于采取的保护性隔离、约束或给药的目的加以说明，强调保护性约束是一种保护而不是惩罚，提供情绪性支持。同时也要关注旁观者和工作人员的感受及需求，及时疏导由暴力行为导致的负性情绪。

4. 长期治疗性处理 暴力行为得到控制后，需要通过长期的干预改善患者的应对方式。其中 Meichenbaum 于1975年提出的应激接种预防训练（stress inoculation training, SIT）可以帮助情绪容易失控的患者通过练习而采取非暴力的应对方式。首先，帮助患者了解情感的本质，了解可以激怒患者并激发其将愤怒转换为敌意的情境；其次，患者学习一些特定方法，如从众、放松、认知预演、停止思考和自我指导等来控制情绪以应对激惹情境；最后，在患者学会了应对技能后，进一步在特定情境中练习使用这些应对技能，达到控制愤怒情绪的目的。

实践3：约束及自我防护手法练习

第二节　自杀行为的防范与护理

自杀（suicide）是指有意识地伤害自己的身体，以达到结束生命的目的。自杀行为按照程度的不同，可以分为自杀意念、自杀威胁、作态性自杀、自杀未遂和自杀死亡。据世界卫生组织提供的数据，全球每年有超过80万人死于自杀，自杀是15~29岁人群的第二位死亡原因。每出现一例自杀成功的案例，就可能有超过20倍的自杀未遂事件发生。预计到2020年，自杀将位列疾病负担排行榜的第二位。自杀本身不是疾病,但精神疾病是与自杀相关的重要因素。据估计,以自杀方式结束自己生命的人中,约90%患有精神障碍,而60%的人自杀时都处于抑郁状态。事实上,所有类型的情绪问题(例如悲伤、萎靡、焦虑、易怒、寝食不安等)都与自杀行为有明显联系。因此,采取适当的措施预防自杀是精神科护理尤其是住院精神障碍患者护理的一个重要任务。

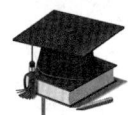

案例 5-2A

患者,女,60岁。入院诊断为"抑郁症"。1年前患者有过吞服安眠药的行为。目前患者多次流露出自杀的想法,并在1天前发现有藏药行为。

问题与思考:
1. 此患者处于WHO自杀风险评级的哪一个等级?依据是什么?
2. 应该采取哪些对应的护理措施?

【护理评估】

(一)自杀高危因素的分析和评估

1. 精神疾病 多数自杀者伴有确诊的精神疾病,自杀和自杀未遂者多为正接受精神障碍治疗的患者。按照自杀危险性依次为抑郁症、人格障碍、使用酒精所致的精神和行为障碍、精神分裂症、器质性精神障碍和其他精神异常。

(1)抑郁症:全球每年因抑郁症自杀死亡的人数高达100万,而我国10%~15%的抑郁症患者最终可能死于自杀。因而,对有抑郁发作的患者,需提高警惕,仔细评估有无自杀意念及自杀企图。

(2)使用酒精所致的精神和行为障碍:大约1/3自杀案例存在酒精依赖,5%~10%自杀者在生命的最后阶段酗酒,很多自杀者在自杀当时受酒精控制,当抑郁症和酒精依赖同时存在时自杀危险性更大。自杀的酒精依赖者不仅低龄饮酒、饮酒量大,还可能来自嗜酒家庭。在物质滥用者中已发现自杀青少年比例逐步增加。

(3)精神分裂症:自杀是精神分裂症患者的最常见死因,10%~15%精神分裂症患者自杀成功。精神分裂症患者如有下列特点将增加其自杀危险:患病初期,出现思维混乱时,如在命令性幻听下出现自杀行为或在被害妄想的情况下采取自杀行动以免受到残酷的"迫害";缓解期,表面上症状好转,但内心感觉易受攻击,对疾病感到悲观;复发初期,感觉问题已解决,但症状再次出现;出院不久,工作或婚姻受挫、社会歧视等增加了患者的社会隔离和无助感。

2. 个性特征 过于内向、孤独的个体容易陷入焦虑与绝望感中,偏执、过分认真、责任感过强、缺乏兴趣爱好、情绪不稳定、心情多变的个体在自杀案例中也较常见。

3. 自杀者思维方式特点 决定自杀的人经历了一个长期心理发展过程。自杀个体往往在生与死的抉择中苦苦挣扎,难以决断。既希望以死来摆脱生活的痛苦,又难以割舍生的渴望。许多自杀者并不真的想死,只是感觉生活不幸福。若在此时给予支持,促使其生的欲望提高,自杀的危险就会降低。自杀也是一种冲动行为。这种自杀的冲动很短暂,仅维持数分钟或数小时。通常由积累的负性事件引发。干预时通过拖延时间可减少自杀危险。自杀者往往有一些非理性的认知倾向,与其负性的自动思维密切相关。自杀者企图自杀时,他们的思维、感情和行动僵化,只想用自杀做了断,认识不到还有其他解决问题的方法。

4. 人口学、生物学、社会文化因素和躯体疾病

（1）人口学因素：男性自杀率高于女性，但女性自杀未遂率高于男性。自杀率呈现2个年龄高峰，青年组（15～35岁）和老年组（75岁以上）自杀率最高。离婚、寡居或鳏居以及单身者比已婚者有更高的自杀危险性。独居和分居者也更易自杀。

（2）生物学因素：有研究表明脑中血清素、多巴胺、肾上腺素和γ-氨基丁酸等的浓度对人的情绪有影响，与自杀存在一定关联。此外，脑结构的改变对于情绪、情感、动机和认知也有影响。

（3）社会文化因素：从农村迁往城市或迁往不同地区及国家的人更容易自杀。紧张性生活刺激也会导致自杀危险性增高，多数自杀者在自杀前3个月曾经历过生活事件的压力。包括人际关系问题，如夫妻、家庭、朋友、爱人间的争执；被抛弃，如被家庭或朋友抛弃；丧失，如金钱损失、亲友丧亡；工作和经济问题，如失业、退休、经济困难；社会改变，如快速的政治及经济变革；此外青少年人群易受真实生活中自杀案例的影响或受媒体报道的影响而加入自杀行列。

（4）躯体疾病：脊椎或头部受伤、脑卒中越严重，其自杀的危险性越大。男性、确诊初期和接受化疗时的癌症患者自杀危险性高。糖尿病，多发性硬化症，慢性肝、肾及胃肠疾病，伴有慢性疼痛的骨、关节病变，心血管与神经血管病变以及性病等慢性病患者的自杀危险性也增高。行走困难、听力和视力缺损的患者也有自杀危险。患有慢性病且伴有疼痛的患者自杀危险性也很高。

（二）自杀征兆的识别和风险评估

自杀行为的发生并非完全是突然的和不可预测的，大多数自杀行为的发生存在一定的征兆，可以通过对相关因素的分析和评估，提高对自杀行为的预测和防范。

1. 自杀征兆的识别

（1）一般症状：包括躯体和精神症状。躯体症状包括失眠、多梦、易惊醒、做噩梦、夜惊、纳差、体重下降、性欲减退、疲乏。精神症状包括不自主回忆创伤经历、情感淡漠、兴趣索然、易伤感、无端流泪叹气、易激惹、好猜疑等。

（2）特殊线索：从患者的既往史和行为中寻找特殊线索可以有效地甄别出自杀征兆。

1）既往有自杀史。

2）语言信息：谈论死亡、自杀，表现出期望死亡；询问的问题显示出有计划自杀的倾向，如"我可以在没人的时候独处××时间""这些药片吃多少会致命""如果有人从这扇窗户跳下去，会不会立即死亡"。

3）情感信息：表现出郁闷、乖僻，总是沉默；紧张、焦虑，表示出绝望或无助；因恐惧难以入睡以及在夜间的时候恐惧；经常抑郁或时常哭泣。在长时间的抑郁和情绪低落之后无明显的原因突然显示出很快乐或解脱的样子，这可能是一种在经过长时间的矛盾后终于下定自杀决心的征兆。

4）行为信息：将自己与他人隔离或是将自己锁起来；收集可以造成伤害的工具，比如罐头瓶、绳线、鞋带、碎玻璃或是小刀片；出人意料地冲动或表现出攻击性；在处理个人事物上表示出不同寻常的兴趣；放弃个人事业；记自杀笔记。

5）症状信息：想象患有或实际患有非常严重的躯体疾病，如癌症或艾滋病，想结束自己或所爱的人的痛苦；对某一想象或真实的情境表示出极端的自罪感，认为自己不值得活在这个世上；反复地认为自己将会被惩罚、折磨或迫害；存在命令性幻听，尤其是听到命令其自杀的声音。

2. 自杀风险评估 WHO发布的预防自杀指南对自杀风险进行5分制评级方式，将自杀风险分为"不存在""轻微""中等""严重"和"极高"5个等级（表5-3）。此外，护士还可借助于一些量表来评估患者的自杀风险和预测自杀的危险性。依据不同的理念假设，可以使用不同的量表从不同角度进行危险性的评估，如贝克抑郁自评问卷、肖水源等编制的自杀态度问卷、夏朝云等编制的自杀意念量表、Barbee 和 Bricker 编制的自杀评估量表、季建林等编制的自杀危险性评估量表等。

【主要护理诊断/问题】

1. **有自伤、自杀的危险** 与严重的悲观情绪、无价值感、幻听等有关。
2. **无望感** 与支持系统缺乏、自我价值感低有关。
3. **有对自己施行暴力行为的危险** 与命令性幻听、自责自罪妄想、愤怒、无望等有关。
4. **应对无效** 与社会支持不足、缺乏适应性应对方式有关。

【护理措施】

（一）运用恰当的沟通技巧，提供心理支持

当患者抱怨"活着太累了""生活没有希望"时，护士或许会对这些话置若罔闻，或者举例说明他人处境更为悲惨。但这两种方法均对存在自杀意念者毫无帮助。自杀是可以预防的，运用恰当的沟通技巧以提供心理支持是预防的关键，尤其是首次与患者沟通同自杀相关的事项时。

1. **设置合适的环境和会谈时间** 寻找适当场所，使会谈顺利进行并不受干扰；合理分配时间，自杀者通常需要更多的时间以卸下心头的重担，所以必须给予足够的时间酝酿。

2. **恰当地沟通** 热情地倾听、尊重地对待、带着感情移情和充满信心地照顾能有效建立治疗性信任关系。一次平和开放、关怀、包容和不妄加评论的接触能促进交流。最重要的是倾听。倾听是降低自杀者绝望水平的最重要手段，接触的目的是在不信任、绝望的沟壑上架起一座希望的桥梁以使事情好转。沟通过程中应该做和不应该做的事见表5-1。

表5-1 与自杀者沟通"应该做的事"和"不应该做的事"

应该做的事	不应该做的事
平静而移情地倾听	对事态严重性认识不足
同情并给予支持	表现得震惊、困窘、惊恐
评估危险程度	空洞的说教
询问既往史（有无自杀未遂）	刺激患者加速实行自杀
分析除自杀之外还可能发生的事	认为患者的难题微不足道
询问其自杀计划	给予虚假的承诺
达成协议以拖延时间	发誓保守秘密（应告知若存在威胁患者生命安全的情况，会和患者的医疗团队沟通）
鼓励参与其他支持活动	
如可能，转移自杀工具	离开患者使其独处
采取行动，告知他人，得到帮助	
如自杀危险程度很高则始终陪伴患者，切勿让其独处	

3. **评估自杀想法和计划** 当护士怀疑自杀可能发生时，需要对患者进行评估，内容包括患者当前精神状态和关于死亡、自杀的想法；当前的自杀计划，患者准备怎样自杀，打算何时采取行动；患者的支持系统。最佳方法是直接询问患者是否有自杀的想法。提及自杀并不会诱发患者的自杀念头。事实上，患者非常感谢有人能与他们开诚布公地讨论这一问题，因为该问题已在他们内心挣扎很久。向患者询问其自杀想法十分困难，通过下列问题可以逐步接近主题，所有问题必须用关心、同理的语气提问，具体方法见表5-2。

表5-2 评估自杀想法和计划

主题	内容
询问时机	患者感觉你能理解他时 患者提及他的情感并无不适时 患者正在倾诉孤独、无助等负面情感时
询问自杀想法	你感觉很悲伤吗？ 你是否觉得没有人关心你？ 你是否觉得活着毫无价值？ 你是否一直感觉如此难受以至于想伤害自己？ 你有无自杀的打算？
询问自杀计划	• 了解此人是否有明确的自杀计划 　你是否已打算结束自己的生命？ 　你是否想过或者正在考虑要伤害自己？ 　你是否已想好怎样实施你的计划？ • 了解此人是否已选定自杀方法 　你有没有准备好药丸、枪、杀虫剂等自杀工具？ 　你的意思是你已经准备好了，是吗？ • 了解此人是否已选定合适的自杀时间 　你决定什么时间结束自己的生命？ 　你准备什么时候采取行动？

（二）自杀的急救措施与危机干预

1. 自杀的急救措施 ①对处于焦虑不安状态且有威胁性的患者，应当保持一定的身体距离；②不要留患者独自一人；③立即寻求专业帮助；④防止患者接触酒精和毒品；⑤防止患者接触危险物品；⑥以不评判、礼貌、中立的态度鼓励患者谈自己的感受，注意倾听，不要给予建议，也不要否认患者的感受；⑦再三向患者强调目前只是处于危机状态，事情会朝好的方向发展。

2. 危机干预 自杀是最紧急的危机状况，因此掌握自杀危机干预的技巧对精神科护士而言至关重要。危机干预是对处于心理失衡状态的个体进行简短而有效的帮助使他们度过心理危机，恢复生理、心理和社会功能正常水平。危机干预的关键是使情境正常化，让患者知道所有事情都可以使用正常的方式解决。危机干预是短程和紧急心理治疗，本质上属于支持性心理治疗，是为解决或改善患者的困境而发展起来的，以解决问题为主，一般不涉及患者的人格塑造。危机干预的时机以急性阶段最为适宜，通过倾听和关怀弄清问题实质，鼓励患者发挥自己的潜能以重建信心来应对面临的问题，从而恢复心理平衡。危机干预的目的是通过适当释放蓄积的情绪，改变对危机性事件的认知态度，结合适当的内部应对方式、社会支持和环境资源，使患者获得对生活的自主控制而度过危机，从而预防更严重及持久的心理创伤，恢复心理平衡。危机干预的方式有电话热线、咨询门诊、家庭和社会干预、信函及网络、现场干预等。在灾害情境中，护士应尽可能选择多样化的方式以给不同人群提供迅速、有效的危机干预。

自杀危机干预技巧案例

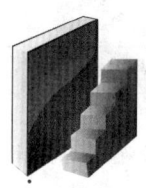

知识拓展

Beyondblue：综合性的抑郁和自杀预防、危机干预项目

Beyondblue 旨在通过提高社区人群对抑郁症的认识和理解，帮助人们实施自我管理，寻求专业帮助，促进人群的抗压能力和疾病的恢复。Beyondblue 项目有一个专门网站提供抑郁症和自杀预防的相关知识，为人群提供即时性的支持，并整合咨询与危机干预热线提供线下的专业帮助。几类常见的抑郁和自杀的高危人群都可以在网站点击各自的版块，寻求针对性的资源。同时，该项目还配套开发社区人员的训练视频以及抑郁症和自杀患者、家属的自助手册，以更深入地推进抑郁和自杀的防治进程。

引自 http://www.beyondblue.org.au/

（三）依据不同风险等级实施对应的护理措施

护士可以根据不同自杀风险等级采取对应的安全护理措施（表5-3）。

表5-3　WHO自杀风险分级及对应的安全护理措施

分级	特点	行为征兆	安全护理措施
不存在	本质上无自我伤害的风险	没有自杀想法、计划和行动	1. 至少每小时与患者交谈一次 2. 经常与患者沟通交流
轻微	自杀想法有限，无自我伤害的成熟计划或准备，几乎不存在已知的风险因素	1. 有自杀的想法，但无自杀征兆 2. 无具体计划，且从未尝试过自杀 3. 愿意签订"不自杀协议" 4. 对目前的问题有自知力	1. 长期观察和重新评估，每30min观察患者一次 2. 患者清醒时多与其沟通交流，讨论如何解决问题而强化自身的积极力量 3. 使用危险物品后，需检查并确定已归还 4. 怀疑患者有危险物品时，要实施安全检查 5. 患者进入保护性隔离室之前要接受安全检查
中等	存在明显的自杀想法和意图，已进行相应的准备，目前存在1项以上的自杀高危因素	1. 有明显的自杀想法和自杀征兆 2. 有具体计划 3. 对是否签订"不自杀协议"很犹豫 4. 对目前问题有少许自知力 5. 冲动控制力有限	1. 反复评估其是否需要住院治疗、紧急救治、医疗评估 2. 在患者清醒时均将其保持在工作人员视线范围内 3. 每15min观察一次 4. 将患者安置在人多及离护士站近的房间；必须使用危险物品时需在护士监督下才能使用 5. 尽力与患者达成"不自杀协议"，提供感情支持并激发患者的积极力量

精神科护理学

续表

分级	特点	行为征兆	安全护理措施
严重	已具有明确且成熟的自我伤害计划和准备，或曾多次尝试自杀，存在2项或更多项的风险因素	1. 已表述出自杀想法和意图 2. 具备成熟的计划及实施方式 3. 患者表现出偏执、绝望，拒绝任何援助；拒绝签订"不自杀协议" 4. 对目前问题缺乏自知力 5. 曾有过自杀尝试	1. 24h 密切观察及互动 2. 采取强制性住院治疗及限制性干预措施，如保护性隔离或约束 3. 了解患者拟采取的自杀方法和时间 4. 讨论除自杀之外的多种解决问题的方案
极高	多次尝试自杀，存在多项明显的风险因素	1. 很清楚地表示要伤害自己 2. 不愿意签订"不自杀协议" 3. 对目前的问题缺乏自知力 4. 冲动控制能力很差 5. 近段时间有自杀行动发生，并使用特殊的自杀方法，如上吊、割腕等	1. 始终陪伴自杀者，绝不能任其独处 2. 采取强制性住院治疗及限制性干预措施，密切关注，准备随时采取行动 3. 与自杀者达成协议 4. 通知患者家人并谋求支持

实践4：自杀评估量表应用

第三节　出走、噎食及吞食异物行为的防范与护理

出走行为和噎食、吞食异物行为是精神科病房的常见意外事件，其防范与护理非常重要。出走行为是患者在住院期间，未经医生批准，擅自离开医院的行为。由于精神疾病患者自我防护能力较差，出走可能会给患者或他人造成严重后果。噎食又称急性食管堵塞，是指食物堵塞咽喉部或卡在食管的第一狭窄处，甚至误入气管，引起窒息。精神疾病患者发生噎食窒息者较多，其原因主要是服用抗精神病药物发生锥体外系副作用时，出现吞咽肌肉运动不协调所致。表现为患者在进食时突然发生严重的呛咳、呼吸困难、面色苍白或青紫等危象，甚至窒息死亡，应立即处理。吞食异物是指患者吞下食物以外的其他物品，这在精神疾病患者中并不少见。吞食的异物种类各异，小的如戒指、刀片、易拉罐盖、别针、布片或棉絮等，大的如体温表、剪刀、筷子等。吞食异物也可导致非常严重的后果，需严加防范，及时发现和正确处理。

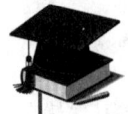 案例 5-3A

患者，男，14岁。入院诊断为"躁狂发作"。经常出现暴食抢食的情况。一日中午进食午餐时，突然出现呼吸困难、不能发音、呼吸急促的情况。

问题与思考：
此患者出现了何种情况？出现这种情况常见的危险因素是什么？

【护理评估】

（一）出走行为的评估

1. 出走的原因及危险因素评估

（1）精神症状的影响：患者缺乏自知力，否认有精神疾病，不愿接受治疗；患者在幻觉、被害妄想的支配下认为住院是一种迫害而设法离开医院；嫉妒妄想的患者怀疑配偶不忠，为外出监视或证实而设法离开医院；有严重自杀观念的患者也会为达到自杀目的而寻找机会离开医院。

（2）社会心理因素：强制住院的患者难以忍受封闭式管理而设法脱离环境；患者对住院和治疗存在恐惧心理，如害怕被约束，对无抽搐电休克治疗等存在误解；病情好转的患者急于出院工作；患者对工作人员的态度不满而想离开医院。

2．出走患者的表现

（1）意识清楚的患者多采用隐蔽的方法，平时积极地创造条件，遇到有机会时便会出走。如与工作人员建立良好关系，取得工作人员的信任；常在门口附近活动，窥探情况；观察病房的结构设施，寻找可以出走的途径。有些患者会与其他患者一起合作，在工作人员缺少防备时，伺机共同出走。这一过程中患者常伴有焦虑、坐卧不安、失眠等表现。

（2）意识不清的患者，出走时无目的、无计划，也不讲究方式。他们不知避讳，旁若无人地从门口出去。一旦出走成功，危险性较大。这一情况在老年科病房较常见。

（二）噎食及吞食异物行为的评估

1．噎食行为的评估

（1）噎食的危险因素：长期服用抗精神病药物，出现锥体外系反应致吞咽肌肉运动不协调，抑制吞咽反射，易出现噎食；因病抢食、暴食；癫痫患者在进食时抽搐发作导致咽喉肌运动失调，可能出现噎食；患有脑器质性疾病如帕金森综合征的患者，吞咽反射迟钝，如果抢食或进食过急会发生噎食。

（2）噎食的临床表现：进食时突然发生，轻者呼吸困难，不能发音，呼吸急促，严重者喘鸣，出现 Heimlich 征象，即有"窒息痛苦样表情"，手指咽喉部呈"V"形手势（图 5-1）。重者口唇、黏膜及皮肤发绀，意识丧失，抽搐，全身瘫痪，四肢发凉，二便失禁，呼吸停止，心率弱快。如抢救不及时或措施不当，死亡率极高。

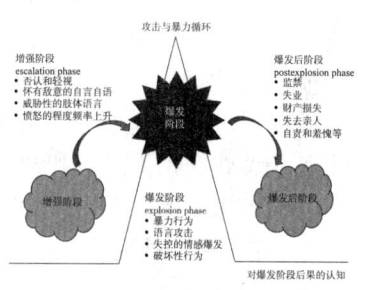

图 5-1　气道异物梗阻的特异征象

2．吞食异物行为的评估

（1）吞食异物的危险因素：精神障碍患者在幻觉妄想的支配下出现自杀、自伤观念而吞食；认知功能损害及精神发育迟滞者由于缺乏对事物的分辨能力，不知道吞食异物的危害性而吞食；为了达到不住院的目的，威胁家人或工作人员而吞食；异食症；由于精神疾病影响，动机不明而吞食异物。

（2）吞食异物的临床表现：吞食异物的危险性视所吞食异物的性质不同而定。锐利的刀口或尖锋的金属或玻璃片可损伤重要器官或血管，引起胃肠穿孔或大出血，吞下较多的纤维织物可引起肠梗阻，吞食塑料等可引起中毒。

【主要护理诊断/问题】

1．**有受伤害的危险**　与自我防御能力下降、意识障碍等有关。
2．**吞咽障碍**　与抗精神病药物不良反应或脑器质性疾病等有关。
3．**有窒息的危险**　与进食过急有关。

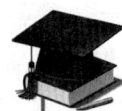

案例 5-3B

十几秒后，该患者进一步出现严重的喘鸣，手不由自主地以"V"字状紧贴颈部，面色青紫，双手乱抓。

问题与思考：

此时应采取何种措施？

【护理措施】

（一）出走行为的护理

1．出走的预防

（1）护士要有防护意识：要严格交接班，掌握有出走风险的患者，密切观察患者的病情变化，做好相应防范。做好夜间巡视工作，巡视时间不定时，避免患者掌握规律发生外逃。患者外出治疗及检查时，严格实施安全措施，专人陪护，注意交接，禁止单独外出。

（2）与患者建立治疗性信任关系：主动接触患者，了解其外走的原因和想法，耐心细致地做好疏导工作，结合病情向患者讲解精神卫生知识，指导患者正确解决生活中的矛盾和问题，引导正性行为，增强励患者战胜疾病的信心。

（3）为患者创造良好住院环境：尽力增强环境的舒适性，督促和组织患者参加娱乐活动，使其心情愉快，消除恐惧和疑虑的心理，促使其主动配合治疗。保证患者按医嘱服药，严防藏药。加强与家属的联系，鼓励家属探视，减少患者的孤独感。

2．走失后的处理

（1）患者走失后，应立即组织人员寻找，查找患者可能去的地方。立即通知家属和单位协助寻找，并及时报告值班护士长、护理部。

（2）护士要管理好病房内其他患者，避免管理松懈导致更多意外事件发生。患者返院后要劝慰患者，不要埋怨、训斥和责备患者，加强护理，详细记录并严格交接班，防止再次出走。

（3）召开讨论会，分析事件发生的原因，分析病房及医院有无安全隐患，改善病房的安全管理。

（二）噎食及吞食异物行为的护理

1．噎食行为的护理

（1）噎食的预防

1）若集体用餐，开饭时医护人员严密观察进食情况，防止噎食发生，力争做到早发现、早抢救。

2）对存在明显锥体外系反应者可酌情给予拮抗剂，为其选用流食、半流食，必要时专人喂饭或给予鼻饲。可与医生沟通，减少抗精神病药物剂量或选用其他药物，预防再次发生噎食窒息。

3）对暴食和抢食患者由专人护理，安排单独进食区域，控制进食速度。

（2）噎食发生后的急救护理

1）就地抢救，分秒必争，立即停止进食，清除口咽部食物，保持呼吸道通畅。

2）迅速用手指掏出口咽部食团。若患者牙关紧闭，可用筷子或开口器等撬开口腔掏取食物。解开患者领口，尽快使其呼吸通畅，用 Heimlich 急救法抢救。其他护士应立即通知医生，同时维护好其他患者的进餐秩序。

Heimlich 急救法是指"膈下腹部冲击法"，适用于清醒的成人和儿童，步骤包括：①抢救者站在患者身后,用双臂环绕患者腰部,令患者弯腰,头部前倾。②一手握空心拳,拳眼顶住患者腹部正中线脐上方两横指处。③另一手紧握此拳,快速向内、向上冲击5次。挤压动作要迅速,压后随即放松(图5-2)。④患者应配合救护,低头张口,便于异物排出(图5-3)。针对昏迷者可实施"胸部冲击法"(图5-4),患者仰卧,抢救者跪于一侧,将手掌部放于患者的胸骨下半段,单独、有力地进行冲击以促使异物排出,按30次冲击和2次呼吸的流程进行抢救。

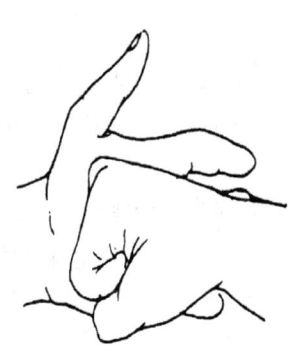

图5-2　Heimlich急救法的手法图

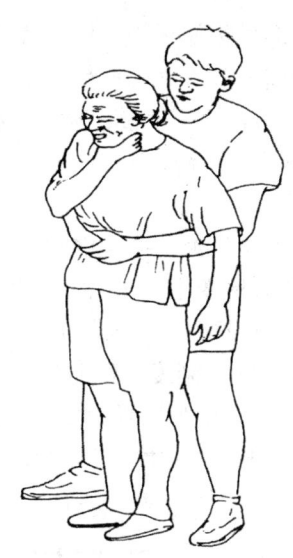

图5-3　清醒患者Heimlich急救法

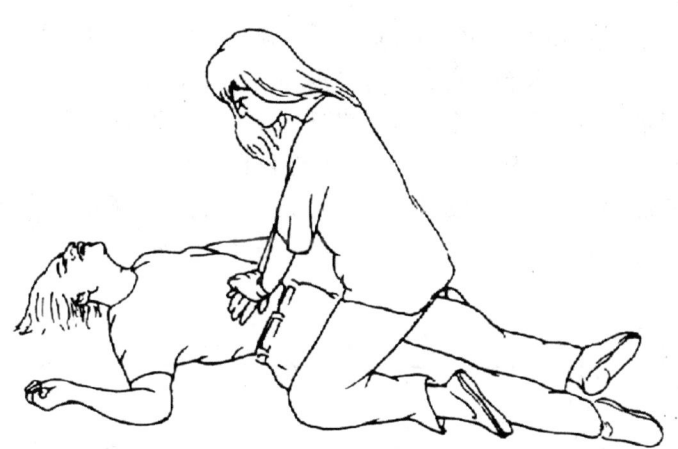

图5-4　意识丧失患者Heimlich急救的手法

3) 若使用以上急救法不能奏效,可采用环甲膜穿刺术,使患者取仰卧位,头后仰,颈部伸直,摸清甲状软骨下缘和环状软骨的上缘之间的凹陷处,左手固定此部位,右手持环甲膜穿刺针刺入气管内,可有空气排出,暂缓通气。应尽早行气管插管术。

4) 如心脏停搏,应立即做胸外心脏按压。如自主呼吸恢复,应立即吸入氧气,专人持续监护,直至完全恢复。

2．吞食异物行为的护理

(1) 吞食异物的预防:护士要及时掌握患者的病情,对有吞食异物倾向的患者,应说明吞食异物导致的不良后果,不要斥责患者,了解原因并帮助患者改变不良的行为方式。加强对各类危险物品的管理。

(2) 吞食异物后的处理:一旦发现患者吞食异物要沉着冷静应对,及时报告医生,根据

实践5:噎食抢救技巧练习

异物的种类进行处理。

1) 吞食液体异物后立即用温水洗胃，防止异物吸收。

2) 较小的异物多可自行从肠道排出。若异物较小，但有锐利的刀口或尖锋，可让患者卧床休息，并进食含较多纤维的食物如韭菜，以及给予缓泻剂，以利于异物的排出；同时进行严密的观察，尤其注意患者腹部情况和血压。当发现患者出现急腹症或内出血时，应立即手术取出异物。

3) 吞食长形异物如牙刷、体温表等，应到外科诊治，通过内镜取出；如长形固体异物超过12cm，则不宜进食韭菜等长粗纤维食物，因为过长异物不易通过十二指肠或回盲部，经韭菜包裹后更难通过这几个部位，易造成肠梗阻。

4) 若患者咬碎了体温表并吞食了汞，应让患者立即吞食蛋清或牛奶，使蛋白质与汞结合，以延缓汞的吸收。

5) 在不能确认是否吞食异物时，应及时行X线检查确定，如X线阴性，仍需密切观察患者的生命体征和病情变化，防患于未然。在等待异物自行排出的过程中，要指导患者继续日常饮食，观察粪便以发现排出的异物。

6) 严格执行安全制度，经常检查病房环境及危险物品，消除安全隐患，营造一个安全、舒适的住院环境。护士为患者测量体温时，要守候在患者身边不离视线。为患者治疗时，要保管好安瓿和消毒剂等治疗用物，防止患者吞食。

第四节　木僵的防范与护理

木僵状态是指在意识清晰时出现的精神运动性抑制综合征，表现为患者的动作、行为和言语活动的完全抑制和减少。亚木僵状态表现为言语和动作明显减少或缓慢、迟钝。严重木僵状态时患者全身肌肉紧张，随意运动完全抑制，终日卧床，不语不动，保持一定的姿势，可出现"蜡样屈曲"或"空气枕头"等表现，生活完全不能自理。与昏迷不同，患者意识清晰，能正确感知，患者通常双眼睁开，可注视或视线跟踪周围人或物体，常抗拒检查（违拗），但对周围事物毫无反应。木僵解除后患者可回忆起木僵期间发生的事情。

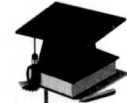

案例 5-4A

患者，男，42岁。入院诊断为"精神分裂症"。住院1周后，突然出现不语不动，不食不饮，双目凝视，面无表情，推之不动，呼之不应，甚至针刺也无反应。二便充盈也不主动去排，口腔有唾液或食物不往下咽也不吐出，任其顺口角流出。全身肌肉张力增高，出现"空气枕头"。

问题与思考：

此患者出现了何种情况？出现这种情况常见的危险因素有哪些？

【护理评估】

（一）木僵的原因与危险因素

详细询问病史，了解木僵发生的时间、过程、起病缓急、发生的原因以及加剧和缓解的因素。严重的木僵常见于精神分裂症，称为紧张性木僵；严重抑郁症亦可能出现木僵状态，但程度一般较轻，此时如对患者讲述不愉快的事，可引起患者表情的变化。突然的严重精神刺激可引起心因性木僵，一般维持时间很短，事后对木僵期的情况不能回忆；感染、中毒、脑瘤、脑血管病变等引起器质性木僵；药物反应引起药源性木僵。

（二）木僵的分类及表现

1. 紧张性木僵　轻者动作迟缓，少语少动，长时间保持某一姿势不动，重者终日卧床，不食不动，缄默不语，对周围环境刺激不起反应，肌张力增高，可出现蜡样屈曲、被动服从或主动性违拗，持续时间长短不等，短者数日，长者可数年，木僵解除后能清楚回忆病程经过。

2. 抑郁性木僵　表现为缺乏主动行为和动作，反应极端迟钝，经常呆坐不动或卧床，缄默不语，不主动流露任何意愿要求。在反复劝导或要求下，可有细微活动倾向，如点头或摇头。患者平淡的表情中流露出焦虑、忧郁与痛苦。肌张力增高不明显，基本上不出现僵住、违拗、刻板动作及二便失禁。

3. 器质性木僵　表现为呼之不应，推之不动，不主动进食，缄默、抗拒、肌张力增高，可出现蜡样屈曲，二便失禁，面无表情，两眼凝视或眼球随外界物体移动。躯体及神经系统检查或实验室检查发现相应的阳性体征。

4. 心因性木僵　强烈的精神刺激后可出现木僵状态，患者可突然出现姿势不动，推呼不应，不语、呆滞、缄默、两眼凝视不动，呆若木鸡，甚至可呈现僵住状态，可有尿失禁。常伴有自主神经功能失调的症状，如心搏加速、面色苍白、瞳孔散大。一般无蜡样屈曲、违拗。木僵状态维持时间较短，迅速发生和缓解。木僵缓解后多有遗忘。

【主要护理诊断/问题】

1. **营养失调：低于机体需要量**　与不能自行进食有关。
2. **生活自理能力缺陷（沐浴、卫生、进食、如厕）**　与精神运动抑制有关。
3. **有对他人施行暴力行为的危险**　与突然进入兴奋状态有关。
4. **有受伤的危险**　与自我保护能力缺失有关。
5. **有感染的危险**　与长期卧床、抵抗力下降等有关。
6. **便秘**　与精神运动抑制有关。
7. **尿潴留**　与精神运动抑制有关。

案例 5-4B

1天后，该患者突然出现兴奋、冲动，易激惹。

问题与思考：

此时应采取何种护理措施？

【护理措施】

（一）木僵期的护理

1. 安全护理　将患者安置于便于观察照顾的单间或安静舒适的房间内，避免干扰。护理人员要注意操作、语言及态度，避免造成不良刺激。室内陈设应简洁，不应放置有危险性的物品，防止患者突然兴奋或起床时发生意外事故。抑郁性木僵患者的轻生企图十分强烈，尤其在木僵缓解期自杀成功率高，手段残忍，形式隐蔽，此阶段的护理需十分谨慎，务必做到24h不离视线，以防意外发生。

2．观察病情　护理人员要严密观察病情变化，尤其是深夜，患者的精神运动抑制状态暂时缓解，可下床活动，然后返回卧床不动，此时切不能惊扰患者，而是应静观其活动状态并详细记录，认真做好床边交接班。木僵患者一般无主诉能力，早期应密切观察，预防并发症的发生。

3．基础护理

（1）定时翻身，预防压疮：木僵患者长期卧床不动，易导致肢体局部长时间受压，血液循环受阻而出现压疮。应密切注意皮肤的变化，定时翻身、叩背，床铺要保持平整舒适无皱褶，如有潮湿、破损马上更换。

（2）呼吸道护理：患者由于服用抗精神病药物，呼吸道分泌物较多，应及时清理，保持呼吸道通畅。鼓励患者深呼吸和有效咳嗽，每隔2～3h协助患者坐起，正确拍背3～5次。

（3）二便护理：患者表现为木僵状态时易出现尿潴留和便秘，身体不适时不愿诉说，护理人员细心观察，诱导训练患者按时排便的习惯，以减少二便失禁，便后及时清洗局部，必要时灌肠和导尿。

（4）口腔护理：及时清除口腔分泌物，用生理盐水或清水每天3次清洗口腔，保持清洁，避免发生口腔感染和溃疡，避免发生吸入性肺炎和坠积性肺炎。

（5）饮食护理：此类患者存在不吃、不喝、不动即三不症状。应认真观察患者饮食和二便情况。协助患者进食清淡易消化的高膳食纤维食物，如苹果、香蕉、芹菜、韭菜、粗粮、豆类等，以防便秘的发生。饮足量的水。对不配合的患者可静脉补液或鼻饲，以保证营养和水分的供给。

4．功能锻炼　对于亚木僵状态的患者，应充分调动患者的主观能动性，指导患者主动运动。为避免因长期卧床，机体缺乏锻炼而导致肌肉萎缩等，要使患者肢体处于功能位，经常更换体位，并经常按摩肢体，活动关节，为患者上下肢按摩和捏揉。并作外展内收及内外旋转活动，反复数次。

5．健康教育　应指导患者多接触现实，按时服药，正确对待疾病，树立信心，定期复查。鼓励家属配合治疗与护理，根据家属的具体情况和特点，给予不同的启发和支持，改变他们对患者的不正确看法。

6．心理护理　应认真分析，有的放矢地做好心理护理。由于患者无意识障碍、各种反射存在，木僵解除后患者可回忆起木僵期间发生的事情，所以护理过程中应该实行保护性医疗制度。正确对待患者的病态行为，定时探望，态度和蔼，语言亲切，多关心、多体贴，使其充分感受到尊重和理解；在进行各种治疗护理操作前，给予必要的解释。尽量不要在患者面前讲一些不必要的话，更不能冷语刺激患者，而应通过语言、动作、表情、眼神给患者以关怀和鼓励。

（二）兴奋期的护理

木僵期患者可能突然转为兴奋期。这是一种突发的、猛烈的、有攻击性行为的兴奋状态，持续时间短暂，要高度警惕观察，及时发现并进行护理。此阶段需严防意外，避免暴力、冲突的发生，保护患者及病房其他患者的安全。

第五章　精神障碍患者危机状态的防范与护理

小　结

1. 暴力泛指具有攻击性的行为，可以是情绪的表达，也可以是对某一事件不满引发的结果。精神障碍患者在精神症状的影响下其暴力行为具有极强的爆发性和破坏性，但暴力并非是精神障碍患者独有的行为，暴力行为的危险因素是综合性的，包括生物、心理和社会文化因素。暴力行为预防的关键在于识别暴力先兆，及早防范，引导患者采取适应性的情绪管理方法。

2. 自杀是指有意识地伤害自己的身体，以达到结束生命的目的，分为自杀意念、自杀威胁、作态性自杀、自杀未遂和自杀死亡5种形式。多数自杀者伴有确诊的精神疾病，此外，个性特征、思维方式以及人口学、生物学、社会文化因素和躯体疾病等也是影响自杀的高危因素。WHO发布的预防自杀指南将自杀风险分为"不存在""轻微""中等""严重"和"极高"5个等级，护士应根据不同自杀风险等级采取对应的安全护理措施，针对极高风险的人群，自杀的急救及危机干预措施尤为必要。自杀是可以预防的，运用恰当的沟通技巧以提供心理支持、识别自杀征兆、对自杀意念及计划进行评估是预防的关键。

3. 出走行为是患者在住院期间，未经医生批准，擅自离开医院的行为。噎食又称急性食管堵塞，是指食物堵塞咽喉部或卡在食管的第一狭窄处，甚至误入气管，引起窒息。吞食异物是指患者吞下食物以外的其他物品。上述行为是精神科病房的常见意外事件，其防范的关键在于危险因素评估。噎食通常在进食时突然发生，轻者呼吸困难，不能发音，呼吸急促，严重者喘鸣，出现Heimlich征象。争分夺秒抢救、立即停止进食、清除口咽部食物、保持呼吸道通畅、实施Heimlich急救法是挽回生命的关键。

4. 木僵状态是指在意识清晰时出现的精神运动性抑制综合征，表现为患者的动作、行为和言语活动的完全抑制和减少。严重的木僵常见于精神分裂症，称为紧张性木僵，其他类型还包括抑郁性木僵、器质性木僵、心因性木僵。木僵分为木僵期和兴奋期。密切观察病情，完善安全护理、基础护理、功能锻炼、健康教育和心理护理是木僵的主要护理要点。

思 考 题

1. 男性，28岁。入院诊断为"躁狂发作"，易激惹、冲动。在一次午餐过程中与邻座发生口角且不听护士劝解，在沟通过程中患者突然抡起餐盘准备砸向护士。

请问：此时护士首先应该采取哪些护理措施？

2. 在与一名存在命令性幻听和被害妄想的患者沟通的过程中，患者透露他听到的声音告诉他明天下午之前他一定要消失。并且患者还向护士打听怎样的方法死起来没有痛苦。

请问：该患者目前主要的护理诊断/问题是什么？该如何处理？

3. 男性，65岁，入院诊断为"阿尔茨海默病"。该患者定向力丧失，总是念叨要出去筹备婚礼，经常在病房门边徘徊。

请问：该如何预防该患者出走？

第五章思考题参考答案

（杨冰香）

第六章　器质性精神障碍患者的护理

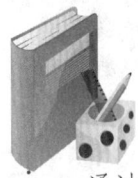

学习目标

通过本章内容的学习，学生应能够：

◎ 识记

1. 描述谵妄、痴呆、遗忘综合征的病因和临床表现。
2. 描述躯体疾病所致精神障碍的概念和常见临床表现。

◎ 理解

说明阿尔兹海默病的临床表现。

◎ 运用

运用护理程序对阿尔兹海默病患者进行整体护理。

第一节　概　述

器质性精神障碍（organic mental disorders）是指由于脑部疾病或躯体疾病引起的精神障碍。前者常称之为脑器质性精神障碍，包括脑变性疾病、脑血管病、颅内感染、脑外伤、脑肿瘤、癫痫等所致精神障碍。躯体疾病所致精神障碍是由脑以外的躯体疾病引起的，如躯体感染、内脏器官疾病、内分泌障碍等。但是，脑器质性精神障碍与躯体疾病所致精神障碍往往不能截然分开。

【常见的临床综合征】

（一）谵妄

谵妄是一组以急性、广泛性认知障碍，尤以意识障碍为主要特征的临床综合征。因急性起病、病程短暂、病情发展迅速，故又称为急性脑综合征。在社区中，谵妄较少见，但在住院患者中，特别是老年病房、急诊室和重症监护病房中，谵妄却很常见。

1. 病因及发病机制　导致谵妄的原因很多，常见的病因有感染、水电解质平衡紊乱、药物过量或中毒等。有关谵妄的发病机制迄今尚不十分清楚。目前有胆碱能假说，认为血浆乙酰胆碱等神经递质合成减少与谵妄的发生密切相关。除了颅内病变外，其他原因引起的谵妄一般只造成脑组织的非特异性改变如充血、水肿，因而病变是可逆的，预后较好。

2. 临床表现　通常急性起病，一般夜间发作，症状变化大，通常持续数小时或数天。典型的谵妄通常10～12天可完全恢复，但有时可超过1个月甚至持续达数月之久。

谵妄的特征包括：意识障碍、神志恍惚、注意力不能集中，以及对周围环境与事物的觉察清晰度降低等。意识障碍有明显的昼夜节律变化，昼轻夜重。患者白天交谈时可对答如流，晚上却出现意识浑浊。定向障碍包括时间和地点定向障碍，严重者会出现人物定向障碍。记忆障碍以即刻记忆和近记忆障碍最明显，患者尤对新近事件难以识记。睡眠-觉醒周期不规律，可表现为白天嗜睡而晚上活跃。好转后患者对谵妄时的表现或发生的事大多遗忘。

感知觉障碍尤其常见，包括感觉过敏、错觉和幻觉。患者对声光特别敏感。错觉和幻觉多以恐怖性的错视和幻视为主,如把输液器看成蛇、墙上爬满了小虫等。可继发产生片段妄想、冲动行为。情绪紊乱非常突出,包括恐怖、焦虑、抑郁、愤怒或者欣快等。

3. 治疗原则 谵妄的治疗主要包括病因治疗、支持治疗和对症治疗。

病因治疗是指针对原发性脑部器质性疾病或躯体疾病的治疗。支持治疗一般包括维持水电解质平衡,适当补充营养。应置患者于安静、昼夜光线变化鲜明、陈设简单的病室中,加强看护,防止伤人及自伤等意外的发生。针对患者的精神症状进行必要的对症治疗,可用小剂量的氟哌啶醇、非典型抗精神病药物。症状一旦控制尽早停药。

(二)痴呆

痴呆(dementia)是指较严重的、持续的认知障碍。临床上以缓慢出现的智能减退为主要特征,伴有不同程度的人格改变,但无意识障碍。多起病缓慢,病程较长,故又称为慢性脑综合征。

1. 病因和发病机制

(1)中枢神经系统变性疾病:如阿尔兹海默病、额-颞叶痴呆、路易体痴呆、帕金森病性痴呆、亨廷顿病等。

(2)脑血管病变:血管性痴呆。

(3)占位性病变:肿瘤、慢性硬膜下血肿、慢性脑脓肿。

(4)感染:脑炎、脑膜脑炎、神经梅毒、艾滋病痴呆等。

(5)脑外伤。

(6)代谢障碍:艾迪生病、库欣综合征、高胰岛素血症、甲状腺功能减退、垂体功能减退、甲状旁腺功能亢进/减退、维生素缺乏等。

(7)中毒:如酒精、一氧化碳、重金属、有机溶剂及其他物质中毒性痴呆。

(8)其他:正常压力脑积水性痴呆、癫痫性痴呆、系统性疾病所致痴呆。

2. 临床表现

(1)认知功能缺损:记忆障碍是痴呆最早出现的症状,首先是近事记忆障碍,逐渐发展为远记忆损害。理解、分析、判断能力等智能的障碍也是痴呆的主要症状,其严重程度常与记忆障碍密切相关。

(2)社会生活功能减退:痴呆患者的社会生活功能减退程度与其认知功能缺损严重程度密切相关。痴呆早期,患者的日常生活能力一般无明显损害,但职业能力有明显下降,工作效率下降。随着痴呆的进展,日常生活不能料理,需要他人照顾,严重者完全不能自理。

(3)行为和精神症状:痴呆早期,患者有一定自知力,而出现焦虑、沮丧和苦恼,常可出现消极意念。后期患者则情感淡漠、幼稚、愚蠢性欣快和哭笑无常等。

人格障碍出现较早,表现为人格改变或原先人格特征的释放,变得不爱清洁、不修边幅、随地二便、暴躁易怒、自私多疑等。

由于记忆障碍,智能减退,可引起暂时的、多变的、片段的妄想观念,如被偷窃、嫉妒和被害妄想。可有片段的幻觉,以幻听多见。可出现冲动攻击性行为,也可有自杀行为。有些患者外出乱跑、捡拾垃圾废物,出现丧失伦理道德的行为和反社会行为。

3. 治疗原则 治疗的原则是提高患者的生活质量,减轻患者给家庭带来的负担。重要环节是维持患者躯体健康,提供安全、舒适的生活环境,以及药物对症治疗。包括提供充足的营养、适当运动、改善听力和视力及躯体疾病的治疗等。

目前尚缺乏治疗认知障碍的特效药物。抗精神病药物可用于控制精神病性症状、激越行为或攻击行为。抗抑郁剂可用于痴呆伴抑郁的患者,有助于改善痴呆综合征。

(三)遗忘综合征

遗忘综合征(amnestic syndrome)又称科萨科夫综合征(Korsakoff syndrome),是由脑器

质性病理改变所导致的一种选择性或局灶性认知功能障碍,以近事记忆障碍为主要特征,无意识障碍,智能相对完好。

1. **病因与发病机制** 最常见的病因是长期大量饮酒所致的酒精中毒,酒精中毒引起B族维生素缺乏,造成间脑和边缘颞叶结构损害,如乳头体、海马、穹窿、视丘内背侧核群等。但胃癌以及严重营养不良所致硫胺缺乏亦可导致本症。其他原因包括脑外伤、外科手术、血管性病变(海马区梗死)、缺氧、一氧化碳中毒、第三脑室肿瘤、单纯疱疹病毒性脑炎、服用镇静催眠药、抗癫痫药等。病理变化主要有病损部位出血、胶质细胞增生及萎缩。

2. **临床表现** 临床主要表现是记忆障碍,以近事记忆减退突出,特别是近期接触过的人名、地名和数字最易遗忘。为了弥补这些记忆缺陷,常产生错构和虚构。患者意识清晰,其他认知功能仍可保持完好,常可伴有情感迟钝和缺乏主动性。严重记忆缺损的患者常有定向障碍,特别是对时间、地点定向不能辨别,但自我定向障碍较少见。患者很难学习新知识以及回忆既往的知识或事件,明显影响社交和职业功能。

3. **治疗原则** 治疗主要针对病因,硫胺缺乏所致者,应及时补充B族维生素,但酒精依赖患者即使经B族维生素治疗,也很少能完全恢复。

第二节 阿尔兹海默病

案例6-1A

患者,女,75岁,退休。患者3年前无明显诱因出现记忆力下降,反复诉说过去的事情,经常忘事,对于刚刚发生的事情很快就记不得了,反复找东西。后记忆力越来越差,逐渐怀疑保姆偷自己的东西。脾气变暴躁,经常摔东西。近3个月来不吃家里饭、不跟家人说话,无故外走,在自己家小区内也经常找不到家。打骂家人和保姆,乱摔东西,反复拨打110报警,诉家里来了坏人,有好多个人,要打自己,要偷自己东西。今日患者在家属陪伴下来院就诊,疑为阿尔兹海默病。

问题与思考:
护士应评估的内容包括哪些?

阿尔兹海默病(Alzheimer disease,AD)是一种中枢神经系统原发性退行性变性疾病。主要临床相为痴呆综合征。本病起病徐缓,病程呈进行性,病因迄今未明,在老年前期和老年期痴呆中AD较多见。

欧美国家患病率在5%～8%。国内有学者在4个主要城市进行调查,结果表明,65岁以上人群AD患病率,男性为3.4%,女性7.7%,总患病率为5.9%。提示我国AD患病率与欧美国家接近。

AD是一个与年龄相关的疾病,患病率随年龄增加而稳定上升。患病女性为男性的2～3倍。现有研究较一致地提示AD的危险因素有:年龄、女性、低文化程度和遗传等。

【病因和发病机制】

1. **分子遗传学研究** 在AD的发病中,遗传因素是起主要作用的因素之一,对AD患者相关致病基因的筛查已成为近年来研究的热点。目前确定与AD相关的基因有4种,分别是位

第六章 器质性精神障碍患者的护理

于21号染色体的淀粉样前体蛋白基因、位于14号染色体的早老素1基因、位于1号染色体的早老素2基因和位于19号染色体的载脂蛋白E基因。

2. 神经病理学研究 神经病理检查发现AD患者的大脑皮质萎缩、脑回变平、脑沟增宽、脑室扩大、脑重量减轻。颞叶、顶叶和海马的萎缩最明显,早发型AD更为显著。大脑皮质、海马、杏仁核、前脑基底神经核和丘脑有大量特征性的老年斑,即神经嗜银性斑。大脑皮质和海马可见大量神经元纤维缠结,含神经元纤维缠结的细胞多已呈退行性变化。

3. 神经生化研究 生化研究发现AD患者脑内乙酰胆碱、去甲肾上腺素及5-羟色胺均减少,乙酰胆碱的减少在海马部位最为明显。AD的皮质和其他脑区还发现有生长抑素水平下降、促皮质激素释放因子及其他肽类递质异常。AD患者脑内生长抑素含量的减少,在AD的发病中具有特征性,因为正常衰老过程中生长抑素没有下降。

L6-1
痴呆的精神行为症状发生率

> **案例 6-1B**
>
> 该患者精神检查结果:意识清晰,定向力不完整,不认识将其送到医院的家属,接触被动,精神检查欠合作,对与其交谈的工作人员连声道谢,查及被窃妄想、被害妄想,查及幻觉时诉家里进了坏人,情感反应较协调,意志活动增强,话多,活动多,自知力缺如。
>
> **问题与思考:**
> 请依据检查结果判断此患者目前存在哪些护理问题。

【护理评估】
(一)临床表现

本病起病潜隐,缓慢发展,患者及家人常说不清何时起病。临床表现主要为认知功能障碍,但往往还伴有非认知的精神行为障碍。

1. 记忆障碍 是AD早期突出症状或核心症状。一般病情在头2~4年进展缓慢。早期主要累及近记忆,记忆保存和学习新知识困难。表现为记忆力差,好忘事,丢三落四。严重时刚说过的话或做过的事情转眼就忘记。反复说同样的话或问同样的问题。东西常放错或丢失。对熟悉的面孔、地点感到陌生,可走失。随着病情进展,远记忆也逐渐受累,记不住自己的生辰、家庭住址和生活经历。严重时,连家人的姓名、年龄、关系和称呼都记不清。

早期有的患者对自己目前状况尚有一定自知力,知道自己记忆力不如以前。有的力图掩饰或试图弥补自己的记忆缺陷,有的则持否定态度或归咎于他人。

2. 视空间和定向障碍 是AD早期症状之一。常在熟悉的环境或家中迷失方向,如找不到厕所在哪里、走错卧室、外出找不到回家的路。画图测验不能精确临摹简单立体图。时间定向差,不知道今天是何年何月何日,不知道现在是上午还是下午,甚至深夜起床要去晨练。

3. 言语障碍 患者言语障碍呈特定模式,其顺序先是表现为找词困难、用词不当或张冠李戴。说话啰嗦冗赘,不得要领,可出现病理性赘述。也可出现阅读和书写困难,继之出现命名失能。进一步发展为语法错误、错用词类、语句颠倒,最终音素也遭破坏而胡乱发声,不知所云,或变得缄默不语。

4. 失认、失用 失认是指感觉功能正常,但不能认识或鉴别物体,如不能识别物体、地点和面容(不能认出镜中的自己)。失用是指理解和运动功能正常,但不能执行运动,表现为不能正确完成系列动作,如不会先挤牙膏再刷牙;不能按照指令执行可以自发完成的动作,如穿反衣服、鞋子；不会使用筷子等。

5．**智力障碍**　全面智力减退，包括理解、推理判断、抽象概括和计算等认知功能。患者思维能力迟钝、缓慢，不能进行抽象逻辑思维，不能区分事物的异同，不能进行分析归纳。表现为思维缺乏逻辑性，说话自相矛盾而不能觉察，如患者说"我和女儿住在一起"，问"她多大了"，答"70多了"，问"那您呢"，答"72岁"，问"那您和您女儿一般大"，答"是的"。

6．**妄想**　患者因记忆减退，不记得把东西放在哪里而出现一种具有特征性的"偷窃"妄想。因人物定向障碍，不认识家人，而认为他们是骗子，是冒名顶替者。其他常见的妄想还有家人、护理人员有意抛弃他以及配偶不忠。这些症状往往会造成家人照护困难，也是造成患者攻击家人的主要原因。

7．**错认和幻觉**　患者把电视中的人像、照片和镜中人误认为真人并与之对话；部分患者出现幻觉，幻听最常见，其次为幻视，多出现在傍晚。应注意的是，幻觉可能重叠于痴呆的亚急性谵妄症状。

8．**心境障碍**　对即将发生的事件的预期性焦虑和害怕独处都是AD患者最常见的症状。抑郁也很常见。还可出现欣快和易激惹。

9．**人格改变**　额叶、颞叶受损的患者常有明显的人格改变。患者变得孤僻、不主动交往，自私，行为、身份与原来的素质与修养不相符合，如与孩子争吃东西、把烟灰抖在别人头发里、在门前便溺、不知羞耻。常收集垃圾，乱取他人物品据为己有，甚至出现本能活动亢进。

10．**睡眠和行为障碍**　约半数患者正常睡眠节律紊乱或颠倒。白天卧床，晚上到处活动，骚扰他人。患者动作重复刻板，愚蠢笨拙，如反复开关抽屉，无目的地把东西放进拿出，反复转动门把锁，或回避交往，表现得退缩、古怪、纠缠周围人，不让家人走开。还可有藏匿物品、拾破烂、无目的漫游、攻击行为等怪异行为。行为症状往往随痴呆程度而加重。

11．**灾难反应**　指主观意识到自己智力缺损，却极力否认，在应激状态下产生的继发性激越。例如，为掩饰记忆力减退，患者用改变话题、开玩笑等方式转移对方注意力。一旦被人识破或揭穿，或对患者生活模式加以任何干预，如强迫患者如厕或更衣，患者就不能忍受而诱发"灾难反应"，即突然而强烈的言语或人身攻击发作。此反应的终止和发作往往都很突然。

12．**日落综合征**　白天烦躁，夜间失眠，定向障碍激动，猜疑，倦睡，精神混乱，共济失调或意外摔倒。躯体疾病也可诱发日落综合征。

13．**神经系统症状**　出现肌张力增高、震颤、动作迟缓等锥体外系症状，也可出现伸跖、强握、吸吮等病理反射，晚期可有癫痫样发作。

（二）健康史

了解患者生长发育情况、智力发育情况、既往躯体病史、药物过敏史、意识状态、生命体征、全身营养状况、饮食、睡眠、排泄、生活自理状况，有无烟酒嗜好、药物或精神活性物质依赖等。

（三）心理社会状况

了解患者发病前主要生活经历、性格特点、职业、受教育程度、经济状况、生活方式、家庭和社会支持系统等。

（四）治疗原则

本病病因不明，目前尚无特效疗法。治疗主要包括药物治疗和心理社会治疗。

1．**行为和精神症状的治疗**　应给予必要的对症治疗，可短时间、小剂量使用抗精神病药控制幻觉、妄想等精神行为症状。伴有淡漠、抑郁、敌意攻击、易激惹的患者，可给予抗抑郁药。应慎用可以加重认知损害的抗惊厥药和苯二氮䓬类药物。应注意药物不良反应特别是药物相互作用。当症状改善后，宜及时停药。

2．**改善认知功能的药物**　目的在于改善认知功能和延缓变性过程。迄今为止，改善认知功能的药物为数不少,有的疗效与安慰剂不相上下,有的使用后经认知功能测验评分,患者的认知有一定的改进,但仍不足以给患者的实际生活、工作能力带来助益,然而这类药物仍在不断的开发研究中。目前临床证实疗效比较好的主要有多奈哌齐和美金刚。

第三节 血管性痴呆

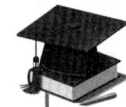

案例 6-2A

患者,男,80岁,退休。患者有高血压史,半年前突发脑梗死,后出现头痛、失眠、注意力不集中、情感脆弱,伴有焦虑情绪,经常为生活中微不足道的小事哭泣,记忆力下降,近事遗忘,计算能力下降等。患者在家属陪伴下来院就诊,疑为血管性痴呆。

问题与思考:
护士应评估的内容包括哪些?

血管性痴呆(vascular dementia,VD)是指由脑血管病变引起,以痴呆为主要临床表现的疾病,既往称为多发性梗死性痴呆。多数患者伴有高血压。一般进展缓慢,常因卒中发作,导致急性加剧,病程波动,多呈阶梯式发展,常可伴有局限性神经系统体征。VD是老年期痴呆的第二位原因,仅次于AD。国内有研究报告,在≥65岁人群中VD患病率男性为1.4%,女性为1.2%,总患病率为1.3%。VD多见于60岁以上的患者,男性多于女性。

【病因与发病机制】

导致VD的危险因素很多,包括高血压、高血脂、糖尿病、吸烟、心房颤动,以及惯于久坐的生活习惯等。目前多数学者认为,VD的病因是脑血管病变(包括出血性和缺血性)引起的脑组织血液供应障碍,导致脑功能衰退。除了脑血流量降低的程度与痴呆的严重程度呈正比外,脑血管病变的部位与痴呆的发生也有重要的关系。

案例 6-2B

该患者精神检查结果:检查合作,意识清晰,接触尚可。患者有脑卒中史。记忆力检查提示近记忆力差,自诉忘性大,记不住事情,需要用笔做备忘录,对数字的计算力出现困难,情感脆弱,诉说病史时有时哭泣。

问题与思考:
请依据检查结果判断此患者目前存在哪些护理问题。

【护理评估】

(一)临床表现

VD患者早期,除有主动性下降及轻度记忆力下降外,无明显痴呆表现。早期特征性症状是躯体不适感,以头痛、头晕、肢体麻木、失眠和嗜睡、乏力和耳鸣较多见。此外,患者注意力不集中,情绪易于激动,自我克制力减弱,情感脆弱及轻度抑郁。患者认知功能损害常具有波动性，这种波动性可能与脑血管代偿或发作性意识模糊有关。开始仅出现近记忆力障碍，但在相当长的时间内自知力存在，知道自己的记忆力下降。有的患者为此产生焦虑、抑郁情绪。智能损害有时只涉及某些局限的认知功能，如计算、命名等困难，而一般推理、判断可在相当一段时期内仍保持完好，常能觉察自身这些障碍而主动求医或努力加以弥补，人格也保持较好。

明显痴呆患者的情绪不稳，激惹性增高，可因微不足道的小事而哭泣或大笑，称为情感失禁。晚期可出现强制性哭笑或情感淡漠及严重痴呆。部分患者可出现感知觉障碍及思维障碍，亦可有各种妄想。可出现脑血管病变（出血性和缺血性）的不同神经系统定位体征。

病程以跳跃式加剧和不完全缓解相交替的阶梯式进行为特点。可长达数年甚至十余年。

（二）健康史

了解患者生长发育情况、智力发育情况、既往躯体病史、药物过敏史，意识状态、生命体征、全身营养状况、饮食、睡眠、排泄、生活自理状况，有无烟酒嗜好、药物或精神活性物质依赖等。

（三）心理社会状况

了解患者发病前主要生活经历、性格特点、职业、受教育程度、经济状况、生活方式、家庭和社会支持系统等。

（四）治疗原则

针对高血压及动脉硬化进行内科处理。对符合外科手术指征者应及时进行手术治疗。脑缺损功能的康复治疗亦十分重要，应尽早进行肢体被动活动、主动活动和各种功能康复的训练及治疗。精神症状较明显时，可使用小剂量的抗精神病药物治疗，症状一旦控制，即可停药。

第四节 脑器质性精神障碍的护理

【主要护理诊断/问题】

1. **认识环境受损综合征** 与认知受损有关。
2. **有暴力行为的危险（对自己或他人）** 与极度焦虑或惊恐、幻觉妄想状态等有关。
3. **有受伤的危险** 与幻觉妄想或兴奋不安、定向障碍、行为障碍等有关。
4. **营养失调（低于机体需要量）** 与失认、失用、生活自理能力下降、情绪紧张或抑郁等有关。
5. **睡眠型态紊乱** 与情感障碍、环境或生活方式改变、生活不规律等有关。
6. **有感染的危险** 与体质下降、生活自理能力下降等有关。
7. **部分自理能力缺陷** 与认知障碍、精神症状等有关。

【护理措施】

（一）基础护理

1. **提供安全和安静的环境** 患者极易受到环境的影响，导致躁动不安，躯体和精神症状加重。病室内光线适中、颜色淡雅、环境整齐、舒适、安全、物品简单化并备有抢救物品；地面防滑、床的高矮适中，床单位整洁。房间内应备有数字清晰的钟表和日历，方便患者对时间的辨认。

2. **皮肤护理** 患者因病程长、活动少、卧床时间多而导致免疫力降低，易发生呼吸道、泌尿系统等部位感染或皮肤组织损伤，出现压疮等问题。

（1）鼓励或指导患者完成晨晚间护理，尽可能保持生活自理能力。

（2）定期督促患者洗澡、更衣、理发、剃须、剪指（趾）甲。

（3）对于生活完全不能自理的患者，要协助患者保持皮肤清洁，完成日常洗漱、口腔护理、会阴护理。定时翻身、按摩骨突和受压部位；保持床单位的清洁整齐干燥，避免发生皮肤组织损伤。

3．维持正常的营养代谢　急性期的患者由于多种原因摄入量少，部分痴呆患者可出现不知饥饱、暴饮暴食等问题，护理人员应协助患者维持正常的营养摄入，保证足够的热量、蛋白质、维生素和水的摄入。

（1）为患者准备舒适的进餐环境，减少患者进餐前不愉快的心情和不良刺激。

（2）允许患者选择个人喜好的食物，鼓励患者与其他人共同进餐，增加患者进餐兴趣及食欲，建立良好的进餐习惯。

（3）为患者提供合理的膳食，准备固体或糊状食物为佳，如进食半流食或液体食物要注意以汤勺喂食。

（4）存在吞咽困难的患者要有专人护理进食，同时严格执行"一慢一少"的护理方法（即进食速度慢，一次进入口中的食量少），喂食时患者采取半坐卧位，进食后让患者维持半坐卧位20~30min后恢复卧位，以防止呛咳、误吸和噎食情况发生。

（5）对意识障碍、吞咽反射和呕吐反射减弱的患者，暂不从口进食和饮水，采取胃肠外营养等途径保证营养的摄入。

（6）针对暴饮暴食、不断索取食物、不知饥饱、捡拾秽物的痴呆患者，安排其单独进餐，限制进餐量，帮助患者保管零食，或者借助一些活动转移患者对食物的注意力。

4．睡眠护理

（1）创造良好的睡眠环境，病室内空气新鲜、温度适宜，医护人员注意"四轻"，夜间避免重复性操作，减少干扰患者的外界因素。

（2）夜间开暗灯帮助患者减轻紧张、焦虑、恐惧与辨认方向困难等问题。

（3）睡前避免与患者进行长时间的谈话和过多活动，避免过饱或饮水过多，造成患者夜间兴奋或多次排泄而影响睡眠质量。

（4）合理安排活动，让患者尽快适应环境和生活方式的改变，减少夜间不能入睡的诱因。

（5）指导患者采取按摩、温水泡脚、全身放松等辅助睡眠的方法。

（6）记录睡眠时数，保证患者充足的睡眠。

（二）症状护理

1．意识障碍

（1）持续评估患者的生命体征：监测患者的体温变化，如高热应积极采取降温措施，减少脑组织的耗氧量，保护脑细胞，防止脑水肿，同时注意保暖。监测血压的波动，血压应控制在正常范围，避免血压持续升高而诱发脑部多发性梗死或出血。观察脉搏频率及呼吸节律，以尽早发现脑部的损伤症状。

（2）密切观察患者意识障碍程度：①轻度意识障碍患者表现为对周围环境缺乏认知能力、定向力不完整、反应迟钝、注意涣散、自理能力出现缺陷等。护理人员要监护病情发展情况，关心照顾生活，避免激惹患者，避免患者单独活动，防止摔伤及意外。②对癫痫大发作伴有意识障碍患者，要及时采取急救措施。出现先兆时，让患者立即平卧，避免摔伤；发作时保持呼吸道通畅，及时使用牙垫防止咬伤舌部，保护好四肢，不能用力按压患者肢体，防止骨折和脱臼；发作后，让患者卧床休息减轻头痛。同时观察意识恢复情况，防止出现癫痫持续状态。③谵妄状态时，患者对声光特别敏感，恐怖性的错视和幻视常见，使患者恐惧、紧张、躁动不安，常有突然的、无目的的、强烈的冲动和攻击行为。要安排专人看护，设床档，防止患者坠床或摔伤，必要时采取保护性约束措施；密切观察病情变化，重视患者特殊行为的先兆症状，注意患者突然变得安静是否是昏迷状态；持续监测患者暴力行为，防止自伤及伤人。重视患者幻听、幻视内容，严禁患者单独活动，将有躁动、易激惹、自杀倾向的患者分别安置，避免互相伤害，加强危险物品管理，限制患者活动范围，减少各种不良刺激。护士定时巡视，及时清除环境中的障碍物，减少环境中潜在的危险因素；保证谵妄状态时患者有效休息及睡眠，防止死亡和并发症的发生。

（3）脑疝的观察与护理：患者瞳孔出现时大时小，或一侧大一侧小，对光反射迟钝，散大瞳孔的对侧肢体无力或瘫痪，意识由清晰转为嗜睡、朦胧甚至昏迷，应考虑脑疝的可能，要配合医生做好急救准备。

2．智能障碍

（1）合理安置患者床位：与兴奋躁动患者分开安排，以免被伤及。

（2）协助患者生活护理：防止感染及躯体并发症的发生。

（3）密切观察生命体征：部分痴呆患者由于年老体弱，基础代谢率低，可出现各种脏器功能衰退、体温偏低，如患者体温高于37℃时，护士应引起高度重视。血压如突然增高，要警惕心力衰竭、心绞痛及脑血管意外的发生。

（4）注意患者安全：①对年老体弱、步态不稳、肢体活动不便又丧失记忆的患者，如下床活动、如厕、洗澡、外出，需要有人陪伴搀扶协助，防止跌伤、骨折和走失；②患者居住环境和活动场所应适应老年人的特点，床不宜太高太软太窄，常用物品放于患者易于拿到的地方，地面平坦、干燥、防滑，走廊、浴室、厕所有扶手，各种标记醒目、便于识别，厕所保持干净，为坐式；③患者记忆力出现问题，经常丢失东西，错拿他人东西，睡错床铺，找不到病室，患者活动时一定要有人陪伴，患者的物品要有人协助管理；④对情绪不稳的患者应多劝慰，尽量减少激惹；⑤对兴奋躁动的患者，注意安全，护理操作时动作要轻，避免外伤和骨折；⑥加强危险物品的管理，不能让患者单独使用锐器类物品，不能让患者单独接触开水，减少意外事件的发生。

（5）加强生活技能训练：持续评估患者需求，帮助患者提高生活质量，建立自理模式，延缓生命的终结。①建立良好的治疗性护患关系，耐心倾听患者的主诉，在保持有效沟通的基础上得到患者的信任，满足患者需求；②根据患者需要制订科学的护理计划，对患者现存的生活技能缺陷给予有效的帮助，循序渐进、从易到难地训练患者的记忆，如反复告诉患者主管医生、主管护士、照顾者的姓名、病室的位置、饭厅及厕所的方位等，并及时对护理效果进行评价；③对丧失自理能力的患者，护理人员要帮助其维持自理型态和自尊，教会患者独立使用生活用具，如洗脸、刷牙、梳头、自己拿取食物、上厕所时自己穿脱衣裤、自己洗澡及正确表达需要的方法；④安排患者锻炼脑部和手部功能的协调，如折纸、描字画、下棋、搭积木等。

（6）提供接触社会活动的场所与信息：为患者提供参与符合其认知水平的社会活动。鼓励患者与他人多交往，增加患者对生活的兴趣，在与人交往的过程中达到改善人际关系的目标。激发患者有益于身心健康的爱好和生活技能学习的兴趣，促使患者最大限度地保持和恢复现存的沟通能力和社会功能。

（7）药物治疗护理：密切观察患者用药后精神症状是否得到改善，用药后是否出现不良反应，如吞咽困难、尿潴留、麻痹性肠梗阻、直立性低血压等。护理人员发现此类不良反应后，应及时与医生沟通，采取有效措施，对症处理。

（三）心理护理

1．入院阶段 ①建立良好的护患关系，尊重和理解患者，给患者心理上的支持和安慰，使患者尽快熟悉住院环境、稳定情绪，取得患者的信任，达到配合治疗的目的；②与患者或照顾者共同制订短期的护理计划，缓解患者的紧张、焦虑和不安情绪。

2．治疗阶段 ①持续评估患者的病情变化及心理需求，采用图片、文字等资料，通过讲解、示范等方式有计划、有目的地向患者介绍配合治疗的重要意义、全程的治疗计划及用药注意事项，调动患者坚持治疗的积极性；②对焦虑或情绪低落的患者，要密切观察患者的言行，以耐心、缓慢或非语言的方式表达对患者的关心和支持，帮助患者了解和认识疾病的性质，利用治疗性沟通技巧协助患者表达自己的想法，调动患者的积极情绪，阻断负向的思考，学会自我调节和控制情绪的方法；③对自杀倾向的患者要有针对性地进行心理护理，使患者能面对现实，认识自己所患疾病，正确分析幻觉妄想内容，减少患者的负向评价；④对冲动和易激惹的患者，用亲切和耐心的态度、镇静而温和的语言，帮助患者控制情绪，分析病态思维，建立社会能接受的行为模式，对在幻觉和妄想支配下出现的过激行为，要及时疏导和阻止。

3. 康复阶段 ①患者意识恢复正常后，要耐心帮助患者尽量认识、分析并努力解决与发病有关的心理社会问题，制订具有可行性、可操作性的健康教育目标；②根据患者的年龄、体能、自身的能力、认知水平，制订康复计划，协助患者建立疾病恢复后的生活方式；③指导患者了解疾病复发先兆，建立主动求医愿望，掌握自护方法；④教会患者正确处理与自己有关的社会矛盾和生活事件，尽量避免有害的应激源对自身的不良影响，协助患者维持身心平衡，使其在生理、心理各方面都处于接受治疗和指导的最佳状态，达到维护健康、预防疾病、促进康复的目标；⑤指导患者主动向医护人员表述自己的不适。

（四）健康教育

1. 告知患者及家属本病与脑部器质性病变的关系。当原发疾病得到控制后，精神症状可以减轻或消失；但部分患者的精神症状可能会持续很长时间或转为慢性状态。为了使精神症状能够尽快地恢复，避免导致严重的后果，应积极治疗原发疾病。

2. 在疾病的急性期，精神症状以意识模糊、兴奋为主，此时应尽快带患者就医，避免自伤、伤人等冲动行为的发生。在疾病的慢性期，患者主要以记忆力减退、智能减退和人格改变为主，此时应主要照顾好患者的日常生活，防止发生营养缺乏、感染、跌伤、骨折、压疮等。

3. 指导家属掌握观察病情变化的方法，如发现患者情绪不稳定、激惹性增高、抑郁、焦虑，或出现幻觉、妄想等应及时就诊。

4. 告知家属患者所服药物的名称、剂量、服用方法和常见的不良反应等。指导家属妥善保管药物，帮助患者按时服药，坚持复诊。

5. 家属应多关心患者的生活，协助患者克服由于残留智力减退、行为障碍、人格改变等后遗症引起的生活困难，如为患者准备一些标记（写有患者姓名、血型、家庭住址）缝在衣服上。尽量避免患者单独外出，家庭居住设施应简单安全，以免患者走失或受伤。家属应尽量保持患者病前的生活习惯，避免患者因生活改变而导致的紧张、焦虑。家属要体谅和分享患者的内心感受，多与患者交流，帮助患者回忆有意义的往事，鼓励患者。同时要帮助患者解决生活中的实际问题，加强对患者的监护和管理，防止意外。

第五节 躯体疾病所致精神障碍

躯体疾病所致精神障碍（mental disorders due to systematic diseases）是指由中枢神经系统以外的各种躯体疾病造成中枢神经系统功能紊乱所导致的精神障碍的总称。包括躯体感染所致精神障碍、内脏器官疾病所致精神障碍、营养代谢疾病所致精神障碍、内分泌疾病所致精神障碍、染色体异常所致精神障碍、物理因素引起疾病所致精神障碍等。此外，饥饿、疲劳、手术所致的精神障碍也归属于本病范畴。临床上可出现各种类型的精神异常的表现，例如意识障碍、记忆和注意障碍、智能障碍、人格改变、精神病性症状（如幻觉、妄想等）、各种情感障碍、行为障碍等。

【病因和发病机制】

躯体疾病导致患者出现精神症状主要是因为躯体疾病所导致的中枢神经系统功能紊乱。可以由以下途径造成患者中枢神经系统功能紊乱，进而出现精神症状：代谢障碍、中枢神经系统缺氧、毒性物质作用于中枢神经系统、水和电解质代谢紊乱、酸碱平衡失调、神经生化改变造成中枢神经系统功能紊乱、躯体对各种外源性有害因素的应激反应。患者的遗传因素、营养状况、当时的功能状态以及患者的家庭、社会环境等也参与发病。特别需要注意的是情绪因素对躯体疾病导致精神障碍的作用。

【临床表现的共同特点】

1．精神障碍的发生、发展、严重程度及其转归等情况与所患躯体疾病的病程变化相一致。

2．精神症状在许多情况下呈现出夜间症状加重、突出，白天症状减轻或消失的所谓"昼轻夜重"的现象。

3．应该有相应躯体疾病的症状、体征以及实验室检查的阳性发现。

【常见临床表现】

（一）急性脑病综合征

主要特点是起病较急，以意识障碍为主要表现，其余的症状均在此基础上发生。主要表现为在意识清晰度改变的情况下，出现错觉、幻觉、思维不连贯、瞬时记忆和近事记忆受损、定向障碍、情感异常（如易激惹、焦虑、恐惧、欣快、淡漠、抑郁）等，并伴有不协调的精神运动性兴奋。

（二）慢性脑病综合征

慢性脑病综合征是由慢性躯体疾病引起的，或发生于严重躯体疾病之后的，或是由急性脑病综合征迁延而来的一组精神障碍综合征的总称。其共同表现为缓慢发病、病程迁延和不伴意识障碍。主要的表现有智能障碍、人格改变、遗忘综合征。慢性脑病综合征还可以抑郁综合征、躁狂综合征、精神分裂综合征、各种焦虑及相关障碍（如焦虑、强迫、疑病、癔症样表现等）为其主要的表现形式。上述各种症状和综合征可以表现得非常典型，也可以表现得不典型，也可以两类不同的表现出现在一个患者身上。

【治疗原则】

1．**病因治疗** 积极治疗原发的躯体疾病。

2．**支持治疗** 保证营养，维持水、电解质和酸碱平衡，改善中枢神经系统功能。

3．**控制精神症状** 如抗抑郁、抗躁狂、治疗精神病性症状、控制兴奋躁动、心理治疗等。对于具有各种躯体疾病背景的患者来说，治疗精神症状应该充分考虑到精神药物对于所存在的躯体疾病的影响。

4．**加强对躯体疾病和精神症状的护理** 如防自杀、防冲动伤人和毁物、防走失、保暖、清洁、消除紧张恐惧情绪等。

【常见的临床类型】

（一）躯体感染所致精神障碍

躯体感染所致精神障碍是由于各种细菌、病毒、真菌、螺旋体、寄生虫等作为病原体造成中枢神经系统以外的全身感染所产生的精神障碍。

急性期感染常见的精神症状主要包括：①意识障碍，这是绝大多数急性感染患者所表现的基本症状。有的患者可表现为意识清晰度下降，如嗜睡、昏睡等；有的患者可表现为意识范围缩窄；有的患者则呈谵妄状态。意识障碍的程度随体温的变化而加重或减轻。意识障碍有昼轻夜重的特点。②精神病性症状，患者在没有意识障碍的情况下，可以出现各种幻觉、妄想、思维联想障碍等精神病性症状。幻觉以幻视和幻听较为多见，内容较为固定。③患者还可出现行为紊乱、欣快或情感高涨、情绪低落等。

感染后期或恢复期的精神症状：①焦虑及相关障碍。患者可出现焦虑综合征、疑病综合征、脑衰弱综合征等表现。②人格改变。见于儿童严重的躯体感染后，主要表现为行为模式的改变，如出现冲动攻击性行为、多动、任性、说谎等，较为少见，但一旦出现，则难以消除。

早期诊断、早期治疗非常重要，首先根据感染的病原体的种类和感染的性质，给予相应的抗感染治疗，这是最根本的病因治疗；同时要积极处理躯体症状，选择相应的精神药物。

（二）内脏器官疾病所致精神障碍

心、肺、肝、肾等主要内脏器官疾病所造成的相应器官的结构改变和功能障碍是引起这类精神障碍的直接原因。其他相关因素，如遗传素质、生活事件等，也参与发病。发病机制主要是，心、肺、肝、肾等重要内脏器官疾病通过导致脑供血、供氧不足，代谢产物积累或水、电解质紊乱等造成中枢神经系统功能紊乱，进而导致各种精神障碍的产生。

1. **肺脑综合征** 又称为肺性脑病，是由严重的肺部疾患导致的精神障碍的总称。其临床表现主要有：①意识障碍，这是肺脑综合征的最主要表现。患者的意识障碍可以表现为嗜睡、昏睡、谵妄等，严重者可以出现昏迷。②脑衰弱综合征，在肺部疾病进展缓慢、肺功能较好的患者，或在出现意识障碍以前，许多患者均可有易疲劳、记忆力下降、注意不集中、睡眠差、情绪不稳定等脑衰弱综合征的症状。③有的患者可以出现幻听、幻视、关系妄想、被害妄想等精神病性症状。

2. **心脑综合征** 是指各种心脏疾病所致的精神障碍。冠心病患者以焦虑、抑郁最常见。在心绞痛发作或心肌梗死时，可出现焦虑不安、紧张恐惧及濒死感，部分患者出现意识障碍。风湿性心脏病患者脑衰弱综合征常见；有的患者可以出现情绪低落、兴趣下降、疲乏无力、言语动作减少、思维迟缓等症状，部分患者可出现片段的幻视、幻听以及关系妄想、疑病妄想等精神病性症状；病程持续时间较长者，可出现性格改变。

3. **肝性脑病** 是指严重的肝疾病引起的以中枢神经系统功能障碍为主要表现的综合征。前驱期精神障碍以情绪障碍和行为异常为主，患者可表现为欣快激动或情感淡漠，伴有乏力、反应迟钝、生活懒散和意志减退，少数患者可出现嗜睡；昏迷前期主要表现为明显的嗜睡，伴有定向障碍和认知功能减退，随着病情的加重可出现谵妄；昏睡期患者的精神障碍主要表现为意识清晰度明显下降，不能被完全唤醒；若病情不能控制，即进入昏迷期。

4. **肾性脑病** 慢性肾衰竭早期患者可出现疲乏、记忆力下降、注意力不集中以及各种不同类型的睡眠障碍；患者也常出现抑郁和焦虑等情绪障碍；随着肾功能损害程度的进一步加重，进入肾衰竭期以后患者会出现人格改变，表现为敏感多疑、固执自私、易冲动；有些患者出现睡眠不安腿综合征；尿毒症期患者可出现错觉、幻觉、妄想等精神病性症状，也可出现兴奋、躁动和谵妄，直至出现昏睡、昏迷等严重症状。透析时还可出现透析性脑病，主要表现为兴奋、精神错乱、昏迷等，还可伴有头痛、恶心、呕吐、痉挛发作。

（三）内分泌疾病所致精神障碍

内分泌疾病所致精神障碍是指由内分泌疾病引起该内分泌功能亢进或低下所致的精神障碍。本节仅介绍较为常见的甲状腺功能异常所致精神障碍。

1. **甲状腺功能亢进所致精神障碍** 主要表现为精神运动性兴奋，包括失眠、话多、烦躁、易激惹等，患者精神运动水平常明显提高，与躁狂发作的表现有类似之处，但缺乏典型的愉悦心境。严重者可出现精神病性症状如幻听、幻视和被害妄想、关系妄想等。甲状腺危象患者可出现发热、谵妄甚至昏迷。

2. **甲状腺功能减退所致精神障碍** 成人期甲状腺功能减退所致精神障碍主要表现为：①抑郁综合征；②情感平淡或情感淡漠；③幻觉、妄想等精神病性症状；④智能障碍，患者可以出现智能的全面减退，如果及时发现并治疗原发性疾病，智能障碍是可逆的；⑤黏液性水肿性昏迷，一般在冬季发生，老年患者多见。在发生昏迷以前，一般有畏寒、嗜睡、体温下降等前驱表现。婴儿期甲状腺功能减退,绝大多数患者的临床表现都是在躯体发育明显障碍的情况下伴有明显的智能发育迟滞。

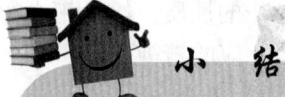

小　结

1. 器质性精神障碍是指由脑部疾病或躯体疾病引起的精神障碍。临床常见综合征有谵妄、痴呆和遗忘综合征。

2. 阿尔兹海默病是一种中枢神经系统原发性退行性变性疾病。主要临床相为痴呆综合征。起病潜隐,缓慢发展,患者及家人常说不清何时起病。临床表现主要为认知功能障碍,但往往还伴有非认知的精神行为障碍。

3. 血管性痴呆是指由脑血管病变引起,以痴呆为主要临床表现的疾病。多数患者伴有高血压。一般进展缓慢,常因卒中发作,导致急性加剧,病程波动,多呈阶梯式发展,常可伴有局限性神经系统体征。

4. 护理脑器质性精神障碍患者时,应全面评估患者,确定护理问题,在进行基础护理的前提下,完成症状护理和心理护理,加强对患者和家属的健康宣教,延缓或推迟病程进展。

5. 躯体疾病所致精神障碍是指由中枢神经系统以外的各种躯体疾病造成中枢神经系统功能紊乱所导致的精神障碍的总称。临床上可出现各种类型的精神异常的表现,例如意识障碍、记忆和注意障碍、智能障碍、人格改变、精神病性症状(如幻觉、妄想等)、各种情感障碍、行为障碍等。

思　考　题

1. 案例6-1中,该患者存在的最主要护理问题是什么?
2. 案例6-2中,为保证患者安全应采取哪些护理措施?
3. 患者,女,76岁,小学文化,无业。患者2年前无明显原因及诱因出现记忆力减退,经常丢三落四,常因此反复买同样的东西。容易发脾气,有时摔门摔东西,不讲卫生,生活自理能力下降。以上表现逐渐加重。3个月前患者无明显原因病情加重,记不住事,行为乱,常外走,见到人就邀请到家里;有时无故说自己要死,打自己,曾有一次拿着菜刀说不想活了,经人劝说后将刀扔到地上,随后忘记此事;对家人发脾气,不认识家人,有时称儿子是自己的哥哥。生活不能自理,不能正常交流,不能理解别人说话。睡眠差,有时整夜不睡;饮食不规律,只吃点心。在家人陪伴下来院诊治。

入院精神检查:意识清楚,时间、地点、人物定向力差。接触差,语量多,语速快,语调欢快。记忆力明显下降,反复告知患者也不能记住医生的姓氏;注意力欠佳,容易受周围环境的影响。计算力、智能、言语理解能力下降。情绪不稳定,与周围环境协调性欠佳。自知力差,不认为自己有病,不愿住院治疗。

请问:结合案例,提出5条该患者的护理诊断。

(张海娟)

第七章 使用精神活性物质所致精神和行为障碍的护理

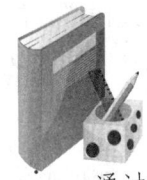

学习目标

通过本章内容的学习，学生应能够：

◎ 识记
1. 复述滥用、依赖、耐受性和戒断反应的概念。
2. 说出酒精使用或其他精神活性物质使用具体情形的评估要点。
3. 列举急性发作期和精神活性物质戒断期的护理要点。

◎ 理解
1. 归纳精神活性物质所致精神和行为障碍的病因。
2. 总结躯体依赖和心理依赖的区别。
3. 比较不同精神活性物质戒断反应的不同之处。
4. 概括酒精所致精神和行为障碍的心理、社会支持要点。

◎ 运用
1. 识别不同阶段的酒精戒断反应并提供相应的护理。
2. 针对酒精所致精神和行为障碍的患者实施预防复发指导。

精神活性物质（psychoactive substance）又称物质（substance）或成瘾物质、药物（drug），指来自体外，可改变人类情绪、行为、意识状态，并可使人产生依赖的一类化学物质。常见的精神活性物质有酒精、镇静催眠类药物、阿片类、苯丙胺类、可卡因、吸入剂、致幻剂、苯环利定（天使尘）、大麻、咖啡因和尼古丁等。使用这些物质会使人在产生生理、心理满足感的同时，导致行为或反应方式的改变，使精神活动能力或社会功能明显下降。

第一节 概 述

精神活性物质的滥用影响着所有年龄段、文化背景和社会经济群体，包括男性和女性。长久以来，人们使用酒精和其他精神活性物质来产生一种愉快、积极或欣快的意识状态。酒精和毒品等精神活性物质的滥用导致了严重的健康问题和社会问题，造成了沉重的社会负担。

【护理评估】

（一）基本概念

1. **使用**（use）　个体将某种化学物质摄入体内，其目的在于改变自身的意识状态。

2. **滥用**（abuse）　长期而反复地使用化学物质导致不良后果。出现多种适应不良，如不能履行工作或学习职责；躯体损伤导致的功能障碍，如机械操作的失误；反复发生社会问题，

流行病学

如打架斗殴。

3．依赖（dependence） 依赖是一系列的认知、行为及生理的症状，尽管个体知道产生了严重的问题，但仍继续使用成瘾物质。

4．物质依赖（substance dependence） 是带有强制性的渴求、追求与不间断地使用某种药物或物质，以取得特定的心理效应，并借以避免断药时所出现的戒断综合征的一种行为障碍。物质依赖包括精神依赖和躯体依赖两种情况，且有耐受性与戒断反应的问题。

（1）躯体依赖（physical dependence）：指由于反复使用某种药物或物质所造成的一种躯体的适应状态，即产生了生理上的依赖，一旦停止使用，会导致身心不适，即戒断症候群，包括焦虑、失眠、易怒、坐立不安、注意力不集中等，这种反应因物质而异。而戒断症候群导致的不适情形，正是物质滥用者无法彻底戒除，反而持续使用物质的重要原因。

（2）精神依赖（psychological dependence）：是指用药后产生一种愉快满足或欣快的感觉，并在心理上驱使滥用者具有一种要周期性地或连续性地用药的欲望，从而产生强迫性的用药行为，以便获得满足或避免不适感。心理依赖构成药物或物质滥用和依赖的主要特征。

5．成瘾（addiction） 从生理角度，对精神活性物质的成瘾是因为对物质使用的增加导致了细胞改变，其主要的临床特点是出现了耐药性，并在停药时产生戒断症状。从心理学角度，成瘾是一种不计消极后果的药物使用冲动。

6．戒断反应（withdrawal reaction） 是当停止或减少药物使用时产生的生理及心理上的症状，其机制是由于长期使用精神活性物质后，突然停用引起的适应性反跳。这些症状互不相同，取决于药物使用时间的长短和剂量的大小，并表明已产生了对物质的耐受性。

7．耐受性（tolerance） 是指反复使用某种物质后，脑部及身体已适应较高的物质浓度而导致对该物质的反应降低，若欲达到与初期使用相同的效应，必须加大剂量。交叉耐受性是指对某种精神活性物质产生了耐受，往往对同类药理作用的物质也产生耐受性，如吗啡与其他镇痛剂、酒精和许多镇静催眠药之间常发生交叉耐受现象。

8．中毒（intoxication） 由于摄入或使用某种物质而引起的可逆的特定药物综合征。

9．复发（relapse） 再次回到不可控制的物质滥用状态。

（二）病因与发病机制

精神活性物质的滥用不是单一因素造成的，生物、心理和社会文化等多重因素共同参与了精神活性物质使用的整个过程。

1．生物因素 人类和动物一旦形成依赖，其中枢神经系统的递质、受体就会发生一系列的变化，故有学者将依赖行为定义为慢性脑部疾病，从这个意义上来讲，依赖和其他躯体疾病的本质相同。

（1）遗传因素：对家系、双生子及寄养子研究发现，基因决定了药物的易感性。目前发现有2个途径将这一易感性从上一代传至下一代，一是直接遗传，二是通过间接的方式，将反社会人格传给下一代。家系研究表明，药物依赖或滥用家系成员中，药物滥用、酒精滥用、反社会人格的相对危险性分别为对照家系的6.7倍、3.5倍和7.6倍。在双胞胎研究中，发现酗酒深受遗传影响，例如父亲为酗酒者，子女有相同行为的比例也比一般人高；也有研究指出其子女有明显的快速脑波活动，生理上对酒精的反应较敏感。

（2）生化因素：位于边缘系统的"犒赏系统"是导致药物依赖的结构基础，药物对犒赏系统的作用如欣快感和陶醉感是产生精神依赖及觅药行为的根本动因。反复长期用药，会使刺激犒赏中枢发出愉悦信号的神经元发生适应性变化，改变强化机制和动机状态，出现耐受性、戒断症状、渴求等病理生理改变。机体物质代谢的速度与依赖的形成有关。代谢速度不同，对精神活性物质的耐受性就不同，依赖的易感性也不同。酒精在体内需由乙醛脱氢酶来协助代谢,但东方人体内普遍缺乏乙醛脱氢酶,饮酒后乙醇代谢成乙醛,但乙醛不能转变为乙酸,致使乙醛在体内堆积,少量饮酒即出现潮红、心动过速等不适症状,个体因此不敢继续饮酒。

2. **心理因素** 研究发现,有以下性格特征者易对精神活性物质产生依赖:自尊心低、反社会人格、品行障碍(逃学、违纪等)、情绪控制较差、易冲动、缺乏有效的应对机制、追求即刻满足、对挫折的耐受性低等。但目前还无研究证明是上述个性问题导致了吸毒,还是吸毒改变了个性,抑或是两者相互影响。

3. **社会因素**

(1) 文化影响:文化对物质使用的影响不小,如有些国家在举行宗教仪式时,利用大麻来增加气氛,使滥用大麻成为合法的行为;拉丁美洲、美国南部及中国,不论婚丧喜庆,都要饮酒助兴,此类行为易助长酗酒行为。社会风气的影响也很显著,当今各种娱乐场所新型毒品的泛滥使得青年人群的新型毒品使用率高。

(2) 道德观点:有学者认为,习惯和价值观决定个人是否成为瘾君子。在新加坡使用禁药的发生率极低,认为是严格的法律、社会价值和道德规范的影响。

(3) 人际互动影响:在青少年群体中这一因素尤为重要,青少年可能因为好奇,并想寻求同伴的认同,容易在朋友的邀约及怂恿下尝试使用,例如近年来聚会中常使用摇头丸或麻果,使某些青少年从好奇、新鲜、偶尔为之,慢慢导致成瘾,成为物质滥用者。

(三) **精神活性物质的分类**

精神活性物质的种类很多,范围很广,分类方法也有多种。从其来源看,可分为天然药物、半合成药物和合成药物三大类。从其自然属性看,可分为麻醉药品和精神药品。从其流行的时间顺序看,可分为传统药物和新型药物。传统药物一般指鸦片、海洛因等鸦片制剂。新型药物主要指冰毒、摇头丸等人工化学合成的致幻剂、兴奋剂类毒品。依据ICD-10的分类标准,精神活性物质主要分为麻醉药、中枢神经抑制剂、胆碱能拮抗剂、吸入剂、致幻剂和兴奋剂6类。

ICD-10 精神活性物质分类

(四) **临床特征**

持续大量地使用某一物质,则为病态的滥用;若过量使用,往往导致耐受性、躯体依赖、心理依赖、中毒现象。然而并非所有物质均可产生这些现象,不同类型的精神活性物质导致的生理、认知、情绪和行为方面的影响存在差异,中毒反应和戒断症状也各不相同,护士应根据相应的临床特征提供护理,具体见表7-1。

表7-1 不同种类精神活性物质的临床特征

物质种类	影响	中毒反应	戒断症状
麻醉药	生理:嗜睡、呼吸抑制、瞳孔缩小、缓解疼痛、全身无力、恶心、便秘等 认知:判断力受损、对外界事物及环境漠不关心、认知能力减退 情绪:不正常的欣快感,会因为渴求而出现易激惹、仇视、猜忌等情绪。常合并有重型抑郁症 行为:冲动、易与他人冲突、出现暴力行为、会不顾一切及不择手段地获取药物,出现经济与社会问题,社交功能差	呼吸、循环受抑制或停止,昏迷	对物质的强烈渴求、焦虑不安、失眠、恐慌、颤抖、痉挛、流泪、盗汗、瞳孔放大、血压和体温升高、脉搏和呼吸加快、腹泻

续表

物质种类	影响	中毒反应	戒断症状
酒精	生理：韦尼克脑病（Wernicke encephalopathy），中枢神经抑制如肌肉协调障碍、快速眼动睡眠缩短、易疲倦、头痛、消化系统症候群、营养（维生素B_1、蛋白质）缺乏 认知：认知、判断与计算能力下降，言语不清，话多，注意力不集中，记忆力减退，思维扭曲或偏激 情绪：焦躁不安、情绪控制差、情绪起伏大，由欣快感进入忧郁、敌意、恐惧、猜忌、依赖、退化或抑制，无助与无力感 行为：行动不稳定，易冲动或易发生争执与暴力行为，无法执行社会角色与功能	意识不清、昏迷、呼吸抑制，可能死亡	持续5～7天，先出现焦虑、厌食，然后双手、眼睑及舌颤抖、恶心、呕吐、疲倦、失眠、发热、血压上升、心悸、流汗、酸中毒
镇静催眠药	生理：快速发挥中枢神经抑制作用，肺功能降低，协调功能受阻，易疲劳，嗜睡，若与酒精合用易导致昏迷 认知：判断力与记忆力受损，出现思维混乱、自我控制能力减退和言语不清等急性反应 情绪：焦躁不安、欣快感 行为：忽视日常生活作息，协调功能差，易发生意外	意识障碍、眼球震颤、血压下降、呼吸抑制，严重者致死	恶心、呕吐、焦虑、易怒、失眠，严重者产生幻觉，出现谵妄
吸入剂（有机溶剂）	生理：吸入5min后出现症状，头晕，步态欠稳，恶心、呕吐，食欲差、眼球震颤、复视、肌腱反射降低 认知：口齿不清，认为自己能控制、主宰一切，思维与判断能力差，记忆力减退 情绪：欣快感、兴奋与漂浮感 行为：易出现冲动与攻击性行为，易发生人际冲突和意外事件	昏迷甚至抑制呼吸中枢而死亡	较轻微，如失眠、恶心、呕吐
致幻剂（K粉）	生理：心动过速、血压升高、恶心、呕吐、震颤、肌肉强直 认知：判断力下降 情绪：短暂失忆、幻觉、谵妄 行为：协调性变差	急性中毒症状为抽搐、意识混乱、颤抖、流泪、心搏与呼吸停止	无
致幻剂（大麻）	生理：肌肉松弛、口干、眼睛发红、心搏增快、肌肉协调功能减退，长期服用男性精子数量降低、激素降低，女性会出现月经不调 认知：学习动机减退，注意力难以集中，思维、判断能力降低，记忆力减退，过量服用会出现视觉扭曲、错觉或幻觉，长期服用会导致人格改变，动机丧失，工作及学习成绩降低，人生发展过程中的目标难以完成 情绪：欣快感，长期服用会出现淡漠、焦躁不安 行为：对药物有强烈的渴求并出现求药行为，忽视外观整洁，存在社会与经济问题	意识混乱，定向力差，恐慌，幻觉	很少发生

续表

物质种类	影响	中毒反应	戒断症状
致幻剂（LSD, PCP）	生理：血压增加、出汗增多、唾液分泌增加、运动失调、瞳孔放大、眼球震颤、对疼痛反应减小 认知：药物会迅速发挥作用，导致感觉扭曲、判断力减退、容易接受暗示、出现幻视、知觉扭曲、妄想和自我感丧失 情绪：欣快感、激动、夸大，在高剂量时会出现兴奋、混乱、谵妄、恐慌与多疑 行为：出现暴力、反社会行为	幻觉感更强，恐慌严重时可能死亡	无戒断症状，但停药后，妄想仍持续24h以上
兴奋剂	生理：迅速发挥作用，心搏加快、瞳孔散大、食欲减退。吸入后，鼻腔黏膜易受损伤，长期服用会出现失眠、营养不良、体重减低、高血压、心律不齐，需要服用镇静剂以帮助睡眠 认知：急性或大量使用容易产生妄想、幻觉、过度敏感，注意力无法集中 情绪：注射后快速产生欣快感、坐立不安 行为：活动量增加，易疲倦，忽视个人卫生	焦躁不安，体温上升，颤抖，呼吸加快，痉挛，恐慌，因过量而产生幻觉（苯丙胺常见），谵妄及妄想（以被害妄想最常见），严重时可能死亡	疲倦、睡眠障碍、多梦、抑郁、注意力无法集中、坐立不安、头痛、嗜睡、有崩溃感
尼古丁	血管收缩、肠蠕动加快，刺激犒赏中枢使代谢率升高、颤抖。使用过量会出现焦虑	不详	对尼古丁的渴求，焦虑，不安，抑郁，失眠，躁动，愤怒，无法集中注意力，无法休息，心搏减慢，食欲或体重增加
咖啡因	兴奋，不易疲倦，敏锐度增加。过量时会出现无法休息、紧张、失眠、脸部潮红、多尿、胃肠障碍、心悸或心律不齐、肌肉抽搐、出现激越行为	咖啡因中毒可出现于使用咖啡因超过250mg的情况（约等于2杯半咖啡），具体不详	头痛、倦怠、易疲劳、打呵欠、对咖啡因的渴求、精神运动性行为受损、注意力难以集中、恶心

L7-5
不同类型精神活性物质评估记忆小窍门

（五）治疗

1．治疗原则

（1）脱毒治疗：是整个治疗计划的第一步，由于患者对于精神活性物质的强烈渴求，必须在隔离的环境中进行脱毒治疗，治疗期间应杜绝一切成瘾物质或酒精来源。

（2）综合性治疗及个体化治疗：治疗精神活性物质所致精神障碍需应用全程综合性治疗，包括药物治疗、心理治疗、康复治疗等。此外，还应根据个体的具体情况，制订切实可行的治疗方案。

（3）加强健康教育、促进康复：除对患者进行脱毒治疗外，还应加强对家属及相关人群的健康教育，争取最大限度的社会支持来加强脱毒者的康复，防止再次滥用精神活性物质。加强社会干预，改善环境，消除各种不良因素，促进患者的职业康复和提高其社会适应能力。

2．治疗方法

（1）支持性疗法

1）监测患者的生命体征。

2）补充维生素及营养，酒瘾患者常因营养不良及维生素 B_1 缺乏，而发生周围神经病变，甚至造成酒精性失忆症。

3）减少外界刺激，提供舒适环境，让患者能充分休息。

4）维持电解质与体液的平衡，如患者恶心、呕吐时可补充钾离子以防电解质失衡。

（2）药物治疗

1）麻醉药（阿片）中毒诱发呼吸抑制时，可注射纳洛酮（naloxone，吗啡拮抗药），此药能在阿片受体部位与麻醉药产生竞争性拮抗作用，而缓解呼吸抑制的症状，使用时须监测呼吸情况。另外，可乐定（clonidine，降压药）能抑制交感神经功能而处理阿片戒断反应。

2）在苯丙胺（安非他明）中毒的急性期时，可在吸食4h内洗胃，并使用维生素C酸化尿液，帮助苯丙胺排出体外。

3）苯二氮䓬类药物可作为酒精戒断的药物，例如氯氮䓬（librium，利眠灵）、地西泮（diazepam，Valium®，安定）、劳拉西泮（lorazepam，Ativan®）可缓解酒瘾戒断时的不适，阿片受体拮抗剂纳曲酮（naltrexone）可对抗酒精渴求。对于长期饮酒所致的韦尼克脑病，可口服或注射硫胺素（thiamine，维生素B_1）治疗。

4）必要时，抗焦虑剂、镇静剂可用于治疗患者不安、焦虑的情绪，并有助于患者的睡眠。

5）针对相应的精神病性症状，如幻觉、妄想等，可使用相应的精神科药物治疗。

（3）厌恶疗法：可以利用制瘾剂使上瘾者在使用物质时感到不舒服，而减少物质滥用，如针对酒精成瘾者，使用厌恶疗法时，患者每日口服一定剂量的双硫仑（戒酒硫）来阻止冲动性饮酒。将双硫仑混在酒精中，当吸收到患者体内时，会在酒精代谢期间抑制乙醛脱氢酶的作用，从而阻断乙醛转变为乙酸的途径，使乙醛的血中浓度提升。而乙醛是一种有毒的中间产物，当血中浓度升高时，会导致患者一系列不舒适的症状，这些症状使得患者再也不想喝酒。因此，双硫仑不能用以治疗酒精中毒，仅能作为戒酒的辅助疗法。使用双硫仑期间，即使很小量的酒精，如在食物调味料和镇咳药中的量都可能会引发双硫仑反应，如脸红、颈部和头部的血管搏动、恶心和呕吐、头痛、呼吸短促或其他呼吸困难、出汗、口渴、胸痛、心悸、心动过速、过度换气、血压过低、晕厥、虚弱、眩晕、视物模糊和精神错乱。

（4）药物替代疗法：有些药物能替代患者所滥用的物质，使其断绝使用该物质。美沙酮（methadone）为麻醉性止痛剂，可替代麻醉药类的物质——吗啡类药物，以达到治疗麻醉药成瘾的效果。由于美沙酮的呼吸抑制、镇静作用、欣快感、成瘾及戒断症状等副作用均较弱，故可用以替代吗啡类药物。但美沙酮有蓄积性，服用一段时间后，需减少剂量或延长给药时间。针对尼古丁成瘾者，则可使用尼古丁替代疗法，可以采用尼古丁咀嚼胶（口香糖）、尼古丁糖锭、尼古丁鼻喷剂、尼古丁吸剂、尼古丁舌下含片、安非他酮（一种不含尼古丁的口服药）等来减少香烟的使用。

尼古丁替代疗法

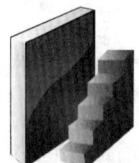

知识拓展

美沙酮维持治疗

美沙酮维持治疗（methadone maintenance treatment，MMT）是指在符合条件的医疗机构中采用美沙酮对海洛因等阿片类物质成瘾者的替代治疗方法。2003年，我国原卫生部、公安部、原国家食品药品监督管理局成立了MMT国家工作组，联合下发了《海洛因成瘾者社区药物维持治疗试点工作暂行方案》，目前MMT已在全国各地推广。由于美沙酮是一种人工合成的麻醉药品，具有一定的成瘾性，属于国家严格管制的麻醉药品，参加MMT的阿片类毒品成瘾者需每天到指定地点，在门诊工作人员的监督下服用适量的美沙酮，以减轻其对毒品的依赖，减少因滥用毒品所引起的疾病、死亡和违法犯罪等。在美沙酮治疗期间，通过对受治者提供心理干预、健康咨询和就业指导等社会支持服务，帮助目标人群恢复其家庭功能和社会功能。美沙酮服药流程如下：

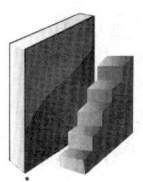

知识拓展

进入给药处→先倒一杯水→确认身份、获取处方→依医师处方给药→服药→交还纸杯药杯→检查口腔是否有药品残留→完成并离开

引自：①蒋蔚. 湖北省美沙酮维持治疗门诊运行现状及影响因素研究. 武汉科技大学，2014. ②林静幸. 精神科护理学. 台北：华格那出版社，2006.

【主要护理诊断/问题】

1. **有损伤的危险** 与营养不良、物质的影响有关。
2. **有对自己或他人施行暴力行为的危险** 与物质的副作用、无法获取物质有关。
3. **焦虑** 与自我概念、角色功能、健康状态受到威胁有关。
4. **营养失调：低于机体需要量** 与沉迷于物质、经济因素有关。
5. **睡眠型态紊乱** 与心理压力、物质的中毒或戒断症状有关。
6. **思维过程紊乱** 与物质的中毒或戒断症状有关。
7. **感觉及知觉紊乱** 与物质的中毒或戒断症状有关。
8. **个人应对无效** 与不适当的应对方法有关。
9. **知识缺失**：缺乏精神活性物质滥用相关知识。

【护理措施】

在护理物质滥用的患者时，首先要确认其滥用的物质类型，不同的物质和剂量，其症状和体征各不相同。在急性药物中毒和脱毒阶段，主要护理要点是维持患者的生命体征，保证安全和减轻不适。在康复期，护理人员应帮助患者认识到物质滥用的原因，找出替代方法来应对压力。护理人员在帮助患者恢复和戒断药物的过程中扮演了重要角色。下列护理干预措施适用于在急性中毒期间和急性中毒期过后多数类型的精神活性物质所致精神和行为障碍患者。

（一）急性发作期的护理

1. **密切观察病情** 持续监测患者的生命体征和排泄情况。监测物质过量和戒断的并发症，如心肺功能停止、癫痫发作和误吸。
2. **保证环境的安全** 移走环境中可能导致伤害的物品。根据设施要求制订适当的措施来预防自杀和攻击行为。只有在患者存在可能伤害自己或他人的风险时，才使用相应的保护性约束、隔离等措施。
3. **以一种非威胁性的方式接近患者** 避免长时间的眼神接触，这可能会让患者觉得是一种威胁而导致其冲动、暴力行为。
4. 做好冲动及暴力行为的防范措施。
5. 必要时，按医嘱实施静脉输液以提高血容量。
6. 按医嘱给药，监测并记录其效果。

（二）精神活性物质戒断期的护理

1. 按医嘱给药，减少戒断症状，监测并记录效果。
2. 保持安静、安全的环境，避免过度吵闹激惹患者。

（三）急性发作问题解决后的护理

1. 监测生命体征，给予足够的营养。

2. 给药时，注意预防患者藏药。检查患者的口腔以确保其咽下药物，密切监测探视者，以防他们为患者提供药物。

3. 对患者给予适当的康复指导。列出一个"可使用物品"的清单供其参考。

4. 不管患者是否愿意，鼓励患者家人寻求帮助。建议参加一些匿名康复协会等组织，促进康复进程。

5. 发展患者的自我意识，对患者持理解、正向的态度。控制对患者不当行为的反应，这些反应包括心理依赖、操控他人、愤怒、挫折感和疏离。

6. 处理患者的无理要求及操控行为时要注意态度。

第二节　使用酒精所致精神和行为障碍的护理

酒精成瘾与肥胖症、艾滋病、吸毒并列成为世界四大医学社会问题。酒精成瘾患者对酒精的渴望如同对食物或水的需求一样强烈，且通常持续终生。酒精成瘾会导致诸如家庭矛盾、失业和经济窘迫等一系列问题，从而更易引发焦虑、抑郁等精神障碍。因此，为使用酒精所致精神和行为障碍的患者按照护理程序，提供从预防至康复的连续性护理至关重要。

【病因与发病机制】

酒精滥用的确切原因尚未明确。普遍认为与遗传、生物学、心理学和社会文化因素相关，详见本章第一节。

案例 7-1A

患者，男，49岁，主诉"嗜酒15年，胡语，行为异常9年"。入院诊断为"酒精所致精神和行为障碍"。患者入院前一天（昨日清晨）曾大量饮酒，约600ml白酒，目前为入院第一天的下午，其生命体征为：T 37.4℃，P 100次/分，R 22次/分，BP 140/88mmHg。患者自诉昨晚失眠，可观察到双手震颤、坐立不安。

问题与思考：

该患者是否发生了酒精戒断症状？若发生，处于哪一程度？

【护理评估】

（一）临床表现

1. 酒精依赖　也称酒精成瘾。指反复饮酒导致躯体或心理对酒的强烈渴求与耐受性。酒精成瘾者为获得饮酒后的精神效应或避免停饮而产生戒断综合征，有强烈的饮酒渴望和觅酒行为，饮酒成了生活的中心内容，并养成了单调刻板的规律性饮酒习惯及晨饮现象，对酒精的耐受性高，需不断增加饮酒量，当减少饮酒量或停饮后，出现戒断症状，如继续饮用，则症状减轻或消失。长期酒精依赖会导致人格改变，如自我中心倾向增强、义务感、责任感、道德感减低，常伴有其他物质滥用情形。躯体方面会出现营养不良和躯体并发症。若母亲妊娠早期大量饮酒，会导致胎儿和新生儿生长发育障碍，引起胎儿酒精综合征。

根据密歇根酒精中毒筛检测验（Michigan alcoholism screening test，MAST）所列的26个题目来分析，酒瘾的形成是渐进发展的，并分为4个阶段。

（1）酒瘾前期：通常为社交应酬性质，多为排除郁闷、转移不愉快情绪而饮酒；长此以往，为缓解压力，就会经常性饮酒。

（2）酒瘾早期：希望以饮酒来解决问题或逃避现实，持续一段时间后，将会逐渐产生酒精依赖，开始独自饮酒，此时对饮酒行为仍有自制力，但往往会造成家人尴尬，自己也有愧疚感。

（3）强迫性饮酒：缺乏自制力，完全依赖酒精，一旦戒断，最常出现的是焦虑、厌食、失眠、颤抖及社交退缩，也可能产生震颤性谵妄。除了上述症状，还会有错觉、定向力障碍、妄想和幻视，严重者甚至会死亡。

（4）完全依赖酒精：终日饮酒，产生身体、精神依赖，如此恶性循环，导致一系列并发症，如肝硬化、脑损伤、神经性病变或人格改变、精神分裂症。最后可能中毒或意外死亡。

2．戒断综合征　是长期大量饮酒者突然停饮或骤然减少饮酒量而产生的一系列精神与躯体症状。一般发生在酒量减少或断酒后 6～8h，高峰为 24h，持续 1 周左右。表现为焦虑不安、抑郁、恶心、呕吐、心悸、出汗、粗大震颤，继之有视物变形、幻听、幻视、意识障碍、谵妄，常伴发热、心动过速，严重者可危及生命。酒精戒断症状可能从轻（晨起宿醉）到重（震颤性谵妄）不等。震颤性谵妄即酒精戒断谵妄，表现为有躯体依赖的个体停止饮酒后出现的急性症状（表 7-2）。

表 7-2　酒精戒断症状的分期

症状和体征	轻度	中度	重度
运动损伤	内脏及手的震颤	可见的震颤、运动型不安和痛苦焦虑	明显的、严重的、无法自控的发抖，极度的、伴有紧张害怕的不安和激越
睡眠紊乱	睡眠不安或失眠	严重失眠和噩梦	完全清醒
食欲	食欲不佳	明显的厌食	除了酒拒绝所有的食物和液体
胃肠道症状	恶心	恶心和呕吐	干呕和呕吐
混乱状态	无	反复出现	明显的混乱和定向力丧失
幻觉	无	模糊、短暂的幻视或幻听及错觉（通常出现于夜间）	幻视，偶尔幻听，通常是害怕恐惧或受威胁的内容，认错人和与幻觉体验相关的妄想
脉率	心动过速	脉搏 100～120 次/分	脉搏 120～140 次/分
血压	正常或收缩压轻度升高	通常收缩压升高	收缩压和舒张压都升高
出汗	轻微	明显	明显多汗
癫痫发作	无	可能	常见

3．急性酒精中毒

（1）普通醉酒：指一次过量饮酒后引起的急性中毒。表现为兴奋，言语增多，自制力减弱，易激惹，好发泄，无事生非，继之出现步态不稳、构音不清、嗜睡、昏睡等。另一种醉酒表现为情绪抑郁、少语或悲泣。除重病外，一般能自然恢复，无后遗症。

（2）复杂性醉酒：通常在脑器质性疾病或有影响酒精代谢的躯体性疾病的基础上，由于对酒精的敏感性增高而出现急性酒精中毒。表现为严重的意识障碍、错觉、幻觉、妄想、易激惹，有攻击和破坏行为。事后对发作经过大体能回忆，也有部分或完全遗忘。

（3）病理性醉酒：极少数人在一次少量饮酒后引起严重精神病性发作。表现为意识模糊、定向力丧失。具有强烈的兴奋性及攻击行为，常伴有片段的幻觉、妄想、紧张、恐惧，一般持续时间短暂，由数分钟到数小时，常以酣睡结束，事后完全遗忘。

4．酒精所致精神障碍

(1) 酒精中毒性幻觉症：是在酒精成瘾情况下，突然停饮或骤然减少饮酒48h之内出现的幻听、幻视为主的精神障碍。患者意识清晰。

(2) 酒精中毒性妄想症：是长期饮酒引起的妄想状态，患者意识清晰，有嫉妒妄想或被害妄想。病程迁延，戒酒治疗后症状可逐渐消失。

(3) 科萨科夫综合征：常在一次或多次震颤性谵妄发作后出现。临床以记忆障碍为主并伴有错构、虚构及定向障碍。遗忘可为顺行性，也可为逆行性。

(4) 韦尼克（Wernicke）脑病：长期饮酒引起慢性中毒后出现弥漫性皮质性脑萎缩，导致震颤性谵妄和随后出现的嗜睡、眼肌麻痹及共济失调三联征，是最严重的酒精所致精神障碍，预后差。

(5) 酒精中毒性痴呆：慢性酒精中毒致大脑功能损害，出现人格改变，记忆障碍，最后发展为痴呆，表现为失语、失认、失用、生活不能自理、二便失禁等。

（二）相关检查

1．血液酒精浓度为0.10%（重量/容积，200mg/dl）即表示醉酒。
2．尿液毒理学监测可以显示其他药物使用情况。
3．患有严重肝病时血液中尿素氮升高、血糖降低。
4．血氨水平升高表示有严重的肝病，如肝硬化。
5．肝功能检查可以显示与酒精相关的肝损害。

（三）健康史

健康史评估的目的是获取酒精使用的历史、身体状况等的改变及既往治疗历史，并且对患者改变的准备程度进行分级。这些信息随后可用于在患者需求的基础上制订护理计划。患者在处理物质滥用的过程中往往会采取对抗性措施，但评估本身就是一个治疗性的过程，是一个促使患者去思考自身物质滥用的机会。护士可以从解释为何要由评估着手进行处理，同时向患者说明评估的保密性。

1．酒精使用评估

(1) 种类：最常使用哪一类酒精，是单一还是多种使用。
(2) 型态：饮酒频率、用量、现在的使用习惯。
(3) 时间：开始使用的年龄，最近一次使用时间及使用情形。
(4) 动机：饮酒的动机，使用之后的效果。
(5) 改变：以往是否尝试减量甚至戒断，是否想要停止使用。
(6) 是否合并其他物质滥用：是否吸烟，是否使用其他精神活性物质，使用的具体情形。

2．身体状况评估

(1) 生理：评估是否存在胃痛、食欲改变、排便习惯改变、恶心、呕吐、呕血、心悸、胸闷、视物模糊、失眠、厌食等情形。
(2) 活动：评估有无不安、躁动、步态不稳、动作迟缓、颤抖等情形。
(3) 行为：患者自我照顾能力如何，医疗合作情形如何，是否藏药，有无私自用药或酗酒，有无偷窃行为等。

3．过去治疗情形

(1) 意愿：是被迫还是自动就医，是否有家人协助。
(2) 方式：治疗地点、时间、效果等。

（四）心理社会状况

评估心理社会状况，有助于针对患者需要，提供适当协助。

1. 心理状态评估

（1）认知：意识状态的评估包括注意力、记忆力、计算及判断能力，另外还需评估是否有幻视、幻嗅、被害妄想等症状。

（2）情绪：评估患者是否表现出罪恶感、羞愧、漠视、欣快、焦虑、恐慌。

2. 人际关系评估

（1）交友：是否参加帮派或其他非法组织，朋友有无物质滥用的情形。

（2）家庭：是否有功能失调、离婚、父母失和、父母酗酒或用药等行为。

（3）工作：了解是否失业、退学、降职，是否有经济压力，工作表现如何。

3. 社会支持系统评估

（1）环境：家庭与社会功能、生活型态、周围的亲朋好友对滥用者的看法、处理态度、居住活动的环境、同伴团体的影响。

（2）协助机构：数量、可利用性、工作人员的态度、医疗协助情形、戒断过程的支持度、有无参与自助团体。

（3）社会资源：是否有社工支持患者及其家庭，患者是否接受心理卫生机构的协助，媒体的宣传、健康教育等功能对患者发挥了怎样的影响。

（五）治疗原则

1．**戒酒** 根据病情选择戒酒进度，轻者可一次性戒酒，重者采用递减戒酒法。也可采用厌恶疗法（如使用双硫仑）。戒酒过程中密切观察病情变化，尤其在戒酒初期。

2．**对症支持治疗** 对紧张、焦虑与失眠的患者，可用抗焦虑药物如地西泮、氯硝西泮等；对幻觉、妄想、兴奋躁动的患者，给予小剂量抗精神病药如奋乃静、氯丙嗪、氟哌啶醇等；对抑郁患者，可给予抗抑郁药物。对戒酒综合征应密切评估，预防抽搐、震颤性谵妄的发生。在对症治疗的同时，应加强支持疗法，补充各种维生素，尤其是B族维生素；注意维持水、电解质平衡；由于多数患者有神经系统损害，因此还应补充神经营养药。

3．**急性酒精中毒治疗** 急性酒精中毒可危及生命，要立即催吐、洗胃，维持生命体征、促进代谢，尽快使用纳洛酮催醒，纳洛酮是阿片受体拮抗剂，其安全、有效，可反复使用，副作用小，可使血液中乙醇含量明显下降，减少或避免意识不清患者出现呕吐、窒息等并发症。

4．**心理治疗** 在戒酒和支持对症治疗的同时，给予患者支持性心理治疗、认知行为治疗、家庭治疗、团体治疗，对戒酒和预防复发可起到很重要的作用。

【主要护理诊断/问题】

1．**有损伤的危险** 与戒断症状引发的大脑功能形态改变、潜在的戒断反应（手足抽搐导致的镁缺乏）或低血糖有关。

2．**有对自己或他人施行暴力行为的危险** 与酒精的影响及不可控的渴求酒精行为有关。

3．**思维过程紊乱** 与酒精的中毒或戒断症状有关。

4．**感觉及知觉紊乱** 与酒精的中毒或戒断症状有关。

5．**焦虑** 与自我概念、角色功能、健康状态受到威胁有关。

6．**有营养失调（低于机体需要量）的危险** 与戒断症状导致患者的摄入减少有关。

7．**睡眠型态紊乱** 与心理压力、酒精的中毒或戒断症状有关。

8．**个人应对无效** 与不适当的应对方法有关。

9．**无效否认** 与过度弱小及未充分发展的自我概念、人格发展阶段迟滞有关。

案例 7-1B

晚班护士在交接班时,发现该患者的前述症状尚无好转。

问题与思考:

应当对此患者采取哪些护理措施?

【护理措施】

护理人员的护理信念及对患者的接纳度直接影响照顾效果。患者在戒断过程中出现痛苦和挣扎时,若缺乏持续的照顾和支持,很容易中断治疗甚至再度滥用。对于不同的情感、价值观及信仰的患者,护理人员需清楚自身内心的看法,克服偏见,站在患者的立场考虑。有研究报告指出,若护理人员能以较积极的态度,把成瘾当作是一种需要治疗的病态行为,以不批判的态度来对待,则更有助于患者的康复。护理人员与患者间良好互动的过程,护理人员对患者的关怀、尊重、鼓励和支持,是患者在接受治疗时的积极因素。

(一) 躯体护理

对戒断反应、酒精过量或是中毒等紧急状况必须优先处理,恢复其生理的稳定状态。

1. 监测生命体征,尤其是脉搏和血压。
2. 减少身体不适,必要时以药物协助。
3. 维持体液、电解质的平衡,尤其是体液补充,进行出入量、营养状况的监测。
4. 给予药物(苯二氮䓬类)以减轻戒断反应。
5. 监测意识状态,对躁动或意识混乱者必要时需要进行保护性约束。
6. 注意安全防范,预防患者自我伤害或伤害他人,并密切观察藏酒或再度使用的行为。
7. 减少环境刺激,促进休息和睡眠。

(二) 心理护理

1. 采取中立、非批判性态度,给予情绪支持。
2. 采取现实导向治疗等措施,增加患者的现实感,避免与患者争辩其妄想内容,并同理其害怕、担心的感受。
3. 向患者提供安全保证,缓解其焦虑。
4. 对于患者的操纵行为或不合理要求,应予以适当设限,或以行为约定来增强正向反应。
5. 鼓励患者表达内心的感受,与患者讨论酗酒的理由,并促使患者对酗酒造成的问题有所认识。
6. 引导患者面对现存问题,如物质滥用的诱因和影响。
7. 酒瘾患者常使用否认或隔离等心理防御机制,护理人员应鼓励患者以合理、可被他人接受的方式,处理内心冲突和压力。
8. 协助患者采用发展问题解决的能力和技巧。
9. 鼓励患者利用匿名者戒酒团体,分享感受、获取支持和回馈。
10. 讨论戒酒的可行方法,协助制订合适的目标,并评价其成效。
11. 通过自我肯定训练重建患者的自尊和自我概念。

(三) 社会支持

1. 进行社交技巧训练,改善患者人际互动的技巧。
2. 将患者转介至自助团体或宗教辅导机构。
3. 协助患者的家人参与、支持并配合医疗计划。

4. 根据需要决定是否提供夫妻治疗、家庭治疗或其他康复疗法。
5. 持续追踪照顾，如提供家庭护理、社工协助、法律的管制、建立密切的联络支持网。
6. 提供健康教育等预防措施。

（四）早期干预

促进饮酒者对个人问题的觉察能力，是早期护理干预的核心，在解决患者一般问题的基础上，包括心理取向、动机取向、认知行为策略、社会处置等在内的干预措施都是应当考虑的护理策略。图7-1展示了美国罗得岛大学癌症预防研究中心James O. Prochaska博士基于跨理论模型（transtheoretical model）所提出的物质滥用者的改变历程。跨理论模型强调依据患者所处不同的行为变化阶段及与之相应的内在心理需求，设计针对性干预方案，指导改变危险行为。针对处于前意向期的患者，护理人员需要通过持续互动，使患者主动意识到改变的必要性、改变存在的风险、改变带来的益处，以及改变过程中存在的障碍。通过互动，激发其改变行为的意愿，促使其朝着积极方向发生改变。主要内容可以概括为：①相关：帮助患者认识到戒酒与否是与个人密切相关的事；②风险：帮助患者明确酗酒行为对其本人身体健康、心理健康甚至人际交往和经济状况的短期和长期的负面影响，强调酗酒同躯体疾病以及社会交往方面的利害冲突；③益处：帮助患者认识到戒酒的直接和潜在的益处；④障碍：告知患者在戒酒过程中可能遇到的障碍及挫折，并共同探讨如何处理；⑤重复：遇到不愿意减少饮酒或戒酒的患者，多次重复上述措施。针对不同行为转变阶段的患者，应重点强调某个方面，对"尚未考虑"阶段的患者应重复"相关"，"认真考虑"阶段强调"风险"和"益处"，对"积极准备"阶段的患者则提醒"障碍"并共同探讨解决方法。

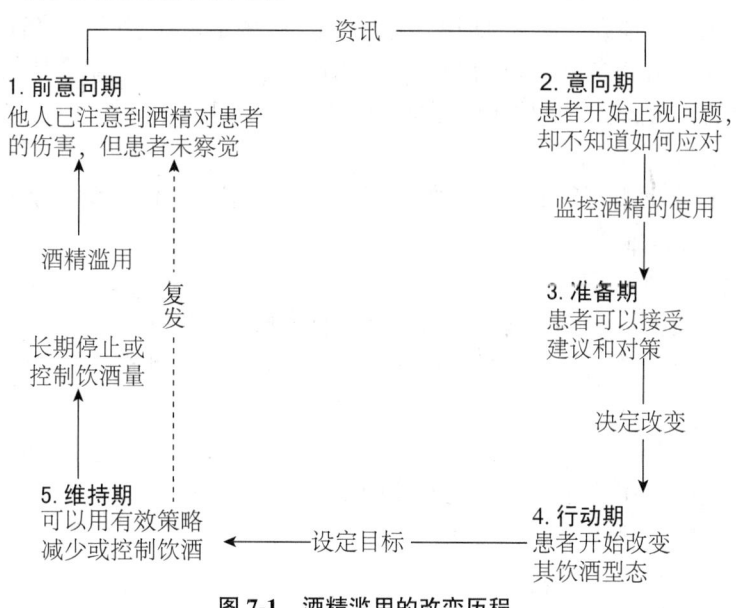

图7-1 酒精滥用的改变历程

（五）预防复发

酒精成瘾患者的主要问题是出院之后如何预防复发。决定复发的因素包括社会支持系统不良、负向的情绪表达（焦虑、抑郁）、置身于不良习惯联结的情境、缺乏维持健康习惯的动机或缺乏维持行为改变的目的。主要措施如下。

1. 制订明确的康复目标 可以指导患者制订目标工作表，在康复涉及的每一个领域中，列出患者想要做出的改变。对于确定的每个目标，写上需要采取的达成目标的步骤。在确定目标和策略时，要做到越具体越好。如，改变：社会或人际关系；目标：改善与朋友甲的关系；改变步骤：请他一起吃饭，为某次对不起他的事情（如某次自己正喝酒却骗他已经戒了酒导致未能履行约定)道歉。

2. 列出诱发因素及应对策略 指导患者列出诱发其饮酒渴望或冲动的人、地点、事件、情境、物体、情绪、想法、记忆或时间。评估每个诱发因素的危险水平。最后，列出有助于避免饮酒的应对每个诱发因素的策略。

3. 控制饮酒的念头 指导患者回顾与复发有关的常见念头的清单。在清单上添加个人想法。然后列出可以改变这些想法的反向陈述和策略，从而来控制它们并阻止它们导致饮酒行为。例如：①想法：我不会再喝酒了，我的问题已经完全解决了。反向陈述：戒酒是一个很长的过程；即使我不喝酒了，我仍然会保持警惕。②想法：如果我不喝酒，我就不会觉得有乐趣或感到兴奋。反向陈述：生活中还是有些事情会让我觉得有趣。事实是我不需要从喝酒中获得乐趣。我需要负起责任并确保在日常生活中寻找乐趣。

4. 做好情绪管理 指导患者对其在不使用酒精或药品的情况下，对处理自身各项情绪状态的难度进行等级评定。然后，选择在其康复过程中最困扰自身的两种情绪，找出应对它们所采取的策略。

5. 拒绝为成瘾物质使用提供便利 列出使用酒精、烟草或其他药品可能出现的直接或间接的社会压力。使用等级表定出解决每一种社会压力的困难程度。最后，列出可以处理这些社会压力的具体措施。

6. 处理好个人和家庭问题 指导患者列出其家庭成员。然后描述其酗酒等相关行为对其家庭成员都产生了哪些影响并思考缓解或消除这些影响的策略。

7. 参加自助项目或康复俱乐部 指导患者思考并回答下列问题：

(1) 描述一下你向他人寻求帮助时的感受。如，很困难，我宁可自己解决自己的问题。

(2) 概括一下你在以前参加过的互助项目的优点和缺点。如，聚会比较有帮助，因为我学到了不沾酒精的方法。虽然这些步骤挺难的，特别是第四步，但我做得还不错，直到后来我再也不用去参加小组活动了。

(3) 列出参加自助组可能的缺点。如，很难抽出时间来工作和履行家庭责任，有的人太咄咄逼人，有的人比较虚伪。

(4) 列出参加自助组可能的优点。如，大家相互比较支持，大多数人都不会因为你搞砸了就说三道四，他们知道什么管用。这些步骤能帮助你变成一个更好的人，而且到处都有聚会。

(5) 哪个或哪些具体的自助项目让你觉得在戒酒方面能起到积极作用？如，××对我最有效。

(六) 健康教育

1. 说明包括酒精在内的各种物质对身体的影响。
2. 澄清个人情绪和滥用行为的相关性。
3. 引导患者使用其他方法取代滥用行为。
4. 鼓励患者加强自我管理，控制个人行为。
5. 带领整个家庭共同面对原发问题，强化家庭功能。
6. 提供小区可用资源，并适时协助转介。
7. 增强个人解决问题的能力和技巧，重建自信。

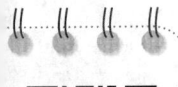

饮酒诱发因素表

第七章　使用精神活性物质所致精神和行为障碍的护理

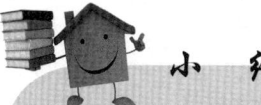

小　结

1. 精神活性物质的滥用影响着所有年龄段、文化背景和社会经济群体，酒精、新型毒品、烟草等的滥用尤为突出，已成为重要的公共卫生问题。
2. 精神活性物质依赖的原因不能用单一的模式解释，一般认为生物学因素、个体心理特征、社会环境等共同参与了精神活性物质使用的整个过程。青少年首次吸食毒品主要与同伴影响、好奇心驱使、亲子冲突、心理困扰等因素相关。
3. 不同类型的物质对生理、认知、情绪和行为产生的影响不同，戒断症状以及过量使用产生的中毒反应也不相同，了解每种物质的作用特点及戒断症状、中毒反应有助于进行护理评估和计划。
4. 支持性疗法、药物治疗、厌恶疗法及药物替代疗法是精神活性物质所致精神和行为障碍的主要治疗方法。
5. 急性发作期的护理、戒断期的护理以及早期干预和康复期的护理，各个阶段护理的重点不同。护理人员的护理信念及对患者的接纳度会直接影响照顾效果。
6. 收集有关物质滥用的详尽资料及身体、心理状态评估结果，有助于提供针对性的护理。
7. 指导患者制订明确的康复目标、列出诱发因素及应对策略、控制物质滥用的念头、做好情绪管理、拒绝为成瘾物质使用提供便利、处理好个人和家庭问题以及参加自助项目或康复俱乐部是促进康复的主要措施。

实践6：使用精神活性物质所致的精神和行为障碍的护理

思 考 题

男性，26岁。12年前因好奇开始吸食K粉，当时感受并不好，在并未体验到他人所说的愉悦后便未再吸食。9年前因恋爱受挫，又再度吸食，量不断增加，一直持续到此次入院。期间入院多次，但每次都是出院后继续吸食。患者此次入院时意识清醒，身材瘦弱，情绪低落，对外在事物无兴趣，对被家人送来住院深表不满。除注意力不集中外，其他认知功能正常，对自己因吸食K粉所造成的影响相当清楚，但并不为此困扰或有戒掉吸食的意愿。患者性格内向，自卑，父母关系不睦，常年冲突，父亲对患者很严厉，母亲则宠溺患者。

请问：
(1) 请分析并与患者讨论其吸食K粉的原因。
(2) 患者存在"个人应对无效"的护理问题，针对这一护理问题，可以采取哪些护理措施？

第七章思考题参考答案

（杨冰香）

第八章　精神分裂症患者的护理

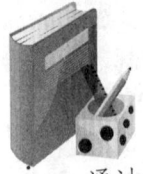

学习目标

通过本章内容的学习，学生应能够：
◎ 识记
描述精神分裂症的定义、病因和临床表现。
◎ 理解
说明精神分裂症的分型及特征。
◎ 运用
运用护理程序对精神分裂症患者进行整体护理。

精神分裂症（schizophrenia）是一种常见的病因尚未完全阐明的精神病。多起病于青壮年，常有特殊的思维、知觉、情感和行为等多方面的障碍及精神活动与环境的不协调。一般无意识及智能障碍。病程多迁延。

我国于1982年对全国12个地区进行精神疾病流行病学的协作调查，每个地区城乡各500户，发现在15岁及以上人口中，精神分裂症的总患病率为5.69‰，且城市（7.11‰）高于农村（4.26‰）。1993年对其中7个地区进行调查，总患病率为6.55‰，有增高趋势。城乡患病率分别为8.18‰、5.18‰，均有所上升，但未达显著性。

由1982年12地区调查可知，女性患病率高于男性，性别差异在35岁以上年龄组较明显，男、女比例为1∶1.6。

【病因与发病机制】
本病的病因不明，其发病可能与下列因素有关：

（一）遗传因素

1．家系调查　本病患者近亲的患病率比一般居民高数倍。与患者血缘关系愈近，患病率愈高。近亲以父母及同胞的精神分裂症病率最高。

2．孪生子研究　单卵孪生的同病率是双卵孪生的4～6倍。

3．寄养子研究　亦支持遗传因素的作用。

4．分子遗传学研究　精神分裂症可能是多基因遗传，由若干基因的叠加作用所致。

（二）生物学和社会心理因素

1．生物学因素　研究表明，精神分裂症与母孕期的病毒感染、母孕期及围生期并发症等环境危险因素有关。有研究表明，病毒感染影响胎儿神经发育，与精神分裂症患者皮质神经细胞结构的紊乱有关。

2．社会心理因素　国内外研究均显示，本病患病率在低社会阶层或低经济水平的人群中较高，推测可能与物质生活艰难、社会心理应激多有关。早年环境中的应激与成年精神病理的对照研究表明，幼年丧亲者患病风险明显增加，特别是9岁以前丧亲者增加更为明显。

3．共同作用的结果　目前较公认的观点是，易感素质和外部不良因素通过内在生物学因素共同作用而导致疾病的发生。

(三）神经生化病理的研究

1. 多巴胺（DA）功能亢进假说 多巴胺功能亢进假说主要源于精神药理方面的研究。苯丙胺能在正常人引起与急性精神分裂症妄想型十分相似的症状，其药理作用是在中枢突触部位抑制 DA 的再摄取，使受体部位 DA 的含量增高。此外，抗精神病药物的药理作用是通过阻滞 DA 受体的功能而发挥治疗作用。支持 DA 功能亢进假说的直接证据来自对患者 DA 受体的研究，发现患者基底神经节和隔核 D_2 受体数目增加。脑影像学研究也发现患者纹状体 D_2 受体数目增加。

2. 谷氨酸生化假说 最近神经生化的假说重视谷氨酸神经递质在本病发生中的作用，主要是由于对大脑皮质功能在本病发生中重要性的认识。研究认为中枢谷氨酸水平低下、功能不足是精神分裂症的病因之一。对精神分裂症患者尸检发现脑组织谷氨酸能神经传递的多种异常。临床方面，某些谷氨酸受体拮抗剂在人类可引起一过性精神症状，出现幻觉和妄想，亦能引起阴性症状。

3. 多巴胺系统和谷氨酸系统功能不平衡假说 对谷氨酸神经递质重要性的认识，并不排除 DA 以及其他系统功能的作用。刺激 DA 能系统可增加感觉输入和警觉水平；而皮质纹状体系统则相反，起抑制作用。故认为精神分裂症是由于皮质下 DA 功能系统和谷氨酸功能系统的不平衡所致。

4. 大脑病理和脑结构的变化以及神经发育异常假说 CT 和 MRI 检查发现部分本病患者有脑室扩大或其他脑结构异常。精神分裂症患者的脑结构变化，至少部分与遗传因素有关。对高危子女的前瞻性调查，发现长大后患精神分裂症者，脑室扩大较明显，母孕期有较明显的围生期并发症，推测脑结构的变化，部分反映了早年中枢神经系统的损害。

案例 8-1A

患者，女，24 岁，已婚，职员。患者半年前因工作不顺利，逐渐认为周围的人都在议论自己，公司里和家里都被人装了监视器，监控自己。不敢出门，辞职在家，经常躲在桌子下，有时透过窗帘缝偷偷往外看。后开始怀疑同住的父母是魔鬼，要害自己。经常因小事对家人发火、摔东西。3 个月前开始凭空听见有人说话的声音。3 天前，在该声音的指挥下，患者用水果刀割伤手腕、前胸，听到声音说"饶了你吧"才向家人求救，家人将其送至急诊处理伤口。今日在家人陪伴下来院就诊，疑为精神分裂症。

问题与思考：
护士应评估的内容包括哪些？

【护理评估】
（一）临床表现

本病临床症状复杂多样，几乎精神科的全部精神症状和症状群在疾病的不同时期和不同类型中均可出现，没有任何一个病例能够全部表现精神分裂症的所有症状。但无论如何，精神分裂症自身临床表现具有其特征性，有思维、情感、行为意向的不协调和脱离现实环境的特点。

1. 思维形式障碍 思维形式障碍是精神分裂症最具有特征性的症状，其特点是思维联想过程缺乏连贯性和逻辑性，患者在意识清楚的情况下，思维联想散漫或分裂，缺乏具体性和现实性。

(1) 思维过程障碍：患者言语或书写中，语句在文法结构上虽然无异常，但语句之间、概念之间，或上下文之间缺乏内在意义上的联系，因而失去中心思想和现实意义，称为思维松弛。严重时言语支离破碎，甚至个别词句之间也缺乏联系，即破裂性思维。

在疾病的早期阶段可仅表现为思维联想过程在内容意义上的关联不紧密，此时患者对问题的回答叙述不中肯、不切题，令人感到与患者接触困难，称为联想松弛。

(2) 思维逻辑障碍：患者用一些很普通的词句、名词，甚至以动作来表达某些特殊的、除患者自己外旁人无法理解的意义，称为病理性象征性思维。如某患者突然扑倒在疾驰的汽车轮胎下，称自己想再"投胎"。此时患者往往用同样方式创造新词，把两个或几个完全无关的概念或不完整的字或词拼凑起来，赋予特殊的意义，即语词新作。还有的患者在推理过程中，出现逻辑倒错性思维，如患者解释为什么不吃荤菜时说："因为认识动物，肉类都是动物的尸体，所以我不吃自己的尸体。"

2．情感障碍 情感障碍是精神分裂症的另一个重要特征，表现为情感淡漠、情感反应与思维内容以及外界刺激不配合。最早涉及的是较细腻的情感，如对朋友的关怀、同情，对亲人的体贴。患者对周围事物的情感反应变得迟钝或平淡，对生活、学习的要求减退，兴趣爱好减少。随着疾病的发展，患者的情感体验日益贫乏，甚至对那些使一般人产生莫大痛苦的事件，也表现得淡漠，丧失了对周围环境的情感联系（情感淡漠）。如患者年迈的母亲拄着拐棍，冒着酷暑来看患者，也不能唤起患者任何情感上的共鸣。还可出现患者的情感反应与思维内容或当时的环境不协调，如患者流着眼泪唱愉快的歌曲，笑着叙述自己的痛苦和不幸（情感倒错）。

另外，抑郁情绪可以发生在精神分裂症的各个阶段，比较常见。通常抑郁随着精神病的症状缓解而减弱，但也能持续存在，甚至在急性期过后数月内表现得更为明显。

3．意志行为障碍 患者的活动减少，缺乏主动性，行为被动、退缩，即意志活动减退。患者对社交、工作和学习缺乏要求，不主动与人来往，对学习、生活和劳动缺乏积极性和主动性，行为懒散，无故不上班、不上学。严重时终日卧床或呆坐，无所事事。

有些患者吃一些不能吃的东西，如吃肥皂、昆虫、草木，喝洗发水，或伤害自己的身体等，称为意向倒错。有的患者表现为运动或行为障碍，如刻板动作、模仿动作等。

患者在思维、情感、意志活动之间的协调性以及自身活动过程发生障碍，自然会使者精神活动与环境脱离，行为孤僻离群，构成了精神分裂症的主要特征。加之大多数患者不暴露自己的病态体验，沉醉在自己的病态体验中，自乐自笑，周围人无法了解其内心的喜怒哀乐，称之为内向性。

4．其他常见的精神症状

(1) 幻觉和感知综合障碍：幻觉中最常见的是幻听，主要是言语性幻听。患者听见邻居、亲人、同事或陌生人说话，内容往往使患者不愉快。具有特征性的是听见两个或几个声音在谈论患者，彼此争吵，或以第三人称谈论患者（评议性幻听）；语气常是威胁、命令性的，如让患者去跳楼，或谈论患者的思想，评论患者的行为。有时重复患者的思想，患者想什么，幻听就重复什么（思维鸣响）。患者行为常受幻听支配。如与声音长时间对话、发怒、大笑、恐惧，或喃喃自语，做侧耳倾听状；或沉醉于幻听中，自笑、自言自语、作窃窃私语状。

幻视也不少见。精神分裂症患者幻视的形象往往很逼真，颜色、大小、形状清晰可见。内容多单调离奇，如看见一只手、半边脸、没有头脑的影子等。幻视的形象也可在脑内出现，患者说是用"内眼"看见的，即假性幻视，幻视常常与其他幻觉一起存在。有时可见幻嗅、幻味、幻触，且常与妄想的内容有关。

人格解体在本病中也不少见，如患者感到自己的头离开了身体，下肢不存在了。有的患者感到灵魂（精神）和躯体分开了。

(2) 妄想：妄想是精神分裂症最常见的症状之一。以原发性妄想最具有特征性和诊断价值。原发性妄想突然发生，没有任何原因，不以感知、意识、情感或其他精神障碍为基础。一旦出现，患者即深信不疑。例如，一位患者外出时，正遇狂风大作，暴风雨即将来临，患者即感到父亲已经去世，随之号啕大哭，立即回家奔丧。

部分患者妄想可非常突出，内容上以关系妄想、被害妄想和影响妄想最常见。

本病妄想的主要特点是：①内容离奇，逻辑荒谬，发生突然。②妄想所涉及的范围有不断扩大和泛化的趋势，或具有特殊意义。如患者最初认为同事和邻居的一举一动都和自己有关系，后来认为街上、学校、公共汽车等公共场所的陌生人也都在议论他；报纸上的新闻、电视节目都在含沙射影地说他；刮风、下雨、窗前飞来一只小鸟……都是信号，有特殊意义，也就是暗示自己将要发生什么。③患者对妄想的内容多不愿意主动暴露，并往往企图隐蔽它。患者不愿回答与妄想有关的问题，包括对自己的亲人。

（3）紧张综合征：此综合征明显的表现是紧张性木僵——患者缄默、不动、违拗，或呈被动性服从，并伴有肌张力增高。患者的姿势极不自然，如患者卧在床上，头与枕头间隔一段距离（空气枕头），也有日夜不动地闭目站立。可见蜡样屈曲，患者的任何部位可随意摆布并保持在固定位置。患者呈运动性抑制，但对周围事物的感知仍存在，病后对所经历事件均能回忆。一般持续数周至数月。有时可突然出现冲动行为，即紧张性兴奋——患者行为冲动，动作紊乱，做作并带有刻板性。如患者突然起床，砸东西，伤人毁物，无目的地在室内徘徊，不停地在原地踏步，后又躺下呈木僵状态。

精神分裂症患者一般没有意识障碍与智能障碍。妄想、幻觉和其他思维障碍都在意识清楚的情况下出现，自知力缺如。

一般在急性阶段，精神分裂症临床表现以幻觉、妄想、行为异常为主，这类症状又称阳性症状。在慢性阶段主要症状为思维贫乏、情感淡漠、意志缺乏，又称阴性症状。这种区分是相对的，在疾病的某一阶段，患者可同时存在阳性症状和阴性症状。

L8-1
精神分裂症的分型

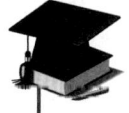 **案例 8-1B**

该患者精神检查结果：神清，定向力完整，接触主动，语速、语量适中，可引出言语性幻听及命令性幻听，可查及被害妄想、思维化声及思维被洞悉感，诉自己想什么就能听到声音在耳边说出来，为了不让读心术再发生在自己身上，患者曾用刀划伤手腕和前胸。情感反应较协调，记忆、智能粗测正常，意志活动未见明显减退，自知力部分存在。

问题与思考：
请依据检查结果判断此患者的临床类型。

（二）临床类型

根据精神分裂症患者的临床症状特点，可将其划分为不同的临床类型。

1. 单纯型 较少见。多于青少年期缓慢起病，病程持续进行性加重。临床症状主要是逐渐发展起来的精神衰退，幻觉和妄想不明显。表现为日益加重的孤僻、懒散、情感淡漠、意志缺乏等。日益脱离现实生活，最终发展为精神衰退。此型患者在发病早期常不被注意，往往经数年病情发展较严重时才被发现。治疗效果和预后差。

2. 青春型 较常见。多在青春期急性或亚急性起病。主要表现为言语增多，内容荒谬离奇，想入非非，思维零乱，甚至破裂；情感喜怒无常，变化莫测；行为幼稚、愚蠢、奇特，可有兴奋冲动、意向倒错、本能活动（食欲、性欲）亢进。幻觉生动，妄想片段，常零乱不固定，内容荒诞且与患者的愚蠢行为相一致。此型病程发展较快，虽可有自发缓解，但持续不久，易再发。抗精神病药物系统治疗和维持治疗可延长缓解期，减少发病。

3．紧张型　本型近年来有减少趋势。多起病于中、青年，起病较急，病程多为发作性。临床表现为紧张性木僵与和紧张性兴奋。此型可有自发缓解，治疗效果较其他类型好。

4．偏执型　又称妄想型，最常见。多在青壮年、中年起病，起病较缓慢。以妄想为主要症状，病初表现为敏感多疑，恐慌不安，逐渐发展为妄想，且妄想范围有泛化的趋势。幻觉以言语性幻听最常见。患者的幻觉和妄想内容多较离奇、抽象、脱离现实，而情感和行为受妄想或幻觉的影响，表现出紧张、恐惧，也可出现自伤、自杀或伤人行为。有些患者情感反应与思维内容不协调，缺乏相应的情感反应。病程发展较其他类型缓慢，如治疗彻底，预后较好。

5．其他类型

（1）未分化型：符合精神分裂症的诊断标准，但难以归于上述四型。

（2）分裂症后抑郁型：精神分裂症的症状部分或大部分控制后可出现抑郁状态，这种抑郁状态可能是精神分裂症的症状组成部分，也可能是患者在精神症状控制后，自知力有一定程度的恢复而出现的社会心理反应；亦可能有神经阻滞剂引起的不良反应表现。一般达不到重度抑郁发作的程度，但仍存在自杀的危险。

（3）残留型：精神分裂症的慢性期，以长期但并非不可逆转的阴性症状为特征。

（4）老年期精神分裂症：首次发病于60岁以后，或在60岁之前发病且症状持续到60岁之后未缓解或存在残留症状。

（三）健康史

了解患者的生长发育情况、既往躯体病史、药物过敏史、意识状态、生命体征、全身营养状况、饮食、睡眠、排泄、生活自理状况，有无烟酒嗜好、药物或精神活性物质依赖等。

（四）心理社会状况

了解患者病前个性特征、自知力情况、家庭环境、家庭成员之间关系是否融洽、经济状况、受教育程度及社会支持系统等。

（五）治疗原则

精神分裂症的治疗中，抗精神病药物起着重要作用。支持性心理治疗、改善患者的社会生活环境以及提高患者社会适应能力的康复措施，亦十分重要。一般在急性阶段，以药物治疗为主。慢性阶段，心理社会康复措施对预防复发和提高患者社会适应能力有十分重要的作用。

1．药物治疗

（1）一般原则：药物治疗应系统而规范，强调早期、足量（个体化的最低有效剂量）、足疗程、单一用药、个体化用药的原则。治疗应从小剂量逐渐加到有效推荐剂量，药物剂量增加速度视药物特性及患者特质而定，维持剂量通常为巩固治疗期间剂量的1/2～2/3。高剂量时应密切评估药物的治疗反应和不良反应并给予合理的调整。一般情况下不能突然停药。

（2）选药原则：药物的选择应根据患者对药物的依从性、个体对药物的疗效、不良反应大小、长期治疗计划、年龄、性别及经济状况而定。英国NICE指南（2009）建议：在药物治疗时要尊重患者的选择；由于不同个体对相同的抗精神病药物的治疗反应会存在差异，因此，很难推荐适合于全部患者的一线抗精神病药物；对于两种不同作用机制的抗精神病药物治疗不佳者，建议选用氯氮平治疗；对于治疗依从性不佳者，可以选择长效制剂治疗。

（3）药物治疗程序与时间：治疗程序包括急性治疗期（至少4～6周）、巩固治疗期（至少6个月）和维持治疗期。一般来说，维持治疗期时间要根据不同情况而定，对于首发的、缓慢起病的患者，维持治疗时间至少5年；急性发作、缓解迅速彻底的患者，维持治疗时间可以相应较短。最终，只有不足 1/5 的患者有可能停药。如果决定停药，一定要告知患者和家属复发的先兆症状和应对措施。

(4) 合并用药：如患者持续出现焦虑、抑郁和敌意等症状，即使抗精神病药物对阳性症状控制较好，仍应合用辅助药物。如患者已接受合适的抗精神病药物治疗，甚至包括了氯氮平，但仍表现持续的阳性精神病性症状，则应合用辅助用药（增效药物），或电休克治疗（ECT），或经颅磁刺激治疗，或联合使用不同种类的抗精神病药物，亦可单独应用ECT。辅助药物包括苯二氮䓬类、情绪稳定剂、抗抑郁药等。联合用药以化学结构不同、药理作用不尽相同的药物联用比较合适，达到预期治疗目标后仍以单一用药为宜，作用机制相似的药物原则上不宜合用。如果合并用药未出现明显疗效，则要恢复到单一用药或换用其他药物。

(5) 安全原则：在开始抗精神病药物治疗前均应常规检查血压、心率、血象、肝肾心功能、血糖和血脂，并在服药期间要定期复查对比，发现问题及时分析处理。

2. 心理与社会干预　在治疗过程中，要了解与发病有关的生活和工作中的应激，了解患者在病情好转阶段对疾病的态度、顾虑，协助患者解除家庭生活中的急慢性应激，并给予支持性的心理治疗，这十分重要。

在住院条件下应重视心理社会康复：重视患者在住院时的社会生活，开展有组织的文娱、工娱活动，关心患者和社会、家庭的联系等。患者返回社会前应重视对慢性精神分裂症患者日常生活能力和社交能力的训练，对患者家庭进行心理教育，以提高患者的应对技能，改善患者家庭环境中的人际关系。这些措施对减少精神分裂症患者社会生活中的应激、减少复发、促进患者的心理和社会康复起到积极的作用。

当前精神病防治工作模式从医院转向社区，以期促使慢性精神病患者及早返回社会，以利于精神病患者的心理社会康复。

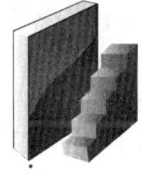

精神分裂症的早期干预与全程治疗

研究表明，首次发作患者从发病到接受治疗的时间长短与临床疗效及预后关系密切，精神科临床工作者目前十分重视对首次发作的精神分裂症的治疗。

精神分裂症的早期干预一般指在患者出现精神病性症状后立即予以干预。在药物治疗方面，应强调低起始剂量、缓慢加量的原则，因此阶段的患者对治疗效果与不良反应均较敏感。多数研究提示，应选用第二代抗精神病药物。

首发精神分裂症的干预过程为"全程治疗"，包含了两方面的含义：一是精神卫生工作者保持与患者和家属的联系；二是相应机构、部门、人员为患者及其家庭提供多方位的支持。它不仅强调控制急性期症状，同时也非常强调要预防复发和改善患者的社会功能和预后，提高患者全程干预的治疗依从性是关键。

精神科医生应当成为全程干预工作的领导者，但必须有精神科护士、心理学家、社会工作者、职业治疗师或承担相应职能的人参加。改善症状、降低复发率、增强社会功能、促进精神分裂症患者回归社会是药物治疗与心理社会干预联合治疗的主要目标，这将是今后一段时间有关精神分裂症研究的重点。

江开达. 精神病学. 2版. 北京：人民卫生出版社，2011.

【主要护理诊断/问题】

1. **有受伤的危险** 与兴奋状态、木僵状态、感觉障碍、药物不良反应等有关。

2. **思维过程改变** 与思维障碍、自知力缺乏等有关。

3. **营养失调（低于机体需要量）** 与受幻觉、妄想支配拒食、少食，极度兴奋躁动，消耗量大等有关。

4. **睡眠型态紊乱（入睡困难、睡眠节律紊乱、睡眠质量差、睡眠时数少）** 与行为紊乱、兴奋不安、幻觉妄想状态、环境改变、白天过度睡眠等有关。

5. **有暴力行为的危险（对自己或他人）** 与情绪不稳定、易激惹、幻觉、妄想、精神运动性兴奋等有关。

6. **生活自理能力缺陷（沐浴、进食、穿着、如厕）** 与意志减退、行为退缩、思维障碍、自知力缺乏等有关。

7. **进食障碍（异食、暴饮暴食、拒食、吞咽困难）** 与意向倒错、食欲亢进、木僵状态、药物不良反应等有关。

【护理措施】

（一）基础护理

1. **做好入院评估** 了解患者的住院依从性、入院原因、人格特点、兴趣爱好、生活习惯等，确定患者目前存在的主要护理问题。护理体检中要认真检查患者的骨骼及皮肤情况，发现皮肤破溃、擦伤或肢体活动受限等应及时与医生和家属沟通，使患者能够得到及时的诊治。

2. **提供安全和安静的环境** ①对有自杀风险的患者，须安置在离护士站最近的大房间，不能安置于单人房间，防止发生意外。②对兴奋冲动的患者应限制其活动范围，根据症状轻重分别隔离，病室内陈设简单，防止患者损坏及伤人。③对木僵状态的患者应安置在单人房间，专人护理，防止患者在失去保护能力的情况下被其他患者伤害。

3. **维持正常的营养代谢** 针对患者的不同进食情况制订饮食计划。①对暴饮暴食的患者要严格限制入量。②对异食的患者要限制活动范围，密切观察患者的异常行为；对拒食的患者要尽量劝说，耐心协助进食，必要时遵医嘱静脉补充营养。③老年患者、药物不良反应引起的吞咽困难的患者进食速度要慢，以流食、半流食为主，防止发生噎食。④根据木僵患者夜深人静时才在床上活动肢体、自行进食、主动排便等特点，将饭菜放置于患者床旁，同时准备好排便用具，在保持环境安静、避开患者视线的情况下，观察其进食排便情况。如患者出现蜡样屈曲，要及时将患者的肢体放置于舒适的功能位置。

4. **帮助患者建立自理模式** ①提示患者维持适当的穿着及个人卫生，协助患者恢复和建立保持健康的能力，必要时制订生活护理计划；②对兴奋不合作的患者，要协助其完成晨晚间护理；③对行为退缩生活懒散的患者，应采取督促指导的方式，保证患者按时洗漱，定时更衣、沐浴；④对木僵的患者，要定时为患者更衣、沐浴，做好口腔护理和皮肤护理。

5. **创造良好的睡眠环境** ①安排合理的作息制度。入睡前不喝浓茶、咖啡等饮料，减少交谈，减少各种不良刺激，保证环境的安静和安全。②夜间护理人员要加强巡视，观察患者睡眠情况，对蒙头睡觉的患者要及时纠正，严防意外的发生。

6. **做好排泄护理** ①每日观察患者的二便情况，对生活自理能力差、无主诉的患者，要定时检查患者腹部情况，对12h未排尿的患者可采取诱导方法刺激排尿，必要时遵医嘱给予导尿。②对便秘的患者，鼓励患者平时多饮水、多活动、多进食蔬菜水果预防便秘。如3天未排便，遵医嘱给予缓泻剂或灌肠。

（二）症状护理

1. **单纯型** 此型患者多以思维贫乏、情感淡漠、意志缺乏为主要临床表现。如生活懒散，无高级意向要求，对任何事情都无情感反应。护士可针对病情特点，为患者制订长、短期护理目标和自理能力训练计划，督促患者按计划训练，以达到延缓精神衰退、提高生活质量的目的。

2．**青春型** 此型患者临床以不协调性精神运动性兴奋为主要表现。护士要掌握病情变化，不激惹患者，不嘲笑患者，运用良好的语言有效地阻止患者的异常行为及伤人和破坏性行为，必要时采取保护性约束措施，帮助患者控制异常和暴力行为，同时协助患者做好基础护理。

3．**紧张型** 此型患者多以紧张性木僵为主要临床表现。此时患者的精神活动呈高度的精神运动性抑制，生活不能自理、违拗、不合作。护士要主动为患者提供各项护理措施，针对患者生活暂时不能自理的情况，做好基础护理，防止躯体并发症的发生。多数患者意识清晰，对外界事物能正确感知，要注意不在患者面前谈论病情及无关的事情，对患者态度和蔼，注意"四轻"，减少不良刺激。根据木僵患者夜深人静时可以下床自行小范围活动的特点，为患者提供饮食和便器。

4．**偏执型** 此型患者以妄想和幻听为主要症状。在幻觉、妄想的支配下，患者可表现出冲动伤人、外走、自伤、自杀等行为。在护理此型患者的过程中，首先要保持诚恳、可信赖的态度，与患者建立良好的护患关系。建立信任后，运用沟通技巧了解患者幻听和妄想的种类及内容。如果有幻觉，要问清幻觉的内容，如果有幻听，要确定是否为命令性幻听。患者叙述妄想内容时，要耐心倾听，不与患者争辩，不过早地指明病态表现，防止患者隐瞒病情。要观察患者的语言、表情、动作是否受幻听和妄想的支配，及时处理异常情况，防止发生意外。

（三）**安全护理**

1．**掌握病情** 做到对重点患者心中有数，了解病情变化特点，严密观察患者幻觉、妄想的内容及相应的情感反应，对异常行为要劝说阻止，防止发生意外。

2．**加强巡视** 每15min巡视1次，定时清点患者数目，确保患者安全。对极度兴奋冲动毁物的患者要隔离，必要时可采取保护性约束措施。对严重自杀的患者，设专人护理，24h不离开护理人员的视线。对不合作的患者要适当限制其活动范围，防止患者出现逃离医院的行为。

3．**安全管理** ①加强病区环境检查：发现设施损坏应及时维修，病区办公室、治疗室、配膳室、浴室、杂物间等处必须随手锁门。②加强患者物品管理：入院、返院、探视后，护理人员均要认真做好安全检查，严防将危险物品带入病房。患者使用危险物品时，必须有医护人员协助以防止发生意外。③加强患者床单位检查：防止患者在精神症状支配下存放危险物品，导致危险行为的发生。

（四）**药物护理**

详见第四章精神药物治疗与护理。

（五）**心理护理**

1．**入院阶段** 加强与患者的心理沟通，建立良好的护患关系，取得患者的信任。可针对患者由于不适应住院环境而引起的焦虑、恐惧、紧张、无自制力、不接受住院治疗等护理问题，采取主动热情、耐心细致的方法，用适当的语言技巧认真地为患者解决所出现的症状，体贴尊重患者，满足患者合理要求，使患者体会到医院的温暖，安心住院，为治疗奠定良好的基础。

2．**治疗阶段** 掌握病情的动态变化规律。①兴奋冲动毁物的患者：以亲切耐心的态度、镇静而温和的语言，多方面了解患者的需要，帮助患者建立社会能接受的行为模式，指导患者用非破坏性行为表达和发泄，对其在幻听、妄想支配下出现的过激行为要及时疏导和阻止。②不合作的患者：要耐心解释劝说，讲明治疗的目的和方法，帮助患者稳定情绪，将患者不配合治疗的行为降到最低限度。③自杀的患者：了解患者的内心体验，帮助患者分析病态的思维方式，鼓励患者多与主管护士交流，讲出内心感受和想法，建议患者参加集体活动，在活动中寻找自身价值，消除轻生念头，积极配合治疗。

3．**康复阶段** 康复期患者的心理变化和精神负担是多种多样的，如感受到疾病对生活的威胁，担心出院后社会、同事、朋友甚至家人不能接纳自己，担心自己不能继续工作、学习、结婚、过正常人的生活等。护理人员要重视患者的心理问题,注意使用倾听的技巧,及时做好心理疏导。指导患者制订近期、远期的康复目标,让其学会如何尊重他人,克服自己性格中的缺陷,掌握一些科学适宜的方法完善性格。教会患者正确处理与自己有关的社会矛盾和生活事件,避免有害的应激源造成的对自身的不良影响。协助患者维持心身平衡,使其在生理、心理各方面都处于接受治疗和管理的最佳状态。减少对患者的应激,降低复发的可能性,增强患者适应社会生活的能力,达到维护健康、预防疾病、促进康复的目标。

（六）康复护理

1. 入院期　针对患者新入院的特点,为患者制订住院期间的康复计划,督促、训练患者每日完成生活料理,并参加一般性的活动,如散步、做操、听音乐等,以达到安心住院的目的。

2. 治疗期　根据病情变化,适宜地指导患者参加一些简单的工疗、娱疗,如折纸、编织、唱歌、下棋、打球等。转移患者的病态思维,体现患者生存的意义和价值,增强患者治疗信心,达到辅助治疗的目的。

3. 康复期　根据患者兴趣、爱好,在护士带领下安排适当的康复活动,如书法、绘画、表演、体育比赛、手工艺制作、炊事作业及外出活动购物等,为患者回归社会、延缓神经衰退打下基础。

（七）健康教育

1. 告知患者及家属,精神分裂症具有反复发作的倾向,长期维持药物治疗是防止疾病复发的重要措施。帮助患者和家属理解长期维持药物治疗的重要性和治疗中可能发生的不良反应及处理方法,提高服药依从性。

2. 按时门诊复查,在医生的指导下用药,不可擅自加药、减药或停药。即使患者病情稳定,仍应按时门诊复查,使医生动态、连续地了解病情,以便及早发现复发的征象,及时调整治疗方案,改善预后。

3. 指导患者及家属掌握病情波动、复发的早期症状,如无故停药或拒绝服药、睡眠障碍、情绪不稳等,应及时就医。

4. 避免应激事件的刺激,保持良好的心境、充足的睡眠、适当活动、适度娱乐,生活作息规律。

5. 指导家属为患者创造良好的家庭环境,鼓励患者练习和掌握一些人际交往和社会技能,为患者多提供与家人、社会接触的机会。

小　结

1. 精神分裂症是一种常见的病因不明的精神病。多起病于青壮年,常有特殊的思维、知觉、情感和行为等多方面的障碍和精神活动与环境的不协调。一般无意识及智能障碍。病程多迁延。

2. 精神分裂症的治疗中,抗精神病药物起着重要作用。支持性心理治疗、改善患者的社会生活环境以及提高患者社会适应能力的康复措施,亦十分重要。一般在急性阶段,以药物治疗为主。慢性阶段,心理社会康复措施对预防复发和提高患者社会适应能力有十分重要的作用。

3. 精神分裂症患者的护理包括基础护理、症状护理、安全护理、药物护理、心理护理、康复护理和健康教育等内容,其中症状护理应根据患者的不同表现而方法各异。

实践7：精神分裂症患者的护理

思 考 题

1. 案例 8-1A 中，该患者存在的最主要护理风险是什么？
2. 请结合案例 8-1B，提出两条最主要的护理诊断。

（张海娟）

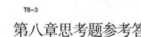

第八章思考题参考答案

第九章 心境障碍患者的护理

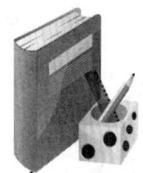

学习目标

通过本章内容的学习，学生应能够：
◎ 识记
1. 陈述心境障碍的定义。
2. 列举心境障碍的临床表现及护理措施。
◎ 理解
归纳心境障碍的病因、护理评估及护理诊断。
◎ 运用
1. 判断心境障碍的临床分类。
2. 运用护理程序对心境障碍的患者进行整体护理。

心境障碍（mood disorder），又称为情感性精神障碍（affective disorder），是以显著而持久的心境或情感改变为主要临床特征的一组精神障碍。主要表现为情感高涨或低落，伴有相应的认知和行为改变，可有精神病性症状，如幻觉、妄想等。病程为发作性，间歇期精神状态可趋向正常，不遗留明显的人格改变。在 ICD-10 和 CCMD-3 等疾病分类中，心境障碍的分类较为复杂。临床上通常将心境障碍分为单相心境障碍和双相心境障碍。单相心境障碍指仅有躁狂发作或抑郁发作，双相心境障碍包括双相Ⅰ型障碍、双相Ⅱ型障碍和循环型双相障碍。我国流行病学调查显示，心境障碍的患病率逐年增加。抑郁发作比躁狂发作多见，女性多于男性，男女比例约为 1：2，而男性的自杀死亡率却高于女性。

第一节 躁狂发作

躁狂发作（manic episode）是以心境高涨、思维奔逸、精神运动性兴奋等为典型症状的一种异常精神状态。典型的"三高"症状是躁狂发作的核心症状，伴随精力旺盛、言语增多、睡眠需要量减少，有的患者可出现食欲增加，严重时伴有幻觉、妄想等精神病性症状。临床上只有少数患者终生仅为躁狂发作，大多数为躁狂发作后发展为双相障碍。躁狂发作时间需持续 1 周以上，一般呈发作性病程，每次发作后进入精神状态正常的间歇缓解期，大多数患者有反复发作倾向。

【病因及发病机制】

躁狂发作的病因错综复杂，迄今为止还不能确定。目前认为是由多种因素导致的。

（一）生物学因素

1. 遗传因素 家族史研究中发现，躁狂发作人群中亲属的患病风险高于一般人群，血缘关系越近，患病风险越高。双生子研究、寄养子研究、分子遗传学研究中，大多数资料提示躁狂发作与遗传有关。

2. 神经生化改变 精神药理学研究和神经递质代谢研究证实，脑神经递质出现异常，脑内兴奋抑制功能失调会导致躁狂发作。如去甲肾上腺素功能活动增强、多巴胺（DA）功能活动异常、γ-氨基丁酸（GABA）水平下降等与躁狂发作有关。其中，GABA是中枢神经系统抑制性神经递质，作用于此神经递质的抗癫痫药可以作为心境稳定剂，有效治疗躁狂发作和双相障碍，说明神经递质水平与躁狂发作有关。另外，脑神经细胞受损、大脑传输信号异常、神经内分泌功能及电解质代谢功能出现紊乱等也会导致躁狂症的发生。

（二）心理社会因素

1. **精神应激** 不良的生活事件可以诱发躁狂发作，如失业、失恋、家庭关系失和、长时期高度紧张的生活状态等。研究证明，一个重大的令人感到不愉快的生活事件会使人的精神受到刺激，如未得到及时处理或处理不当，很可能会诱发躁狂症。

2. **社会因素** 自然环境恶劣变化、社会变革的冲击、工作强度及压力过大也是诱发躁狂症最主要的一种因素之一。

3. **体质因素** 体质不同，对外界刺激的反应也会不同。喜爱交际、性格乐观开朗、好动又容易伤感的性格的人一般容易患上躁狂发作，体格强健要比体格纤弱的人更容易患上躁狂发作。

遗传因素在情感障碍发病中可能导致一种易感素质，而具有这种易感素质的人在一定的心理社会因素促发下发病。

案例 9-1A

某男，42岁，教师，因反复发作兴奋话多、失眠、夸大其词伴活动增多、易发脾气等18天入院治疗。18天前患者因工资问题与单位领导争吵后，渐出现失眠，每天仅睡2~3h，但白天不觉疲劳，表现为话多，无故指责他人，到单位无理取闹，要领导打报告到省里批钱给他，否则就要罢他们的官。每天上街购物，见人就说自己很有钱，无控制地购买，将烟和书籍送给他人。外出时看到别人的事也管，声音大，发脾气骂人，不承认自己有病，因严重影响家庭生活被送入院治疗。

问题与思考：
此患者的护理评估内容包括哪些？

【护理评估】

（一）临床表现

心境高涨、思维奔逸、精神运动性兴奋的"三高"症状是躁狂发作的典型症状。

1. **心境高涨** 此为躁狂发作必备的症状，是一种强烈而持久的喜悦与兴奋。患者终日沉浸在欢乐的心境之中，表现为兴高采烈、眉飞色舞、喜笑颜开、洋洋自得、表情活跃而傲慢；患者主观体验愉快，自我感觉良好，似乎从来没有忧愁和烦恼，内心体验与周围环境相符合，具有"感染力"的特征，能引起周围人的共鸣；部分患者以易激惹的心境为主，会因某种小事而发怒，显得蛮不讲理，好争吵、好斗，甚至出现破坏和攻击行为，但很快转怒为喜或又赔礼道歉。

2. **思维奔逸** 指患者思维联想速度加快。涉及内容多而广，自述脑子反应特别快，好像机器加了"润滑油"那样，"舌头在和脑子赛跑"，或"不假思索可出口成章"，表现为口若悬河、滔滔不绝，但讲话的内容较肤浅、凌乱无意义、方向不确定；有的患者可出现音联和意联，按词汇的同音押韵或意义相近来转换话题；患者主动和被动注意力均有增强，话题易出现"随境转移"，即被外界环境改变所吸引而转移话题。

3. **活动增多** 即协调性精神运动性兴奋，又称意志行为增强。患者精力旺盛，自感全身有使不完的劲，对各种事情都感兴趣，活动明显增多，喜交际，爱凑热闹，与人一见如故；爱管闲事，好打抱不平，对自己的行为缺乏正确判断，如任意挥霍钱财、乱购物、随意将礼物赠送给朋友或同事或陌生人；社交活动多，主动与人打招呼，没有陌生感；行为轻浮，且好接近异性，如女性患者打扮艳丽，说话及行为失去女性羞涩，大胆接触男性；办事缺乏深思熟虑，常常是虎头蛇尾，有始无终，一事无成；有的患者甚至出现时间或地点定向障碍、意识障碍、错觉、幻觉及思维不连贯等症状，临床上称为谵妄性躁狂。

4. 精神病性症状 部分患者可能出现幻觉与妄想等精神病性症状。幻觉以幻听多见，内容大多是称赞自己的才能和权力的，与其情绪相符合；妄想的内容常常与自我评价过高密切相关。患者自认为是世界上最聪明、能力最强、钱财最富有、最漂亮、能解决所有问题的。甚至形成夸大妄想，自称有显赫的家族或权威的地位，如称自己是"领袖""富豪"。有的由此派生出被害妄想，认为别人嫉妒他的钱财和地位，要加害于他，但妄想一般持续时间不长，多继发于心境高涨。

5. 躯体症状 患者可有交感神经功能兴奋症状，但很少有躯体不适主诉，常表现为面色红润，两眼有神，心率加快，食欲、性欲增强，睡眠需要减少，主要为入睡困难，因体力过度消耗可出现体重减轻；患者往往在发病初期自知力即有不同程度的损害，只有极少数患者能意识到自己精神状态的异常。年老体弱患者尤应注意，以免造成对躯体疾患的疏忽。

（二）健康史

评估内容包括个人成长发展史、既往史、生活方式、特殊爱好、家族史、过敏史等；患者的营养状况，有无食欲旺盛、性欲亢进；睡眠情况，有无入睡困难、早睡、醒后难以入睡等。

（三）心理社会功能状况

评估内容包括病前个性特征、病前生活事件、患者应付挫折与压力的心理行为方式及效果、对住院治疗的态度、社会支持系统等。

（四）治疗原则

躁狂发作诊断明确后，通过正确治疗，完全可以控制病情，减少复发，恢复健康。

1. 药物治疗 躁狂发作的药物治疗以心境稳定剂为主，必要时可合用抗精神病药。

（1）锂盐：临床上治疗躁狂发作的首选药是碳酸锂，它既可用于躁狂急性发作，也可用于缓解期的维持治疗。起效时间为1周左右，待病情控制后应酌情减药。年长及体弱者治疗剂量应适当减小。值得注意的是，碳酸锂的治疗量与中毒剂量比较接近，除治疗期间密切观察病情变化和治疗反应外，应对血锂浓度进行监测。急性期治疗的血锂浓度应维持在0.6～1.2mmol/L，血锂有效浓度的上限不宜超过1.4mmol/L，以防锂盐中毒。碳酸锂治疗躁狂发作有效率为80%以上，并对躁狂有预防作用。

（2）抗癫痫药：此类药物以卡马西平（酰胺咪嗪）和丙戊酸盐（钠盐或镁盐）为代表，临床亦广泛应用于躁狂发作、双相心境障碍的治疗，适用于碳酸锂治疗无效的患者。该药也可与碳酸锂联用，但剂量应适当减小。

（3）抗精神病药：氯丙嗪、氟哌啶醇、氯氮平、奥氮平、利培酮等均能有效控制躁狂发作，且疗效较好，但一般不单独使用，常和碳酸锂等合并使用。利培酮和碳酸锂合用可治疗躁狂发作，而氯氮平和碳酸锂合用能治疗难治性躁狂发作，且效果甚好。有效治疗剂量应视病情严重程度及药物反应而定。病情严重者可肌内注射氯丙嗪，病情较轻的患者可在急性躁狂发作控制后，口服氯丙嗪和氟哌啶醇。

2. 无抽搐电休克治疗 无抽搐电休克治疗对重度躁狂有一定的治疗效果。其作用机制可能与药物相同，即纠正中枢神经递质的代谢异常。在有严密监护措施的情况下可单独应用或合并药物治疗，一般隔日1次，4～12次为1个疗程。若合并药物治疗，应减少给药剂量。

3. 心理治疗 主要配合药物治疗使用，目前认为心境障碍的心理治疗不太适合于躁狂发作期患者。

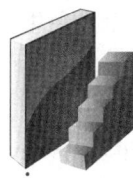

知识拓展

儿童躁狂发作

一般人认为狂躁发作多是成年人所患的疾病,其实不然,现今社会愈来愈多的儿童也开始患上了此症,估计未成年患者人数达100多万。因为狂躁发作会严重影响儿童的学习能力,而且长大以后更倾向染上酗酒和吸毒等不良嗜好,因此必须给予关注。儿童躁狂发作是指在儿童时期以无原因的、持续的情绪极度高涨、兴奋、过度活跃、思维奔逸以及讲话滔滔不绝为主要症状的一组综合征。儿童躁狂发作的表现与成人有很多不同之处,主要特点是行为障碍突出。与正常儿童相比,活动增多为突出表现。躁狂发作儿童易兴奋、激动、情感高涨,常在部分场合大声喧哗、大笑。此外,患儿对挫折、批评的耐受性下降,易引起爆发性愤怒和情绪抵抗,但随之又感到做得不对而产生内疚感。由于活动增多,注意力分散,经常闯祸,常具有攻击、破坏行为。常与儿童注意缺陷多动障碍相混淆。儿童期的躁狂症状表现极不典型,往往伴有分裂症状,如与心境不协调的妄想、奇特行为,幻听、幻视亦多见。故有的学者把儿童躁狂症和儿童精神分裂症统称为发病于儿童期的成年型精神病。

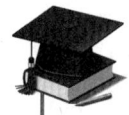

案例 9-1B

通过与该患者交谈,发现患者表情兴奋,说话滔滔不绝,难以打断,思维联想快,声音响亮,易愤怒。发病前后无高热、抽搐现象,体格检查无异常体征,意识清楚,定向力完整,意志活动病理性增强,不承认有病,自知力较差。实验室检查未见异常。判断此患者为躁狂发作。

问题与思考:

1．该患者的主要护理诊断有哪些?
2．对该患者的主要护理措施有哪些?

【主要护理诊断/问题】

1．**有暴力行为的危险** 与易激惹、好挑剔、过分要求受阻有关。
2．**睡眠型态紊乱:入睡困难、早醒** 与精神运动性兴奋、精力旺盛有关。
3．**有受外伤的危险** 与易激惹、活动过多有关。
4．**生活自理缺陷** 与躁狂兴奋、无暇料理自我有关。
5．**营养失调:低于机体需要量** 与兴奋消耗过多、进食无规律有关。
6．**自我认同紊乱** 与夸大妄想的内容有关。
7．**便秘** 与生活起居不规律、饮水量不足有关。

【护理措施】

(一)基础护理

1．**饮食、个人卫生及穿着护理** 帮助患者维持足够的营养、水分,保持良好的个人卫生状况。躁狂患者可能过度忙碌于其所认为的伟大事业,而易忽略最基本的生理需求,且患者活动增多、体力消耗大、说话滔滔不绝，易造成口干舌燥，护士应督促或协助患者做好个人卫生、仪表修饰，并提供高热量、高蛋白、营养丰富的食物，以保证患者足够的营养与水分摄入。

2．提供安全、安静的环境　躁狂患者情绪兴奋，躁动不安，且注意力增强，很容易受周围环境影响，如周围环境嘈杂、混乱、温度不适宜、空气混浊，患者相互间争论、冲突，旁人的围观和挑逗，可使患者的兴奋性更加增高。因此，应为患者提供空气流通、环境整洁、安静、颜色淡雅、光线柔和、温度适宜、刺激性小的环境，并与其他冲动易激惹的患者分开管理，以减少患者间情绪相互感染。同时，护士在接触患者时应持温和、坦诚、尊重、冷静的态度，对患者起安抚镇静作用。

3．指导患者重建规律有质量的睡眠模式　指导并督促患者每日养成定时休息的习惯，如有入睡困难，应做好安眠处理，以保证患者足够的休息时间。

（二）安全护理

部分躁狂症患者以愤怒、易激惹、敌意为特征，动辄暴跳如雷、怒不可遏，甚至可出现破坏和攻击行为。护士需及时了解每个患者既往发生暴力行为的原因，评估这些原因是否仍然存在，或是否有新的诱发因素出现，设法消除或减少这些因素。此外，护士还需善于早期发现暴力行为的先兆，如情绪激动、挑剔、质问、无理要求增多、有意违背正常秩序、出现辱骂性语言、动作多而快等，以便及时采取预防措施，设法稳定患者情绪，避免暴力行为的发生。对处在疾病急性阶段的患者，应尽可能地满足其大部分要求，对于不合理、无法满足的要求也应尽量避免采用简单、直接的方法拒绝，以免激惹患者。当确定患者有明显的暴力行为先兆时，应立即按照暴力行为的防范措施处理。

（三）症状护理

护理人员应安排好患者的日常活动，引导患者把过剩的精力运用到正性的活动中去。躁狂患者精力异常旺盛，加之急躁不安、判断力差，容易使这些精力的发泄变成破坏性事件，不仅伤害到自己，也伤害到周围的人和物。护理人员对言语增多、激惹性高但尚能接受劝告的患者，可根据其特点或爱好，鼓励参加一些需要体力、不需要专心而且没有竞争性的活动，从而使兴奋症状得以缓解。

（四）药物护理

护理人员应帮助患者正确认识自身疾病，保证药物治疗准确实施。躁狂患者有不同程度的自知力缺乏，不安心住院，甚至拒绝治疗。此时，应耐心劝说，鼓励患者表达对治疗的感觉和看法，病情允许时给予有关疾病知识宣教，使其对自身疾病有一定认识。每次服药后应认真检查口腔、舌下、手、药杯直到确认患者将药服下为止。护士应密切观察患者的不良反应，特别是对应用锂盐治疗的患者要更加关注，注意血锂浓度的监测。对恢复期的患者，应明确告知用药对巩固疗效、减少复发的意义，了解患者不能坚持服药的原因，与患者一起寻找解决的办法。

（五）心理护理

患者常常兴奋好动，言语增多。患者诉说的诸多感受，往往并不是真正的内心感受和体验，而是用否认意念来逃避真正的想法。因此，建立良好的护患关系有利于护患间的沟通和交流，让患者表达内心的真实想法，以利病情的缓解。同时，帮助患者改善人际交往中的缺陷，提高他们的社交能力，以期早日回归社会和家庭。

（六）健康教育

多数躁狂症患者对所患疾病没有系统的了解，疾病知识的缺乏是疾病康复、巩固治疗、预防复发的不利因素。有些患者疾病好转出院后服药依从性差，因此，对患者及家属进行疾病的相关知识的宣教非常重要。应告知患者所患疾病的病因、临床特征、治疗手段、用药不良反应的观察、复发先兆症状的识别等方面的知识；告知保持健康稳定的情绪、合理的营养、充足的睡眠、良好的心境对疾病的作用，使患者真正获得对自己健康的主动权，并激发家属监督患者的责任。

第二节 抑郁发作

抑郁发作（depression）是以显著而持久的心境低落为主要临床特征的一种异常精神状态，是心境障碍的主要类型。临床可见心境低落与其处境不相称。每次发作持续至少2周，长者甚或数年，可单次发作，多数病例有反复发作的倾向，每次发作大多数可以缓解，部分可有残留症状或转为慢性。

【病因及发病机制】

迄今，抑郁发作的病因并不清楚，但可以肯定的是，生物、心理与社会环境诸多方面因素参与了抑郁发作的发病过程。

（一）生物学因素

生物学、家族和遗传的数据支持抑郁发作的生物学因素观点。

1. **遗传因素** 流行病学调查显示抑郁发作患者亲属患本病的概率远高于一般人群，血缘越近，患病概率越高。

2. **神经生化改变** 对抑郁发作的发病机制近年开展了大量研究。5-羟色胺（5-HT）、去甲肾上腺素（NE）、多巴胺（DA）功能活动降低，血中γ-氨基丁酸（GABA）水平增高，激素代谢紊乱及分泌昼夜节律的改变等与抑郁发作的表现密切相关。

（二）心理社会因素

1. **精神应激** 负性生活事件对心境障碍的发病起着"扳机"的作用，特别是首次发作的抑郁症较为明显。有调查表明，如果以往6个月内有重大生活事件发生，其抑郁发作的危险性增加6倍，自杀的危险性增加7倍。成年期遭遇负性应激性的生活事件，是导致出现具有临床意义的抑郁发作的重要触发条件。关于抑郁发作的心理理论一般把人际关系的丧失（实际中的或感觉上的）作为抑郁发作的危险因素之一。

2. **社会因素** 高强度的工作、社会变革对个人的冲击、缺乏自信或工作能力差不能很好地完成工作而产生过大压力等是导致抑郁发作的重要因素。

3. **体质因素** 易患素质是病前性格特征，如抑郁气质。性格内向、不爱交际、做事力求完美及易伤感的性格的人一般容易出现抑郁发作，体格纤弱的人更容易患此病。

案例 9-2A

某男，46岁，中专文化，做财务出纳工作，因乏力、失眠、少语、少动2个月，加重2周入院。2个月前单位领导在年终会上进行总结时强调今后要加强财务管理工作。当晚患者躺在床上脑中反复出现领导讲话情景而难以入睡。随后日子里又出现紧张、害怕，并感觉疲乏无力，食欲差，进食少，胃胀，勉强入睡，天没亮就醒，不愿说话，不愿意做户外运动，感觉脑子反应慢，工作能力明显下降。近2周病情明显加重，认为自己无用、自责，觉得活得没意思，懒动，问其原因，回答"我有罪，我财务账不清""我贪污""我不该吃饭""我没出息"，言语缓慢，声音低沉。家人发现其异常带其就医。

问题与思考：

该患者的护理评估内容包括哪些？

【护理评估】

(一)临床表现

心境低落、思维迟缓、精神运动性抑制的"三低"症状为抑郁发作的典型症状。

1. **心境低落** 是抑郁状态的特征症状。患者体验到情绪低落,易悲伤。轻者高兴不起来,缺少愉快感;重者情绪低沉、苦恼、沮丧、忧伤,甚至悲观、绝望,有度日如年、生不如死之感。抑郁的核心表现是"丧失感",即表现为快乐、希望、自尊、兴趣、生活的价值与动力、欲望(包括本能的食欲、性欲与心理社会性的欲望)等的下降或丧失。患者常用"高兴不起来""活着没意思""死了反而轻松"等来描述自己的抑郁体验。典型病例中这种抑郁情绪具有昼重夜轻的特点。患者丧失既往生活的热情和乐趣,兴味索然,越来越不愿意参加正常活动,闭门独居,疏远亲友,回避社交。有些患者会存在有代表性的"三无"症状,即无用感、无望感与无助感。少数患者由于种种原因,极力否认掩饰压抑的心情,甚至强装笑容。在抑郁心境的背景下,有些患者可出现焦虑、激越症状,表现为紧张,局促不安,惶惶不可终日,或不停地来回踱步、夹手指、揪头发、拧衣被,甚至表现为明显易激惹性,多见于年长女性患者。

2. **思维迟缓** 患者联想速度缓慢,自觉反应迟钝、思考问题困难,常述"脑子好像生锈了,不灵了,什么都想不起来了"。在临床检查中可见患者主动语言减少,语速明显减慢,声音低沉,对答困难,回答问题拖延很久,难以出口,有的患者回答问题过程中,声音越来越小,语速越来越慢,词语越来越少,严重者无法进行交流。

3. **活动减少** 即精神运动性抑制。与协调性精神运动性兴奋恰恰相反,整个精神活动呈持久的、普遍的抑制,表现为对各种以前喜爱的活动缺乏兴趣,乐趣减少。患者行为缓慢,反应迟钝,生活被动,不愿做事,也不愿和周围人接触交往,在集体活动中常独处一隅。注意力、记忆力下降,言语少而简短,严重者整日卧床,不想去上班,不愿外出,对既往非常热衷的活动也丧失兴趣而不愿参加,多数患者闭门独居、疏远亲友、回避社交。患者对此的解释是"想做,但做不到,无能为力"。严重时连个人卫生都不料理,蓬头垢面,不修边幅,甚至发展为不语、不动、不食,可达木僵状态。此种抑郁性木僵状态,经仔细的精神检查,可发现患者仍会流露出痛苦、悲观的情绪。

4. **躯体症状** 情绪反应不仅表现在心境上,而且总是伴有机体的某些变化。患者常终日不思茶饭,面容憔悴、目光呆滞,食欲减退,体重下降明显。有头痛、心悸、胸闷、恶心、呕吐、口干、便秘、消化不良、胃肠胀气等主诉,躯体不适可涉及各个脏器,严重者可达疑病妄想。患者可有性欲减退,男性出现阳痿,女性有性快感缺少和闭经。睡眠障碍则主要表现为早醒,一般比平时早醒2~3h,醒后不能再入睡,这对抑郁发作具有特征性意义。有的患者表现为入睡困难,睡眠不深,夜间多次醒转;少数患者表现为睡眠过多。体重减轻与食欲减退不一定成比例,少数患者也可出现食欲增强、体重增加。

5. **自杀观念和行为** 在心境抑郁的基础上,患者可从自卑发展到自责、自罪,出现罪恶妄想,产生自杀观念和行为,抑郁的自杀率比一般人群高。有报道说,约1/3的患者曾企图自杀。自杀观念逐渐产生,随症状加重,自杀念头日趋强烈。患者一方面心境抑郁,感到生不如死,以自杀寻求解脱。另一方面认为自己罪大恶极,通过自杀惩罚自己。患者采取行为时往往计划周密,很难防范,因此是抑郁症最危险的症状之一。有些患者病理性意志增强,可反复出现自杀观念和行为,不惜采用各种手段和途径,甚至强作笑颜以逃避医护人员或家属的注意,进行周密计划以达到自杀目的,对这种患者尤其要引起注意。抑郁症患者的自杀有两种变异,一种称扩大性自杀,患者在病理性逻辑思维下,考虑到配偶和子女在他死后的悲惨处境,可能先将亲人杀死,然后自杀。另一种可称为曲线自杀,即患者自杀行为未获成功,转而实施杀人计划。被杀者是陌生人或与患者毫无关系的人,在杀人后患者不逃走,向公安机关自首认罪,要求严惩,以达到自杀的目的。抑郁症患者的自杀行为可出现在疾病的任何时期,但往往发生在缓解期，可能是因重症期精神运动性抑制而不能将自杀行为付诸行动。

（二）健康史

评估内容包括个人成长发展史、既往史、生活方式、特殊嗜好、家族史、过敏史等；患者的营养状况，有无食欲低下、性欲减退；睡眠情况，有无入睡困难、早醒、醒后难以入睡等；近期发生的生活事件等。

（三）心理社会功能方面

评估内容包括患者病前个性特点，患者应付挫折与压力的行为、方式和效果，患者所面临的困境与出现的问题，抑郁发生的诱发因素，是否有重大负性生活事件和慢性长期的不良环境。

（四）治疗原则

抑郁发作的治疗原则为：①个体化治疗；②剂量逐步递增，尽可能采用最小有效量，使不良反应减至最少，以提高服药依从性；③足量足疗程治疗；④尽可能单一用药，如疗效不佳可考虑转换治疗、增效治疗或联合治疗，但需要注意药物相互作用；⑤治疗前知情告知；⑥治疗期间密切观察病情变化和不良反应并及时处理；⑦可联合心理治疗增加疗效；⑧积极治疗与抑郁同时存在的其他躯体疾病、物质依赖、焦虑障碍等。

1．药物治疗 药物治疗是中度以上抑郁发作的主要治疗措施。目前临床上一线的抗抑郁药主要包括选择性5-羟色胺再摄取抑制剂（SSRIs，代表药物为氟西汀、帕罗西汀、舍曲林、氟伏沙明、西酞普兰和艾司西酞普兰等）、5-羟色胺和去甲肾上腺素再摄取抑制剂（SNRI，代表药物为文拉法辛和度洛西汀）、去甲肾上腺素和特异性5-羟色胺能抗抑郁药（NaSSA，代表药物为米氮平）等。传统的三环类、四环类抗抑郁药和单胺氧化酶抑制剂由于不良反应较大，应用明显减少。

2．无抽搐电休克治疗 因无抽搐电休克治疗的抗抑郁与抗精神病性症状的双重作用，疗效优于抗抑郁剂，故对重性抑郁伴妄想、自杀、拒食的患者采用无抽搐电休克治疗也可奏效。一般5~10次，治疗间隔时间不宜短于48h。病情特别严重者，如自杀、精神病性症状特别严重者，可适当缩短治疗间隔，如先行每天1次，连续几天后改为隔天1次。无抽搐电休克治疗不能预防复发，故在治疗获效后，应服用抗抑郁剂或锂盐维持治疗。

3．心理治疗 心理治疗在本病治疗中地位十分重要，通常采用与药物治疗相结合的方法。心理治疗方法有支持性心理治疗、认知疗法、心理干预和疏导等。针对不同患者的心理-社会状况以及所处的不良环境，给予相应的个体化治疗。

（1）心理支持治疗：在日常诊疗时，给予抑郁患者言语和行动上的支持，并对其疾病状况给予充分解释。如果抑郁发作是对生活状态的一种反应，并且不太严重，应在早期与患者就生活状态进行讨论；对严重抑郁症者，不要早期与患者进行讨论，因为会增加患者的心理压力，加重患者的失望感。在疾病的恢复期，重点对抑郁症患者从责任感上进行激励，使患者恢复对生活的信心。

（2）认知疗法：由于抑郁患者消极地看待自我，对自己的所作所为以及对未来丧失信心，治疗的目标就是转变患者的消极认知，用更接近现实的解释替代消极的认知，使患者更好地面对现实，处理好现实问题。对于病情严重者，应待病情逐步恢复后再进行。

（3）心理干预和疏导：在抑郁症患者发作的间歇期，对有可能复发的患者，应进行心理应对方式的矫正。因为这些患者抑郁情绪的发作，大都是由于他们对生活事件的反应习惯引起，不良的心理应对方式，很可能再次诱发疾病。抑郁发作患者情绪低落，兴趣索然，往往沉浸在痛苦的病理体验中，因此医生应采取各种积极的手段来调动患者的积极性，让患者多做一点自己感兴趣的事情，增加患者的活动量，提高兴奋性，改善情绪状态；帮助患者分析自己的过去、现在人格方面的缺陷对疾病的不利影响并加以克服；防止情绪低落对身体的损害，疏解患者的不良情绪，并强化患者心理上的闪光点；鼓励患者热爱生活，做生活中的强者。

4. 预防复发 有人对抑郁症患者追踪10年的研究发现，有75%~80%的患者多次复发，故对抑郁患者需要进行预防性治疗。发作3次以上应长期治疗，甚至终生服药。维持治疗药物的剂量，多数学者认为应与治疗剂量相同，还应定期门诊随访观察。心理治疗和社会支持系统对预防本病复发也有非常重要的作用，应尽可能解除或减轻患者过重的心理负担和压力，帮助患者解决生活和工作中的实际困难及问题，提高患者应对能力，并积极为其创造良好的环境，以防复发。

案例 9-2B

入院后询问病史，该患者进食少，体重减轻；睡眠障碍，表现为早醒；情绪低落，思维、言语、行动缓慢，喜卧床少动，兴趣丧失；性欲下降，自责自罪，有被害妄想，有自杀观念，患者父亲也承认曾经出现过上述类似症状。幼年发育正常，为人忠厚老实，胆小怕事，很少与人交往，但与同事相处和睦，曾连续被评为先进职工，婚后夫妻感情好，育有一子，无烟酒嗜好。体格检查无阳性发现。实验室与影像检查无阳性发现。初步诊断抑郁发作。

问题与思考：
1. 该患者的主要护理诊断有哪些？
2. 对该患者的主要护理措施有哪些？

【主要护理诊断/问题】
1. 有自伤（自杀）的危险 与自我评价低、悲观绝望等情绪有关。
2. 睡眠型态紊乱：早醒、入睡困难 与情绪低落、沮丧、绝望等因素有关。
3. 生活自理缺陷 与精神运动迟滞、兴趣减低、无力照顾自己有关。
4. 营养失调：低于机体需要量 与抑郁致食欲下降及自罪妄想内容有关。
5. 个人应对无效 与情绪抑郁、无助感、精力不足、疑病等因素有关。
6. 自我认同紊乱 与抑郁情绪、自我评价过低、无价值感有关。
7. 焦虑 与无价值感、罪恶感、内疚、疑病等因素有关。
8. 便秘 与日常活动减少、胃肠蠕动减慢有关。

【护理措施】
（一）基础护理
1. **饮食护理** 协助患者平衡饮食。食欲缺乏、便秘是抑郁患者常出现的胃肠道反应。可选择患者平时较喜欢的含纤维素丰富的食物，陪伴患者进餐，少量多餐。若患者因觉得自己没有价值，不值得吃饭而拒食时，可让患者从事一些为别人服务的活动，如此可以协助患者接受食物。若患者坚持不吃或体重持续减轻，则必须采取进一步的措施，如喂食、鼻饲、输液等。进食粗纤维食物、供给足够水分、进行足够的活动后仍无法解决患者的便秘时，需给予缓泻剂或灌肠处理。

2. **改善睡眠模式** 不易入睡、易醒、早醒的患者，应鼓励或陪伴患者白天多活动，不要长时间卧床。入睡前喝些热饮料，洗热水澡等。抑郁患者的睡眠障碍主要表现为早醒，而此时是患者自杀、自伤等意外事件多发时期，应该引起高度警惕，对早醒者应予以安抚，尽量延长其睡眠时间。对重度抑郁性木僵、完全卧床不动的患者，需要协助患者翻身及被动运动，预防压疮。

3．指导和协助患者养成良好的卫生习惯 抑郁患者常不注重自己的衣着、外观及个人卫生。对轻度抑郁患者可鼓励其在能力范围内自我料理；对重度抑郁患者则应帮助其洗脸、洗脚、口腔护理、会阴护理、更衣、如厕、仪表修饰，使患者感到整洁、舒适。允许患者适度依赖，有助于减轻心理压力。

（二）安全护理

护士应做好安全护理，预防患者可能伤害自己的行为。

1．提供安全的环境 撤除所有的危险品，置患者于群体及安全环境中，避免单独居住、单独活动。

2．严密观察患者的病情变化 特别是异常的言行，如流露厌世的想法、收藏危险品等，以便及早发现自杀先兆。

3．加强巡视 在交接班时间、吃饭时间、清晨、夜间或工作人员较少时，要特别注意密切观察，需每15min巡视患者一次。安排患者床位靠近护士站，必要时24h严加管理。外出检查、洗澡或户外活动时，要有工作人员重点看护。

4．治疗及护理过程中的安全防护 如使用腋下或肛表测量体温时加强看护，严防口腔测温吞服体温表等。

（三）症状护理

进行有效的治疗性沟通，鼓励患者表达自己的内心体验。患者因思维迟钝、语言减少和语速缓慢，接触患者时应持温和、稳定、接受、同情的态度，但要避免过分的认同，避免强化患者的抑郁情绪。根据患者情况调整语速，允许患者有足够的时间反应，耐心倾听患者诉说，不要表现出不耐烦、不关心甚至嫌弃的表情和行为，使患者感到被尊重和理解，对医务人员产生信任感。接触不语或语言极少的患者时，可静静地陪伴患者，以非语言（如眼神、手势、轻轻地抚摸等）或诚恳、简单、缓慢的语言表达工作人员的关心和支持，通过这些活动慢慢地引导患者注意外界，并鼓励患者表达其感觉和看法，这有利于护士及时掌握病情，以便采取相应的医疗护理措施，避免意外发生。

（四）药物护理

应保证用药安全及药物治疗的顺利进行。

1．防止患者藏药或大量吞服药物造成不良后果 发药时，加强看护，服药后应仔细检查药杯、患者口腔、衣袋等，严防患者藏药，蓄积后顿服自杀。

2．注意观察药物的不良反应 在患者出现口干、便秘等副作用时，做好解释工作。这些不良反应不妨碍继续用药，患者在2周内逐渐适应，鼓励其多喝水，多吃富含维生素的食物，缓解上述不良反应。

3．维持用药 患者病情好转或处于康复期，应督促其维持用药。千万不可病刚好就停药，这样会增加复发机会，停药与否应在医生的指导下进行。

（五）心理护理

1．指导和协助患者建立自信 抑郁患者对自己或外界事物常不自觉地持否定的看法（负性思考），护士必须协助患者确认这些负性思考，然后设法打断这种负性循环，可以协助患者回顾自身的优点、长处、成就来增加患者对自身或外界的正向认识，培养正确的认知方式。

2．训练患者应用心理应对技巧 在护理过程中，要积极营造、利用一切个人或团体的人际交往机会，改善患者以往消极被动的交往方式，逐步建立积极健康的人际交往方式，增加社交技巧。

3．增强患者社会功能的训练 指导患者改变处处需要别人关照和协助的心理，并通过学习和行为矫正训练的方式为患者今后重新融入社会、独立处理各种事物打下良好基础。向患者家属了解患者的兴趣爱好，鼓励患者参加其喜爱的活动，以疏泄抑郁情绪。

名著推荐

（六）健康教育

抑郁发作患者在疾病转归后，非常渴望获得疾病的相关知识，患者家属也希望了解照顾、帮助患者方面的知识。因此护士应耐心细致地作好患者和家属的健康教育工作。

1. 讲解抑郁症的相关疾病知识 从疾病的发生、发展、治疗、预后等多层面进行宣教，使用通俗易懂的言语，使患者、家属对疾病知识有比较全面的了解和认识。

2. 维持药物治疗的重要性和常见的不良反应 由于抗抑郁药副作用大，且出现于药物显效前，常使患者不愿服药。因此要使患者了解坚持服药的必要性和掌握处理不良反应的方法。

3. 讲解疾病复发可能出现的先兆表现 如睡眠不佳、情绪不稳、烦躁、疲乏无力等，尽早识别复发症状，及时到医院就医。并嘱咐患者即使病情稳定，也要按时复查，在医生的指导下服药，巩固疗效。不可擅自加药、减药或停药。

4. 锻炼培养健康的身心和积极乐观的态度 生活要有规律，积极参加社会娱乐活动，避免精神刺激，保持稳定的心境。

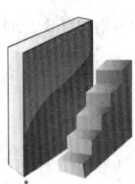

知识拓展

抑郁发作的音乐疗法

研究表明，音乐有舒缓身心的功能，可以改善精神病患者的意志行为，对情绪不安、焦虑、郁闷等有较好的镇静、安宁作用。音乐有各种不同的节拍、节奏，人体也具有各种生理节奏，如脉搏、呼吸等，它们之间如果配合得好，音乐就可以调节生理节奏。又因为人体对于节奏具有明显的跟随本能，音乐节奏的快慢还可以带动肢体动作的节奏，民歌中的"号子"就可以体现出这种作用。作为一种治疗手段，音乐的作用可通过艺术感染力作用于心理，以情导理，既能增强人体的抗病能力，又可以消除精神上的阻滞。节奏鲜明的音乐能振奋人的情绪，如军乐曲、进行曲，一般都具有鲜明的节奏感，可以使人兴奋、激动、热血沸腾；旋律优美悠扬的乐曲，则能使人情绪安静和轻松愉快。另外，音乐还可以通过音调影响人的情绪。通过音乐曲调产生不同的情绪反应，调整心境，疏泄情感，矫正不良行为、态度和性格。音乐治疗时，当听到悦耳的乐曲，身心获得音乐的陶醉感，人就获得放松，从而减轻抑郁症状。

第三节 双相心境障碍

双相心境障碍一般是指既有躁狂发作又有抑郁发作的一类心境障碍。研究发现，躁狂发作前往往有轻微和短暂的抑郁发作，所以多数学者认为躁狂发作就是双相障碍，只有抑郁发作的才是单相心境障碍。双相心境障碍又以临床症状的多样性（躁狂症状、抑郁症状及精神病性症状）和病程的复杂多变性著称，极易和精神分裂症、重性抑郁混淆，造成漏诊和误诊，治疗难度也极大。临床通常将双相心境障碍分为双相Ⅰ型、双相Ⅱ型和循环型双相心境障碍。

1. 双相Ⅰ型心境障碍 躁狂和抑郁的表现在整个病程中均很突出，典型的发作起病突然，迅速表现出症状，50%~60%的患者在躁狂发作后紧接着有抑郁发作。

2. 双相Ⅱ型心境障碍 是以反复发作的重性抑郁和轻躁狂为特征。

3. 循环型双相心境障碍 患者每年至少有4次的心境障碍发作，躁狂与抑郁症状混合或迅速交替（即在数小时），每次发作符合轻躁狂或躁狂发作、轻抑郁或抑郁发作的混合发作标准。10%~15%的双相心境障碍为循环型。

值得注意的是，双相抑郁未引起临床医生足够重视，有报道37%的双相抑郁患者被误诊为单相抑郁。长期使用抗抑郁药治疗，从而诱发躁狂、快速循环发作，使发作频率增加。

【病因及发病机制】

双相心境障碍病因未明，生物、心理与社会环境诸多方面因素参与其发病过程。

生物学因素主要涉及遗传、神经生化、神经内分泌、神经再生等方面。与双相心境障碍关系密切的心理学易患素质是环性气质。应激性生活事件是重要的社会心理因素。然而，以上这些因素并不是单独起作用的，目前强调遗传与环境或应激因素之间的交互作用，以及这种交互作用的出现时间点在双相障碍发生过程中具有重要的影响。

【护理评估】

（一）临床表现

双相心境障碍的临床表现按照发作特点可以分为抑郁发作、躁狂发作或混合发作。

1. **抑郁发作**　双相抑郁发作与单相抑郁发作的临床症状及生物学异常相似而难以区分，双相抑郁因表现不典型往往被忽视。正确诊断双相抑郁障碍是合理治疗的前提。两者的治疗方案及预后转归存在明显差异。两者的差异主要表现在：

（1）人口学特征：①性别特征，单相抑郁女性患病率几乎是男性的2倍，但在双相障碍患者中性别差异不明显；②年龄特征，双相障碍平均发病年龄为30岁，单相抑郁症为40岁，前者明显早于后者，尤其是25岁以前起病的首发抑郁是双相抑郁的重要预测因素；③家族史特征，家系调查和双生子研究已经证实双相障碍的家族聚集性，与单相抑郁相比，双相障碍（尤其是双相Ⅰ型）患者的家系传递与遗传因素的关系更密切。

（2）抑郁发作的特征：①病程特点，与单相抑郁相比，双相抑郁起病较急，病程较短，反复发作较频繁；②症状特征，双相抑郁区别于单相抑郁的症状特征包括情绪的不稳定性、易激惹、精神运动性激越、睡眠增加、体重增加、注意力不集中、更多的自杀观念和共病焦虑及物质（烟草、酒精、毒品等）滥用。

2. **躁狂发作**　绝大多数表现为典型躁狂发作特点，极少数表现为轻躁狂发作。躁狂发作临床表现较轻者称为轻躁狂，患者可存在持续至少数天的心境高涨、精力充沛、活动增多，显著的自我感觉良好，注意力不集中，也不能持久，轻度挥霍，社交活动增多，性欲增强，睡眠需要减少。有时表现为易激惹、自负自傲，行为较莽撞，但不伴有幻觉、妄想等精神病性症状。对患者社会功能有轻度的影响，部分患者有时达不到影响社会功能的程度。一般人常不易觉察。

3. **混合发作**　指躁狂症状和抑郁症状在一次发作中同时出现，临床上较为少见，通常是在躁狂与抑郁快速转相时发生。例如，一个躁狂发作的患者突然转为抑郁，几小时后再复躁狂，使人得到"混合"的印象。但这种混合状态一般持续时间较短，多数较快转入躁狂相或抑郁相。混合发作时躁狂症状和抑郁症状均不典型，容易误诊为分裂心境障碍或精神分裂。

（二）健康史

评估内容包括个人成长发展史、既往史、生活方式、特殊嗜好、家族史、过敏史等；患者的营养状况，有无食欲低下、性欲减退；睡眠情况，有无入睡困难、早醒、醒后难以入睡等，近期发生的生活事件等。

（三）心理社会功能

评估内容包括患者病前个性特点，患者应付挫折与压力的行为、方式和效果，患者所面临的困境与出现的问题，患病的诱发因素，是否有重大负性生活事件和慢性长期的不良环境。

（四）治疗原则

双相心境障碍应根据发病时的表现采取相应的治疗方法。其治疗原则为：①个体化治疗原则。需要考虑患者性别、年龄、主要症状、躯体情况、是否合并使用药物、首发或复发、既往治疗史等多方面因素，选择合适的药物，从较低剂量起始，根据患者反应确定。治疗过程中需要密切观察治疗反应、不良反应以及可能出现的药物相互作用等，及时调整，提高患者的耐受性和依从性。②综合治疗原则。应综合运用药物治疗、物理治疗、心理治疗和危机干预等措施，提高疗效、改善依从性、预防复发和自杀、改善社会功能和生活质量。③长期治疗原则。由于双相障碍几乎终生以循环方式反复发作，其发作的频率远较抑郁障碍为高，因此应坚持长期治疗原则。急性期治疗目的是控制症状、缩短病程；巩固期治疗目的是防止症状复燃、促使社会功能的恢复；维持期治疗目的在于防止复发、维持良好社会功能，提高生活质量。

1．药物治疗　最主要的治疗药物是抗躁狂药碳酸锂和抗癫痫药丙戊酸盐、卡马西平、拉莫三嗪等，它们又被称为心境稳定剂。对于有明显兴奋躁动的患者，可以合并抗精神病药物，包括经典抗精神病药氟哌啶醇、氯丙嗪和非典型抗精神病药奥氮平、喹硫平、利培酮、齐拉西酮、阿立哌唑等。对于难治性患者，可以考虑氯氮平合并碳酸锂治疗。治疗中需要注意药物不良反应和相互作用。对于双相抑郁患者，原则上不主张使用抗抑郁药物，因其容易诱发躁狂发作、快速循环发作或导致抑郁症状慢性化。对于抑郁发作比较严重甚至伴有明显消极行为者、抑郁发作在整个病程中占据绝大多数者以及伴有严重焦虑、强迫症状者，可以考虑在心境稳定剂足量治疗的基础上，短期合并应用抗抑郁药，一旦上述症状缓解，应尽早减少或停用抗抑郁药。

2．无抽搐电休克治疗　急性重症躁狂发作、伴有严重消极的双相抑郁发作或难治性双相障碍可采用无抽搐电休克治疗，但应适当减少药物剂量。对于轻中度的双相抑郁发作可考虑重复经颅磁刺激治疗。

3．心理治疗　多数双相障碍的患者会由于疾病产生一系列心理问题，已证实在药物的维持治疗基础上进行心理干预，包括心理健康教育、人际关系治疗、家庭治疗以及认知行为治疗等，有利于改善双相障碍的长期预后。心理干预的主要作用是增加患者对疾病特点的了解，提高治疗依从性，识别和处理应激或前驱症状，维持稳定的社会关系，从而有利于减少其复发率。有调查显示近半数的双相心境障碍的患者未能按照医师处方服药，因此通过健康教育提高治疗依从性非常重要。

4．预防复发　随访研究发现，经药物治疗已康复的患者在停药后的1年内复发率较高，且双相障碍的复发率明显高于单相抑郁障碍，分别为40%和30%。服用锂盐预防性治疗，可有效防止躁狂或抑郁的复发。心理治疗和社会支持系统对预防本病复发也有非常重要的作用，应尽可能解除或减轻患者过重的心理负担和压力，帮助患者解决生活和工作中的实际困难及问题，提高患者应对能力，并积极为其创造良好的环境，以防复发。

【主要护理诊断/问题】

可根据双相障碍的不同表现做出相应的护理诊断。可参照躁狂发作和抑郁发作的护理诊断。

【护理措施】

参考躁狂发作和抑郁发作的护理措施。

知识拓展

双相躁狂转诊的相关问题

到综合性医院就诊的双相心境障碍的患者并不少见，但多数症状复杂而且不典型，患者主诉经常有乏力、失眠、躯体不适或疼痛、烦躁等，通常不会主诉自己精力旺盛、活动过多及睡眠需要减少，患者和家属把这种状态当作"正常"。综合性医院的医生常根据患者的表现给予诸如"失眠""抑郁状态""焦虑状态"等症状和状态诊断，患者也似乎比较愿意接受这样的诊断名称。然而这种模糊和不确定的症状诊断很难对双相障碍患者进行准确评估，无法实施对双相障碍患者的正确治疗，很可能导致对双相障碍患者倾向使用安眠药和抗抑郁药治疗。对双相障碍躁狂发作患者使用或合用抗抑郁药治疗会使病情进一步复杂化，治疗更加困难。因此，医生对主诉烦躁、抑郁、焦虑的患者应当询问和观察是否有兴奋、激惹、心境高涨状况，如若不能确定，可以请精神专科医生会诊。

有下列情况者应转往精神专科医院治疗：急性期重症患者，有拒食、自伤或自杀或有伤人倾向，依从性不良，不能控制自己的行为，骚扰社会和家庭，缺乏有效监护人，伴有明显精神病性症状，药物治疗效果不好而需进行无抽搐电休克治疗，物质依赖及酒精依赖需同时治疗者。

双相心境障碍案例分析

小 结

1. 心境障碍，又称为情感性精神障碍，是以显著而持久的心境或情感改变为主要临床特征的一组精神障碍。主要表现为情感高涨或低落，伴有相应的认知和行为改变，可有精神病性症状。临床上通常将心境障碍分为单相心境障碍和双相心境障碍。单相心境障碍指仅有躁狂发作或抑郁发作，双相心境障碍包括双相Ⅰ型障碍、双相Ⅱ型障碍和循环型双相障碍。

2. 躁狂发作是以心境高涨、思维奔逸、精神运动性兴奋等为典型症状一种异常精神状态。典型的"三高"症状是躁狂发作的核心症状。临床上只有少数患者终生仅为躁狂发作，大多数为躁狂发作后发展为双相障碍。躁狂发作时间需持续1周以上，大多数患者有反复发作倾向。

3. 抑郁发作是以显著而持久的心境低落为主要临床特征的一种异常精神状态，是心境障碍的主要类型。每次发作持续至少2周，多数病例有反复发作的倾向，每次发作大多数可以缓解，部分可有残留症状或转为慢性。双相障碍一般是指既有躁狂发作又有抑郁发作的一类心境障碍。研究发现，躁狂发作前往往有轻微和短暂的抑郁发作，所以多数学者认为躁狂发作就是双相障碍，只有抑郁发作的才是单相障碍。双相障碍又以临床症状的多样性（躁狂症状、抑郁症状及精神病性症状）和病程的复杂多变性著称，极易和精神分裂症、重性抑郁混淆，造成漏诊和误诊，治疗难度也极大。

4. 心境障碍的治疗主要包括躯体治疗（含药物治疗和其他躯体治疗方法，如无抽搐电休克治疗）和心理治疗两大类。将两种方法合并可获得更好的效果，其治疗的目的在于控制急性发作和预防复发，降低心理社会不良后果，并增强发作间歇期的心理社会功能。要严格掌握药物治疗原则、方法、名称、剂量及不良反应，并及时采取相应措施。

5. 护理心境障碍患者时，应从患者生理、心理、社会文化等多层次去观察和系统分析，制订周密的护理计划，保证患者的安全及生理方面的需求得到满足，当患者出现冲动、自杀企图等危险行为时，应及时采取应急措施。

思考题

1. 何谓心境障碍？主要的临床分型有哪些？
2. 简述躁狂发作和抑郁发作的主要临床表现。
3. 抑郁症患者常有哪些主要护理诊断？
4. 对抑郁症患者主要的护理措施有哪些？

（刘忠民）

第十章　神经症性障碍患者的护理

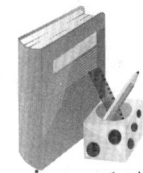

学习目标

通过本章内容的学习，学生应能够：
◎ 识记
1．列举神经症性障碍的共同特点。
2．说出各种神经症性障碍的概念和临床特征。
◎ 理解
归纳神经症性障碍的病因及发病机制。
◎ 运用
运用护理程序对神经症性障碍患者进行整体护理。

在 ICD-10 中把神经症性障碍分解为七种不同的障碍：恐惧性焦虑障碍、其他焦虑障碍、强迫性障碍、严重应激反应及适应性障碍、分离（转换）性障碍、躯体形式障碍、其他神经症性障碍。虽然它们不论是病因、发病机制，还是临床表现、治疗及病程愈后，都无法用统一或单一的理论加以解释和阐述，但各类神经症性障碍之间仍然表现出明显的共同特征。

1．发病经常与患者的心理社会因素有关　与其他一些精神障碍不同，神经症的发病因素涵盖了人们社会生活的方方面面，包括强烈的突发事件如灾难性事件、持续的生活事件如人际关系紧张、长期而持续的工作压力甚至不同的社会文化背景对神经症及其不同亚型的发生都有影响。

2．起病前多有一定的人格基础
（1）人格特征对发生神经症亚型的倾向性：在不同亚型的神经症患者中可以观察到各具特点的人格特征。
（2）人格特征对神经症的发生有影响：有专家认为具有严肃古板、孤僻内向、多愁善感、悲观保守、焦虑不安等特征的人更容易罹患神经症。

3．患者的症状没有可证实的器质性病变　神经症是非器质性的障碍，但患者往往表现出许多躯体症状，基于目前的诊疗手段和技术，对患者的躯体不适没有可以证实的器质性病变为其症状基础。

4．临床表现的共同特点为精神活动能力下降　无论患者如何对自身症状进行描述，总结发现主要表现为精神症状和躯体障碍。前者主要表现为情感障碍，患者感到焦虑、烦恼、压抑、紧张、恐惧、易激惹等；躯体方面往往是功能性障碍，最多见的是自主神经系统功能障碍，患者主诉头晕、乏力、眼花、耳鸣、气短、腹胀、消化不良、腹泻或便秘、睡眠不好等。

5．自知力保持良好　与其他精神障碍相比，神经症患者的自知力可以一直保持在相当良好的水平，他们能够评判自己的病态感受，并因此而痛苦万分，进而寻求治疗。

6．社会功能相对完好　虽然患者的日常生活和工作明显受到严重影响，如工作、学习能力不如从前，效率下降，不能像以往那样料理家务，但这类患者人格保持完整，能分清病态体验和现实环境，所以其行为均能符合社会道德规范，也就可以被常人理解。

第一节 恐惧性焦虑障碍

恐惧性焦虑障碍简称恐惧症（phobia），是以恐惧症状为主要临床特征的神经症。患者所惧怕的客体或环境必定在其身体外，且并不对患者造成威胁。

【病因及发病机制】

（一）遗传因素

调查表明场所恐惧症患者近亲的发病率较正常人的发病率高近3倍。而双生子调查发现13对单卵双生子中的4对均患有场所恐惧症和（或）惊恐发作，16对双卵双生子间的同病率却为0。

（二）生化因素

研究表明社交恐惧症患者约有50%在出现恐惧时其肾上腺素水平增高。

（三）心理因素

条件反射理论认为恐惧是通过操作性条件反射建立的，当某些事物或场景与患者的不愉快情感体验相联系，引起较高程度的焦虑时，为缓解此焦虑所导致的不适，患者会不自觉地采取回避行为，回避行为减轻了患者焦虑，但同时也成为一个强化因素，通过自我操作，形成条件反射弧，最终使此种行为模式固着在患者身上。

案例 10-1

患者，女，16岁，学生。患者性格内向、敏感、好担心、追求完美。2年前某一天上学与老师相遇，感到紧张，没有抬头和老师说话，低着头匆匆走过。旁边有一同学看到这一情形，对她说："你不和老师说话，老师直用眼看你。"患者听后深感内疚。第二天到学校时，不敢抬头看那位老师的眼睛，后来逐渐加重，连别的老师的眼睛也不敢直视，进而扩展到连普通人的眼睛也不敢看，偶尔与人的目光相遇，便感到特别紧张，心搏加快、全身直冒汗，并认为自己的表情肯定很尴尬，会引起别人的耻笑。从此，在路上无论是骑自行车还是走路，总是低着头，唯恐看到别人的目光。由于对人紧张、心情不安，上课无法专心听讲，学习成绩下降，后来症状越加严重，以致不敢出门，她为此感到非常痛苦，在家人陪同下前来就诊。

问题与思考：
该患者的护理评估内容包括哪些？

【护理评估】

（一）临床表现

依据恐惧症患者所惧怕的对象，分为以下临床类型：

1. 场所恐惧症 主要对特定的场所或环境产生恐惧，如车站、商场、剧院、幽暗封闭的场所等。患者既怕外出又怕独处，出行要人陪伴，甚至常年在家闭门不出而又需人陪伴。大多数患者为女性，起病多在成年早期。

2. **社交恐惧症** 表现为对社交场所和活动恐惧，患者在进行社交活动时会表现得害羞、笨拙、局促不安、手足无措，担心当众出丑，而拒绝当众讲话、吃饭，甚至不去公共厕所。常见的有对人恐惧，表现为不敢与人对视；赤颜恐惧，表现为认为自己会脸红，或脸红已被人看到而不安。

3. **特定恐惧症** 以惧怕特定的情境或物体为主。患者往往不担心这些物体和情境本身，而是担心接触这些物体或身处这些情境所带来的后果，对后果的想象就会让患者难以忍受，痛苦不堪。常见的恐惧对象有：自然环境（登高、临水、雷电、黑暗等）、动物（昆虫、老鼠、猫狗等）、交通运输工具（汽车、飞机、火车、电梯等）、注射-伤害（伤口、血液、注射、取血等）以及特定的疾病（如性病、艾滋病）等。大多发生在儿童早期，女孩多于男孩，部分严重患者可持续到成年。

以上各型恐惧症可以单独出现，在有些病例也会合并出现。

（二）相关检查

1. **躯体检查** 生命体征，身体状况，营养状况；睡眠情况，有无入睡困难、睡眠不实、早醒等；饮食情况，有无特殊饮食习惯，患病后饮食习惯及进食量有无改变；二便情况，有无便秘、腹泻现象，规律有无改变。

2. **精神检查** 恐惧的具体内容，惧怕的程度，面对恐惧对象时的具体表现，情绪是否稳定，有无焦虑、烦躁、沮丧、无助等情绪反应，患者所惧怕的事物可否追溯到现实刺激，因恐惧症状患者采取过何种应对措施和（或）回避行为。

（三）治疗

1. **药物治疗** 目前尚没有严格意义上的消除恐惧情绪的药物，临床上一般应用抗焦虑药如苯二氮䓬类、β受体阻滞剂如普萘洛尔，针对患者的焦虑情绪和自主神经症状。

2. **行为治疗** 治疗恐惧症目前应用较多、疗效较肯定的行为治疗是系统脱敏疗法。不过这种方法更多地针对可以观察到的行为。

【主要护理诊断/问题】

1. **社会交往障碍** 与对恐惧对象的回避行为有关。
2. **应对无效** 与没信心、无助感有关。
3. **精神困扰** 与过度紧张有关。
4. **不依从行为** 与不能耐受压力、焦虑情绪有关。
5. **缺乏娱乐活动** 与因恐惧而回避参加活动有关。
6. **情境性低自尊** 与感觉自己无法控制局面有关。

【护理措施】

（一）了解恐惧对象，予以接受

在评估资料时护士可了解患者恐惧的对象、形式及强度，在此后接触患者的过程中，护士应采取接受的态度，接纳患者，接受患者的症状，切不可用轻视、不以为然的态度对待患者，否则患者会感到心理受挫，而以消极或不合作态度对待治疗。

（二）建立良好的治疗性关系

恐惧症患者往往容易依赖别人，特别是入院后对医护人员的依赖。护士应谨记此点，时刻注意与患者保持良好的治疗性关系，使患者感到自己是治疗的主体，带着主动感积极参与治疗，不可因怕麻烦而事事替患者包办，唯有如此才可取得良好的治疗效果。另外对于社交恐惧症患者，护士还应意识到护士与患者的关系对患者而言，本身就是一种社交，因此保持良好的关系意义重大。

（三）心理治疗的参与及护理

住院患者与护士的接触最多且密切，而护士在对恐惧症患者的治疗中又承担很重要的角色，特别是医生或心理治疗人员对患者的治疗往往需要护士很大程度的参与。因此护士首先应熟练掌握相关的知识，其次要随时注意与医生和心理治疗人员的沟通，且一切相关人员在治疗上及与患者接触时应保持高度一致。另外护士要合理施用解释性心理护理方法，随时观察患者对治疗的反应，并及时向医生或心理治疗人员通报情况。

（四）心理素质锻炼

恐惧症患者往往有特征性的人格类型，因此人格的矫正、心理素质的锻炼非常重要，这是一个循序渐进的过程，有时需要较长的时间，操作时应注意不可操之过急，且应争取家属的配合。另外放松方法的掌握不论在医院还是出院之后，对患者都是十分有益的。

（五）药物治疗护理

护士应保证给药过程的顺利完成，并在服药之后密切观察患者的反应情况，及时与医生沟通。

第二节 其他焦虑障碍

其他焦虑障碍也称焦虑症（anxiety disorder），是一组以焦虑的表现为主要症状，且并不局限于任何特定的外部情境的精神障碍。可同时存在抑郁和强迫症状，甚至存在某些恐惧性焦虑的要素，但这些症状是继发的或不太严重的。主要包括广泛性焦虑障碍（generalized anxiety disorder）和惊恐障碍（panic disorder）。

【病因及发病机制】

（一）遗传因素

焦虑人格的个体在应激状态和不良社会因素的影响下，容易发生焦虑，而焦虑人格的特质与遗传密切相关。较早的研究显示，焦虑症患者近亲的患病率为15%，显著高于一般居民的5%。在不同环境中成长的单卵双生子的人格特征和神经症症状的一致性很高，而单卵双生子的同病率（5%）高于双卵双生子的同病率（2.5%）。

（二）神经生化因素

乳酸学说认为乳酸过高可引起代谢性酸中毒，而其导致的一系列相关生化改变会使具有焦虑倾向的个体产生焦虑的表现。神经递质学说认为中枢神经系统的肾上腺素能系统、多巴胺能系统、5-羟色胺能系统、γ-氨基丁酸等神经递质系统的正常、平衡与否可以影响焦虑的产生。另有研究发现中枢神经肽缩胆囊素系统生化异常，与焦虑的发生有关。

（三）心理因素

行为主义理论认为焦虑的发作是通过后天学习而获得的对既往可怕情景的条件反射，亦即焦虑是害怕某些环境或情景刺激所形成的条件反射。精神分析学派认为过度的内心冲突对自身威胁的结果可以导致焦虑症的发生。

第十章 神经症性障碍患者的护理

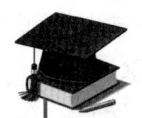

案例 10-2

患者，男，32岁，工程师。近来他常常感到心里发慌，无缘无故地紧张而害怕。他心里想的几乎都是担忧的事情，如害怕上班迟到、担心被解雇、怕和同事之间的关系处理不好等。他诉说每时每刻都感到全身酸痛，肌肉紧张。这种状况让他备感苦恼，以至于难以入睡，无法正常工作，身体健康状况也不佳。

问题起于半年以前，他被提拔为部门主管。他是一位好强、工作认真的人。数年来一直渴望能得到提升，当他得到此机会时，在高兴的同时又有不安。他怕自己工作不出色，在同事中没有威信，得不到上级的赏识，因此每天都拼命地工作。一段时间以后，他发现自己很疲劳，且无法集中注意力，经常发生不该发生的差错，这使他压力更大、精神更紧张了。一些同事总是说他工作太紧张了，可他认为这不是问题，工作紧张应该是精力充沛的一种表现。而过去他也常以此来获得成功。他曾试图通过听听音乐让自己放松一些，但仍无法集中注意力，也难以消除越来越明显的烦恼。现在比以往更紧张，沮丧极了，不知道这种糟糕的状况何时才能结束。

问题与思考：
如何做好对该患者的护理评估？

【护理评估】

（一）临床表现

1. 广泛性焦虑障碍 可见于任何年龄阶段，较多见于40岁之前，是焦虑症最常见的表现形式。缓慢起病，以经常或持久的、无明显对象的烦恼、过分担心和紧张不安为特征。

（1）焦虑和烦恼：患者整日忧心忡忡、心烦意乱、坐卧不安，总担心会有不好的事情发生，这种担心既没有明确的对象和内容，也与患者的现实情况不符合，也称自由浮动性焦虑。由于患者总是处于这样的心境中，所以注意力难以集中，自感记忆力下降，心情急躁，易激惹或情感脆弱，工作和学习效率明显降低。

（2）自主神经功能兴奋：焦虑症患者常有自主神经功能亢进，如面部发红、心悸、气促、多汗、口干、腹部不适、恶心、腹泻、尿频、尿急等，病程较长的患者可出现性冷淡、月经不调、阳痿早泄。这些躯体不适有时会反过来加重患者的焦虑，有些患者因为这些问题就诊或就诊时过于强调躯体不适，而不主动叙述自身的焦虑情绪，因此应予以注意，特别是在综合医院。

（3）运动性不安和过分警惕：患者小动作增多、不能静坐、搓手顿足，或者自感战栗。表情紧张，眉头紧锁，姿势僵硬，肌肉紧张或抽搐。注意力难以集中，对外界刺激敏感、易受惊吓、易激惹，在此基础上患者出现入睡困难、多梦、易惊醒的症状，有些患者以睡眠障碍为主诉就诊。

2. 惊恐障碍 可以用以下3方面症状概括。

（1）惊恐发作：患者在进行日常各种活动时，突然出现强烈的恐惧感，感到自己马上就要失控（失控感）、即将死去（濒死感），这种感觉使患者痛苦万分，难以承受。同时患者会伴有一些躯体的不适，如心悸、胸闷或胸痛、过度换气或喉头哽噎感，有的伴有冷汗、头晕、震颤、面部潮红或苍白、手脚麻木、胃肠道不适等自主神经症状，患者会呼救、惊叫或逃离所处环境。有些患者有现实解体、人格解体等痛苦体验。一般发作突然，10min内达到高潮，往往不超过1h即可自行缓解，患者意识清晰，事后能够回忆。

（2）求助和回避：在发作时极度的恐惧感使得患者做出各种求助行为，包括向周围人群和医疗机构求救。大约有60%的患者在发作间期因担心再次发作时无人在侧，或发作时被围观的尴尬，而采取明显的回避行为，如不去热闹的地方、不能独处，甚至不愿乘坐公共交通工具。

（3）预期焦虑：大多数患者会一直担心是否会再次发作、什么时间会再发作、下次发作会在什么地点等，从而在发作间期表现出紧张不安、担心害怕等明显的焦虑情绪。

（二）相关检查

1．躯体检查　体温、脉搏、呼吸、血压等生命体征是否正常；面色、皮肤弹性如何，有无营养不良表现；入院方式如何（自行步入、搀扶等）；睡眠状况如何，有无入睡困难、多梦、早醒等现象；进食情况如何，与病前相比有何差异，有无特殊饮食习惯等；二便情况如何，规律有无改变，有无便秘、腹泻等症状。

2．精神检查　病前性格如何；近期有无生活事件，内容及强度如何；患者与护士沟通有无困难，有无回避行为，有无冲动、自杀行为等。患者情绪方面的改变有哪些，如烦躁、焦虑、易激惹等。家属对患者患病前、后的评价如何；患病后家属对患者的态度是怎样的；患者的社会关系如何，患病后有无改变；患者对住院所持态度如何，对在院期间有何要求。

（三）治疗

1．心理治疗　心理治疗可以与药物合用，也可以单独使用，关键是要适合患者的情况。患者的病因往往与社会因素或现实因素有关，接受治疗的时间会相对较短，而如果患者病前具有明显的人格特征，则治疗过程就会较长。另外在对患者进行治疗的同时，也应对与其具有社会关系的人群，特别是家属予以关注。

（1）解释性心理治疗：也就是将焦虑症的相关知识向患者进行宣教，这对焦虑障碍患者是必需的，有利于减轻患者心理压力，更好地配合治疗。

（2）认知行为疗法：包括认知重建疗法和焦虑控制训练，可以矫正患者对于焦虑的错误认知，减轻患者的躯体焦虑症状。

2．药物治疗　在精神药理学中占有重要地位的抗焦虑药，如苯二氮䓬类、丁螺环酮等，现在广泛地应用于临床治疗焦虑症，但使用时要慎重，防止形成药物依赖。对伴有抑郁情绪的患者可以用抗抑郁剂进行治疗。

【主要护理诊断／问题】

1．焦虑　与焦虑症状、担心再次发作有关。

2．恐惧　与惊恐发作症状有关。

3．精神困扰　与精力状态改变有关。

4．有孤独的危险　与担心发作而采取回避的行为方式有关。

5．失眠　与焦虑症状有关。

【护理措施】

（一）建立信任关系，辨别焦虑行为及程度

护理人员首先应以倾听为主，态度明确地接受其言行，可鼓励患者多做言语表达。要以温和宁静的态度面对患者，当患者有反应时要及时予以支持。另有研究表明，最初接触患者时，为便于表达关怀及使者表达情绪，最好与患者保持1.2～3.6m的距离，这样可较好地保持患者的个人空间感。

（二）修正环境，保护患者

陌生的环境本身就可以成为患者的压力源，护理人员应予以关注，并设法减轻。就患者而言，焦虑症对其的影响是严重的，甚至是可怕的。护理人员对患者的一些行为表现不应嘲讽取笑，同时要阻止其他患者取笑患者的行为，否则患者可能很快会有其他形式或更严重的焦虑症状出现。

（三）接受症状，自我了解

这一原则是针对两方面问题。一是护理人员可用说明、解释、分析、推理等技巧使患者认识其现实状况，用明确的态度指出其焦虑行为，并努力说服患者认识、接受其焦虑行为。二是护理人员要明了自我的感受，面对此类患者护理人员有时会有挫折感或认为患者不可理喻，护理人员应及时修正自己，并将患者的表现作为症状进行接受，才能与患者建立治疗性关系，注意不能随意迁就、过分照顾，也不能过度争辩。

（四）对压力源的应对能力

与患者共同探讨其压力源及诱因，随后与患者制订出适合压力的应对方式并加以训练及强化。在这项工作中，护理人员应作为诱导者，而让患者处于主导地位，这样在今后的训练及使用中，患者会有更大的主动性，效果才能更好。

（五）教导放松技巧

护理人员用具体可操作的言语，教导患者掌握放松技巧。放松技巧与方式很多，如静坐、慢跑、冥想法及肌肉放松法等，最终目的是要患者掌握一套使其自身行之有效且便于实施的放松技巧。

（六）鼓励活动

患者在参加活动时可分散注意力，消耗体能，使其精力指向外界。护理人员有条件时可与患者共同活动，一方面可随时给患者以支持，同时也可以了解患者对活动方式的喜好及投入情况。活动方式可有简单的劳动、艺术治疗、游戏、运动等。

（七）保证给药

目前焦虑症治疗常需借助于药物，护理人员应保证给药的完成，并了解相关药物知识，观察疗效及不良反应发生的情况。

第三节　强迫性障碍

强迫性障碍简称强迫症（obsessive-compulsive disorder，OCD），是以反复出现强迫观念、强迫意向和强迫动作为主要特征的一类神经症性障碍，特点是患者意识清晰，明知强迫内容不必要、无意义，但不能控制，因无法摆脱强迫症状而痛苦、焦虑，自知力良好、主动求治。

【病因及发病机制】

（一）生物因素

不同的研究显示出强迫症的以下生物因素：强迫行为的素质与遗传有关；5-HT 再摄取抑制剂对强迫症有良好疗效，5-HT 下降时强迫症状可以减轻，表明 5-HT 系统功能亢进与强迫症有关；对脑损伤、器质性疾病伴有强迫症状患者的脑 CT 检查，对强迫症患者的正电子发射脑扫描、功能磁共振成像等报告表明，选择性基底节功能失调，即眶额 - 边缘 - 基底节的功能失调可以导致强迫症状的发生。

（二）人格特征

人格与强迫症有密切关系。其人格特点包括优柔寡断、办事古板、胆小怕事、凡事求全、一丝不苟等。弗洛伊德学派认为强迫症状是在固着、孤立、退化、反应形式等心理机制作用下强迫人格的发展。

（三）心理社会因素

长期的精神因素，如工作压力大、家庭关系紧张、性生活不满意，以及剧烈的心理冲突和突然打击，可诱发本病。

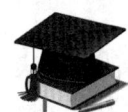

案例 10-3

患者，女，20岁，护士。6个月前，患者因亲属肝癌去世，非常伤心。此后，患者总担心在医院上班会被病毒传染。每次下班后，总是反复地洗手10多次。回到家，需换掉所有的衣服和鞋，也要求家人如此。后来发展到在医院不坐别人坐过的椅子，别人不小心碰到了她，她就会不停地洗手，直到认为洗干净为止。每天早早起床清洁，即使晚上回家很晚也要严格清洁。如此"清洁"花去了患者大量的时间，使她疲惫不堪，严重影响了工作。护士长多次批评她，家人也怨声载道，患者感到很委屈，但就是控制不住自己。

问题与思考：
1. 该患者出现了什么问题？
2. 如何做好对她的临床护理？

【护理评估】

（一）临床表现

强迫症的临床基本症状是强迫观念和强迫行为，以强迫观念为主，有些患者以强迫行为突出，而近半数的患者能感到两种症状在自己身上都有明显表现。

1. 强迫观念 对患者没有现实意义的思想、情绪、表象、意向等反复出现在患者的头脑中，患者有明确的摆脱愿望，但却无能为力，感到十分痛苦。

（1）强迫思想：一种观念、词句等反复出现在患者的意识中，对患者的正常思维过程造成干扰，但患者无力摆脱。常见以下几种表现形式：①强迫怀疑：患者对自我言行的正确性产生反复的怀疑，并导致反复检查的行为后果，无法控制。②强迫性穷思竭虑：患者对日常生活中的琐事或自然现象，寻根问底，反复思考，如"天为什么会下雨"，明知无用但无法控制，而致食无味、卧不能眠，十分痛苦。③强迫联想：也称强迫性对立思维，患者看到或在脑子里出现一个词或一句话时，便不由自主地联想到意思完全相反的词语，如看到"温暖"即想到"寒冷"，但由于与患者的主观意愿违背，常感到苦恼万分。④强迫回忆：患者经历过的事情，不自主地反复显现于脑海中，不能摆脱。

（2）强迫情绪：患者明知不合理，但仍表现出强烈的担心或厌恶等情绪，无法控制。

（3）强迫意向：患者反复感受到自己要做违背意愿的事情或强烈的内心冲动。明知这样是不对的，也不会去做，但却无法克制内心冲动，如一走到河边就想跳下去。

2. 强迫行为 通常发生于强迫观念，是为减轻强迫观念所致的焦虑而出现的不自主的顺应或屈从性行为。临床常见的表现形式有：

（1）强迫检查：为减轻强迫怀疑引起的不安而采取的"措施"，如出门后反复检查门是否锁好。

（2）强迫询问：为缓解穷思竭虑或消除疑惑，患者不断要求他人作出解释或保证。

（3）强迫洗涤：为消除强迫情绪造成的担心，反复洗涤，有时与其同住的人也被要求反复清洗，如反复洗手、洗澡、洗衣物等，有的患者因洗涤时间过长、应用洗涤品过多而造成皮炎。

（4）强迫性仪式动作：患者为自己的行为规定一套复杂、在他人看来可笑的仪式或程序，行必如此，稍有偏差或被打断即需从头来过，否则就会紧张、焦虑不安。强迫计数也属仪式动作，如进入某建筑物前必先数清其窗户的数量。

上述症状反复出现，整日纠缠患者，往往妨碍其正常工作和生活，给患者及家人带来痛苦。

（二）相关检查

1. 躯体检查 生命体征，营养状况；睡眠情况，有无入睡困难、睡眠不实、早醒，强迫症状对睡眠的影响等；饮食情况，有无特殊饮食习惯，饮食规律有无改变，进食量如何；二便情况，二便规律有无改变，有无便秘现象，如厕时间有无改变；个人卫生情况，能否自理个人卫生，洗漱时间及习惯有无改变。

2. 精神检查 患者自诉患病后有何感受；患者强迫症状的内容、频度、规律如何；患者情绪表现如何，情绪是否稳定，有无沮丧、烦躁、厌世等；强迫症状有无导致患者其他行为异常。患者受教育程度，患者对患病的看法；患病后强迫症状对日常生活有何影响、具体的改变方式；强迫症状对患者的社交活动有无影响、程度如何；家属对患者强迫症状的态度，对患者有何影响；患者对住院环境有何特殊要求，对治疗持何种态度。

（三）治疗

1. 药物治疗 5-HT 重摄取阻滞剂氯米帕明（氯丙咪嗪）、氟西汀最为常用，苯二氮䓬类药物常被用于对抗焦虑情绪，如氯硝西泮。一般而言强迫症药物治疗不短于 6 个月，时间较长，护理人员对药物的不良反应要有所了解，临床观察才能全面。以氯米帕明为例，常见的不良反应有口干、恶心、便秘、排尿困难、震颤、镇静和男性射精不能等。

2. 心理治疗 解释性心理治疗、支持性心理治疗、行为治疗及精神分析均被用来治疗强迫症。另据报道，森田疗法对部分强迫症有很好的疗效。

心理治疗对强迫症患者具有重要意义，可以使患者正确认识自身个性特征及疾病特点，客观地判断现实情况和周围环境。治疗的重点在于使患者克服性格缺陷，不过分追求完美，接受现实的不完美感，学习合理的应对方式，增强自信。治疗过程不能急于求成，也不要过分迁就患者。

【主要护理诊断/问题】

1. **精神困扰** 与强迫症状使活动方式改变有关。
2. **社会交往障碍** 与强迫症状所致活动受限有关。
3. **健康维护能力低下** 与强迫行为有关。
4. **有皮肤完整性受损的危险** 与强迫行为有关。
5. **家庭执行治疗方案无效** 与控制强迫症状导致的焦虑有关。

【护理措施】

强迫症患者的症状是多层面、多方位的，大量的心理治疗运用于其中，但运用方法往往因人而异，这无疑增加了护理工作的难度，也使护理工作更具有挑战性。

（一）建立良好关系，了解强迫症状

强迫症患者很多时候只谈症状，且不愿细说，更不提及疾病以外的事情。有时因医院这一新鲜而陌生的环境，有些患者对症状在入院初期会有所克制或掩盖。因此建立良好护患关系使患者尽快熟悉而适应环境，进一步将症状自然流露，是入院初始的首要任务。

（二）接受症状，自我了解

强迫症患者在病房中由于其强迫症状的影响，经常纠缠护士诉说痛苦等，往往使护士的工作不能如期进行或完成，很易造成护士的焦虑和厌烦情绪，因此护士首先应接受患者的症状，合理安排工作程序，不断省察自身的感受与心态，及时调整自己的态度，以免干扰已建立的良好关系。同时与心理治疗人员密切配合，使患者接受症状、放松心情，在此基础上循序渐进地分析患者的心态，使患者真正做到自我了解。

（三）配合实施行为疗法

行为疗法较多用于治疗强迫症，如厌恶疗法、预防法、消极练习法、自我控制法等。在病房环境中，绝大多数时间护士是行为治疗的具体实施者，换言之，疗效的好坏与治疗的操作

者——护士有直接关系，护士应充分认识到这一点。在此基础上，熟悉掌握行为疗法，并能运用自如。

（四）重视患者体验，及时调整措施

强迫症较难治疗是不争的事实，这既指其治愈率低，亦指其治疗过程的漫长，护士应有充分的心理准备，避免急于求成、盲目乐观，更不可稍遇挫折就感沮丧甚至放弃。同时应使用观察、询问、倾听、支持性心理护理等技巧，随时了解患者的感受与体验，根据患者的具体情况及时调整治疗及护理措施。如有的患者会感觉压力大，通过询问及观察，发现患者强迫行为减少，但回避行为却越发严重，此时应将治疗强度减小，减慢进度。

（五）给药并观察反应

目前许多针对强迫症状的新药应用于临床，护士应及时掌握其作用、疗效及不良反应等情况，以便于临床的观察。另外要保证给药过程的顺利完成。

第四节 严重应激反应及适应性障碍

严重应激反应及适应性障碍又称应激相关障碍（stress related disorder），是一组主要由心理、社会（环境）因素引起异常心理反应所导致的精神障碍，也称反应性精神障碍。包括急性应激障碍、创伤后应激障碍和适应障碍。其共同特点为：①心理社会因素是发病的直接原因；②症状表现与心理社会因素的内容有关；③病程、预后与精神因素的消除有关；④病因大多为剧烈或持久的精神创伤因素，如战争、亲人突然死亡、经历重大灾害事故、罹患重大疾病、被强奸、失恋、家庭矛盾等；⑤一般预后良好，无人格方面的缺陷。

出现一系列生理、心理的改变。生理方面表现为心率增快、呼吸急促、血压增高、肌肉紧张、出汗、尿频；认知方面表现为记忆力下降、注意力不集中；情感方面表现为情绪不稳、焦虑不安、紧张恐惧；行为方面表现为兴奋激越或意志行为减退。

【病因及发病机制】

应激相关障碍的发病机制比较复杂，至今仍未完全阐明。一般认为，机体在应激状态时可通过中枢神经系统、神经生化系统、神经内分泌系统、免疫系统等相互作用，影响机体内环境平衡，引起各器官功能障碍、组织结构变化，从而导致各类应激相关障碍的发生。

案例 10-4

某男，32岁，退伍消防员。在某工厂大火中，其所在的中队承担救火任务，在火势基本得到控制时，不幸的事情发生了，救火现场意外地发生了爆炸，有多位战友被炸死炸伤，其中两位是他最好的朋友。亲眼目睹战友被炸得血肉横飞，惨不忍睹，他自己也负重伤，并导致右手残疾。患者退役后在某社区工作，同事发现这位英雄寡言少语，不愿与人交往。家人也反映，患者性格有改变，对家人冷淡，无故发脾气。患者自诉睡眠差，常做噩梦并惊醒，脑子里经常浮现战友被炸死时的场景。患者不愿接触火，甚至看到燃放烟花也紧张不安。

问题与思考：
对患者的护理评估内容包括哪些？

【护理评估】

（一）临床表现

1. 急性应激障碍（acute stress disorder） 又称为急性心因性反应，是指由于遭受急剧、严重的心理社会应激后，在数分钟或数小时之内所产生的短暂心理异常。

（1）以意识障碍为主的表现：患者多表现为定向障碍、注意狭窄、言语缺乏条理、动作杂乱、对周围事物感知迟钝，可有人格解体，偶见冲动行为，有的可出现片段的心因性幻觉。患者事后常对发病情况出现部分遗忘。

（2）以伴有情感迟钝的精神运动性抑制为主的表现：患者表现为目光呆滞、表情茫然、情感迟钝、行为退缩、少语少动，甚至出现缄默、对外界刺激毫无反应的木僵状态。此型历时短暂，一般不超过1周。有的可转入兴奋状态。

（3）以伴有强烈恐惧体验的精神运动性兴奋为主的表现：患者表现为激越兴奋、活动过多，有冲动、毁物行为。

（4）部分患者可伴有严重的情绪障碍，如焦虑、抑郁；也可同时伴有自主神经症状，如大汗、心悸、面色苍白等。

以上症状可单独出现，也可混合出现，在不同患者的表现上有较大差异。如果应激源被消除，症状往往历时短暂（不超过1个月。如症状持续超过1个月，则为创伤后应激障碍），预后良好，缓解完全。急性应激障碍出现与否及严重程度取决于个体的易感性和应对方式，因为并非每个人在面临重大打击时都出现这一障碍。

2. 创伤后应激障碍（posttraumatic stress disorder，PTSD） 又称延迟性心因性反应，是指突发性、威胁性或灾难性生活事件导致个体延迟出现和长期持续存在的精神障碍。PTSD的核心症状有3组，即闯入性症状、回避症状和警觉性增高症状。具体表现如下：

（1）创伤重现体验：是指与创伤有关的情景或内容在患者的思维、记忆中反复地、不自主地涌现，闯入意识之中，萦绕不去；也可在梦中反复再现这些创伤性经历或导致梦魇；或表现为创伤体验的闪回、幻想、片段幻觉症状，类似半醒状态或酩酊状态，此时患者仿佛亲临其境，沉浸在创伤性事件的体验中，与现实环境脱离；患者还可以出现严重的触景生情反应。创伤性体验的反复重现是PTSD最常见也是最具特征性的症状，儿童患者可出现短暂的"重演"性发作，出现错觉、幻觉及意识分离性障碍。

（2）警觉性增高：几乎每个患者都存在这种症状，为一种自发性的持续高度警觉状态。表现为过度警觉，惊跳反应增强，可伴有注意力不集中、激惹性增高以及焦虑情绪。焦虑的躯体症状如心慌、出汗、头痛、躯体多处不适等症状很明显，睡眠障碍表现为入睡困难和易惊醒，而且持续时间比较长。

（3）回避和麻木症状：回避症状是患者主动地极力回避与创伤经历有关的事件或场景，拒绝参加有关的活动，回避与创伤有关的人，以避免勾起对创伤性事件的记忆。情绪麻木症状是患者被动的体验，表现为对周围的环境刺激普遍反应迟钝，感受不到愉快或天伦之乐，对以往的爱好失去兴趣，疏远周围的人。对未来生活、学习、工作都失去憧憬。整体上外表给人木讷、淡然的感觉，有些患者可出现选择性遗忘，记不起与创伤有关的事件细节。有情绪麻木症状常是病情严重和慢性化的指征，预后不佳。

（4）其他症状：患者还可表现出滥用成瘾物质、攻击行为、自伤或自杀行为等，这些行为往往是患者心理行为应付方式的表现。同时，抑郁症状是很多PTSD患者常见的伴随症状。不过物质滥用、抑郁究竟是伴随症状还是共病，学术界尚有争论，但其发生率在许多报道都在50%左右，可见其发生的普遍性。此外，大多数PTSD的患者都有认知功能的下降，临床表现为思考困难，联想变缓，记忆力下降，注意力难于集中，认知功能测定成绩下降。

3. 适应障碍（adjustment disorder） 是因长期存在应激源或困难处境，加上患者有一定

来自空中的恐怖袭击：群体创伤后应激

的人格缺陷，产生以烦恼、抑郁等情感障碍为主，同时有适应不良的行为障碍或生理功能障碍，并使社会功能受损的一种慢性心因性障碍。疾病的发生是对某一明显的生活变化或应激性生活事件所表现的不适反应，如更换新的工作、移居国外、离退休后等引起的生活适应性障碍，是一种短期的和轻度的烦恼状态和情绪失调，常影响到社会功能，但不出现精神障碍性症状。

本病的临床症状变异较大，主要表现为情感障碍，或出现不良行为、生理功能障碍而影响生活。成年人多表现为抑郁症状，青少年多表现为品行障碍，儿童则多表现为退缩现象，如尿床、幼稚语言等。

根据临床症状的不同，可分为以下几种类型：

(1) 以焦虑、抑郁等情感障碍为主的抑郁型和焦虑型

1) 抑郁型适应障碍：是成人中最常见的适应障碍表现。主要表现为无望感、哭泣、心境低落等，但比抑郁症轻。

2) 焦虑型适应障碍：以惶惑不知所措、紧张不安、注意力难以集中、胆小害怕和易激惹为主要表现，还可伴有心慌和震颤等躯体症状。

3) 混合型适应障碍：表现为抑郁和焦虑的综合症状。

(2) 以适应不良行为为主的品行障碍型和行为退缩型

1) 品行障碍型适应障碍：表现为对他人利益的侵犯或不遵守社会准则和规章、违反社会公德，如逃学、说谎、打架斗殴、毁坏公物等。

2) 行为退缩型适应障碍：主要表现为孤僻离群、不注意卫生、生活无规律、尿床、幼稚言语或吸吮手指等。

以上类型均可出现生理功能障碍，如睡眠不好、食欲缺乏、头痛、疲乏、胃肠不适等症状，同时可因适应不良的行为而影响到日常活动，导致社会功能受损。

患者的临床表现可以某一类型为主要症状，也可以混合出现，如情感障碍合并品行障碍出现。部分患者表现为不典型的适应障碍，如社会退缩，但不伴焦虑、抑郁心境；或社会功能突然下降，但无明显的焦虑、抑郁情绪。

患者通常在应激性事件或生活改变发生后1个月内起病。病程往往较长，但一般不超过6个月。随着时过境迁、刺激的消除或者经过调整形成了新的适应，精神障碍随之缓解。

(二) 相关检查

1. **躯体检查** 躯体的一般情况和各器官的功能水平，以及营养、饮食、睡眠和排泄等情况。

2. **精神检查**

(1) 精神状况：包括感知觉症状，如有无幻觉、妄想等；情感状态，如有无抑郁、焦虑、恐惧、淡漠等；以及意识状态等。

(2) 行为方式：有无现存或潜在的冲动、伤人、自杀、自伤、木僵等行为；有无退缩和品行障碍行为。

(三) 治疗

主要为心理治疗与药物治疗相结合。治疗的关键在于尽可能去除精神因素或脱离引起精神创伤的环境，转移或消除应激源。

1. **心理治疗** 是主要治疗手段。根据患者病情的特点，选用指导性咨询、支持性心理治疗、精神分析治疗、认知行为治疗等方法，通过疏泄、解释、支持、鼓励、指导等手段，帮助患者摆脱痛苦，认识疾病，面对现实，配合治疗，提高适应能力。

2. **药物治疗** 对于精神症状明显的患者，需要用药物治疗进行对症处理，为心理治疗打好基础。对焦虑、恐惧不安者，可使用抗焦虑药；对抑郁症状突出者，可选用抗抑郁药；对有妄想、幻觉、兴奋躁动者可应用抗精神病药，症状消失后可继续服药数周再停药。

3. **其他治疗** 对于严重抑郁、有自杀自伤行为，或明显冲动、有伤人毁物行为的患者，

可采用无抽搐电休克治疗,以迅速控制症状,保证患者和周围人的安全。对于木僵、抑郁等进食较差的患者,可给予补充营养、纠正水电解质平衡等支持疗法。

【主要护理诊断/问题】

1. **睡眠型态紊乱**　与过度焦虑、抑郁、精神运动性兴奋、环境改变、不适应有关。
2. **营养失调:低于机体需要量**　与生活不能自理有关。
3. **有自伤的危险**　与应激事件引起的焦虑、抑郁情绪有关。
4. **焦虑**　与长期面对应激事件、主观感觉不安、无法停止担心有关。
5. **应对无效**　与应激持续存在有关。

【护理措施】

采取包括生理、心理和社会功能等多方面的综合护理措施。由于应激源不同、患者表现不同,因此对不同类型的患者,其护理各有所侧重。

(一)脱离应激源

由于应激相关障碍的病因较为明确,均为应激事件所引起,因此,最首要的护理措施是帮助患者尽快消除精神因素或脱离引起精神创伤的环境。通过脱离应激源、减弱不良刺激的作用,可消除患者的创伤性体验,加速症状缓解。

(二)安全护理

患者常由于意识障碍、精神运动性兴奋、精神运动性抑制等症状导致跌倒、出走、伤人、自伤等安全问题。而患者常常因情绪低落导致自杀、自伤行为。因此对于以上患者需严加观察和护理,防止各种安全问题发生。具体措施为:

1. 评估患者意识障碍的程度,评估自杀自伤、暴力行为的危险度。
2. 密切观察患者的各种表现,注意有无自杀自伤、暴力行为的征兆出现。
3. 提供安全舒适的环境,将患者安置于易观察的房间,并保证房间内设施安全、光线明亮、整洁舒适、空气流通。定期进行安全检查,发现危险物品或安全隐患要及时处理,杜绝不安全因素。
4. 对有自杀危险的患者,需加强沟通,掌握其病情、心理活动的变化,并利用各种机会,运用沟通技巧,鼓励患者表达思想、情感,争取动摇和消除患者的自杀意念。对患者的活动范围需控制在护理人员的视线内,避免患者独处,必要时设专人护理。尤其在夜间、清晨、节假日等容易发生自杀的时段,更要严加防范。
5. 当患者出现严重的精神运动性兴奋导致行为紊乱、冲动时,给予适当的保护性约束,以保证患者安全。
6. 对意识障碍患者加强观察和护理,限制其活动范围,防止走失、跌伤或受其他患者的伤害。

(三)生理护理

1. **维持营养、水、电解质平衡**　患者常常由于抑郁情绪不思进食,或者处于木僵、退缩状态而拒绝进食,导致患者的营养状况较差。因此维持营养、水、电解质平衡是生理护理中的一项重要工作。护理人员可先了解患者的饮食习惯,尽量满足其口味,以促进和提高食欲;或安排患者与其他患者一起集体进餐,或采用少量多餐方式。对抑郁、退缩或木僵状态患者,必要时需专人耐心劝导并协助喂饭。如上述方法均未奏效,可按医嘱行鼻饲管进流质饮食,或静脉补液,以保证患者的进食量。
2. **改善睡眠**　睡眠障碍是患者比较常见的症状,尤其是合并抑郁或焦虑情绪的患者其睡眠障碍更为突出。因此,改善患者的睡眠是一项重要的护理工作。
3. **协助料理个人生活**　木僵或退缩状态的应激相关障碍患者常丧失料理自己日常起居生活的能力,甚至穿衣、梳理、如厕都无法进行。因此,需要护理人员对患者的生活料理提供帮助。对于终日卧床、完全不能自理个人生活的患者，护理人员需要做好各项基础护理，以保证患者的各项基本生理需要得到满足。当患者的病情开始缓解，意志行为逐步增强时，应鼓励患者自行料理个人卫生。

（四）心理护理

1．建立良好的护患关系　良好的护患关系是实施心理护理的基础。如果不能与应激相关障碍患者建立良好的沟通与合作关系，心理干预技术则难以实施，从而难以达到干预的最佳效果。

2．给予支持性心理护理　对急性期患者给予支持性心理护理，可使患者情感得到释放与疏泄，使其情绪尽快稳定，避免因回避和否认而进一步加重损害。

3．帮助患者纠正负性认知　积极的、建设性的思维方式，可以用来改变自己对问题的看法并减轻应激与焦虑水平。当患者情绪稳定时，心理护理可进一步加深，采取认知治疗方法帮助患者分析和了解自己的心理状态，认识与情绪抑郁和适应障碍有关的心理因素，纠正自己的负性认知，并建立积极的应对策略。

4．暴露疗法　暴露可以通过想象实现，也可以是真正进入某种情境，如在车祸后重新乘车或驾驶车辆，让患者面对与创伤有关的特定的情境、人、物体、记忆或情绪。反复的暴露可使患者认识到其所害怕和回避的场所已经不再危险，以帮助患者面对痛苦的记忆和感受，控制情绪，理性处事，正视现实，最大限度地消除不合理理念。

5．帮助患者学习应对技能

（1）教会患者管理焦虑的方法，以更好地应对应激。主要的方法有：放松训练（系统的肌肉放松）、呼吸训练（学习缓慢的腹式呼吸）、正性思维（用积极的想法替代消极的想法）、自信训练（学会表达感受、意见和愿望）、思维阻断法（默念"停"来消除令人痛苦的想法）。

（2）帮助患者学习问题解决法，处理压力情景。指导患者通过对应激情景的模拟想象、实践、排演等方法，帮助患者学会解决现实生活中的问题。

（3）帮助患者学会处理应激的各种积极、有效的认知和行为技能，并在实际生活中运用。

（4）帮助患者运用社会支持系统应对应激。

（五）家庭干预

1．帮助患者和家属学习疾病知识，使患者和家属对应激相关障碍的发生有正确的认识，消除模糊观念引起的焦虑、抑郁。

2．帮助家属理解患者的痛苦和困境，做到既要关心和尊重患者，又不过分迁就或强制患者。

3．指导家属协助患者合理安排工作、生活，恰当处理与患者的关系。

（六）药物护理

遵医嘱给予相应治疗药物，如抗焦虑药、抗抑郁药、抗精神病药等，帮助患者了解和自行观察药物的作用及不良反应。

第五节　分离（转换）性障碍

分离（转换）性障碍 [dissociative (conversion) disorder] 也称癔症、歇斯底里，是一种以解离症状和转换症状为主的精神症状。解离症状表现为部分或完全丧失对自我身份的识别和对过去的记忆；转换症状表现为在遭遇无法解决的问题和冲突时所产生的不快心情，以转化为躯体症状的方式出现，但症状与患者的现实不相符，也无可证实的器质性病变。

【病因及发病机制】

1．个性因素　患者病前性格特点显著，与本病有明显关系。此类性格特点是：自我中心，常自觉不自觉地寻求他人关注；暗示性强，表现得比较容易轻信；富于幻想，常以幻想替代现实；情感丰富而肤浅，情绪反应不稳定。

2．精神因素 紧张、压力、恐惧等精神刺激，常是本病首次发作的直接因素，之后发病情景的再现或对以前发病经历的再体验，可导致再次发病。

3．其他 脑功能降低、脑外伤及某些躯体疾病可促成发病。

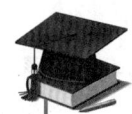

案例 10-5

患者，女，35岁，初中文化，农民。患者2年多前作为村干部带头做绝育手术时，听到医生在手术中说"哎呀，断了"。手术顺利完成后，患者即感下肢麻木，不能下床站立，更不能行走。被抬回家中卧床休养。在数周的休养中，患者总不断回忆术中情况，后想起说话的医生是站在左侧，自此患者的右腿慢慢恢复，而左腿仍沉重，行动不便。经针灸、理疗等，半年后右腿行动如常，左腿行动不便，患者可以下地拄拐行走。一次在做理疗时听医生对其他患者说"总不走路，半年后好腿也会瘫痪"。回家后总感走路吃力，逐渐出现双腿都不灵活，最终不能行走，卧床至今。患者的性格特点是能力强，爱争先，容易听信他人意见，开朗，爱说笑。体格检查为双下肢肌肉轻度萎缩，左侧较明显，没有其他阳性所见。

问题与思考：
1．患者的可能诊断是什么？
2．对该患者的护理评估包括哪些内容？

【护理评估】

（一）临床表现

1．分离性障碍 起病常与精神因素密切相关，病前往往有较明显的人格缺陷。大多数患者的症状是无意识的，但表现出的症状常和与其有密切关系的亲友具有的躯体或精神症状相类似，而且会给旁人一种患者通过患病有所受益的感觉，如获得同情、帮助，摆脱困境等。

（1）分离性遗忘：在没有器质性病变或损伤的基础上，突然丧失对某些事件的记忆，被遗忘的事件往往与患者的精神创伤有关，遗忘常具有选择性，也有部分患者表现为丧失全部记忆。

（2）分离性漫游：发生在觉醒状态下，突然离开日常生活环境进行旅行。患者给人清醒正常的感觉，能自我照顾，进行简单的人际交往，有明确的目的地，有些病例甚至采用新的身份去完成旅行。往往持续几天，突然结束，若与患者深入接触可以发现其意识范围缩小、自我身份识别障碍等，且事后均有遗忘。

（3）分离性身份识别障碍：患者表现为两种或两种以上的人格交替出现，不同人格间的转换常很突然，对以往身份遗忘而以另一种身份进行日常活动，每种人格都较完整，甚至可与患者的病前人格完全对立。首次发作常与精神创伤关系密切。

（4）分离性木僵：往往发生于精神创伤或创伤性体验后，呈木僵或亚木僵状态，但姿势、肌张力等无明显异常，数十分钟可缓解。

（5）分离性附体障碍：发病时患者意识范围缩小，往往只局限于当前环境的一两个方面，处于自我封闭状态。常见亡灵、神鬼附体，从言谈到举止都似被外界力量控制，这个过程是患者不能控制的，有别于迷信活动的神鬼附体。

2．转化性障碍 患者的躯体症状没有任何可以证实的相应的器质性改变，也常与生理或解剖学原理不符。旁人可以明确感到患者症状带有的情绪性，如逃避冲突、对内心欲求或怨恨的指向等，但患者一概予以否认，有时还会伴有形式不同、数量不等的寻求他人关注的行为。

（1）运动障碍：临床可表现为肢体瘫痪、肢体震颤、起立或步行不能、缄默症或失音症。肢体瘫痪可以是单瘫、截瘫或偏瘫，没有相应的神经系统阳性体征，慢性病例可以出现失用性肌肉萎缩。肢体震颤可以是肌肉粗大阵挛、不规则抽动。有些患者不能站立，或不能行走，或行走时双足并拢呈雀式跳行。不用语言而用手势或文字表达的症状称为缄默症；想说话但不能发声，或只能耳语、用嘶哑声音交谈，检查无发音系统障碍，称为失音症。

（2）抽搐发作：一般在受到暗示或情绪激动时突然发生，或缓慢躺倒不语不动，或翻滚扭动，或撕衣揪发、捶胸咬人，数十分钟后可自行缓解。

（3）感觉障碍：临床可表现为感觉缺失、感觉过敏、感觉异常、视觉障碍和听觉障碍。感觉缺失可以是半身痛觉缺失，也可以表现为手套或袜套式感觉消失，缺失的感觉可为痛觉、温觉、冷觉、触觉，且缺失范围与神经分布不一致。感觉过敏一般是局部皮肤对触摸特别敏感，对很轻的抚摸都会感到疼痛不堪。感觉异常是指患者在咽部检查无异常的情况下感觉到咽部异物感或梗阻感。视觉障碍可表现为失明、弱视、管状视野、单眼复视等，可突然发生、突然恢复，视觉诱发电位正常。听觉异常多数表现为听觉突然消失，而电测听和听觉诱发电位无异常。

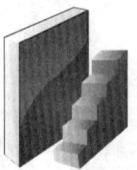

知识拓展

分离（转换）性抽搐发作与癫痫大发作的区别

	分离（转换）性抽搐发作	癫痫大发作
诱因	有明显精神因素	无
先兆	无	有
发作时	叫喊、哭笑	常有尖叫声
意识	无意识丧失	意识丧失
抽搐规律	无规律，四肢乱动	强直期—痉挛期—昏迷期—恢复期
瞳孔	无变化	散大
面色	无改变	苍白或发绀
外伤	无摔伤	常有摔伤，咬破唇舌
二便	无失禁	失禁
病理反射	无	有
时间	可长至数小时	1～2min
终止	需经暗示疗法或治疗后终止	自行终止

（二）相关检查

1. 躯体检查　生命体征，健康状况，营养状况；睡眠情况，有无入睡困难、多梦、早醒、睡眠规律改变等现象；饮食情况，有无特殊饮食习惯，近期饮食是否规律，进食情况如何；二便情况，是否通畅，是否规律，有无便秘、腹泻、尿潴留情况。

2. 精神检查　感知方面有无异常，是否有感觉过敏、异常、缺失、皮肤不适等，是否有躯体化症状，如胃肠道不适，泌尿、生殖系统症状等，情绪是否稳定，有无情感爆发，是否具表演性，有无异常行为，有无痉挛发作，有无意识障碍，发作前有无诱发因素。有无重大生活事件，具体内容及强度如何；社会背景、受教育程度如何；社交及人际关系是否受影响；家属对患者的态度如何，是否有忍受、迁就、厌烦、排斥等情况；患者以前发病是否有所获益，本次住院有何要求。

（三）治疗

1. **心理治疗** 常用的是暗示治疗、催眠治疗、解释性心理治疗、分析性心理治疗、行为治疗和家庭治疗。

2. **物理治疗** 针刺或电兴奋治疗，可给患者以强刺激，配合暗示治疗，效果显著。

3. **药物治疗** 根据病情对症选用药物。如失眠、紧张可用抗焦虑药，情感爆发、朦胧状态可选用地西泮或抗精神病药物注射，以尽快恢复意识状态。

【主要护理诊断/问题】

1. **有外伤的危险** 与分离（转换）性障碍抽搐有关。
2. **有皮肤完整性受损的危险** 与分离（转换）性障碍瘫痪有关。
3. **体像紊乱** 与对身体功能变化的言语性反应有关。
4. **感知觉紊乱** 与感觉过敏或减弱、感觉异样有关。
5. **自我认同紊乱** 与人格转换有关。
6. **急性意识障碍** 与意识水平改变、意识丧失有关。
7. **记忆功能障碍** 与患者不能回忆发病时的情况有关。
8. **有自伤的危险** 与患者可能采取的过激行为有关。

【护理措施】

（一）建立正常的护患关系

此类患者很会察言观色，护士应与患者保持正常的护患关系，满足患者的合理要求，而对其不合理要求，应言语温和、态度坚决地加以拒绝。各班护士之间对待患者态度要一致，不可厚此薄彼，让患者出现不愉快的负性情绪，从而延长治疗时间或在护理人员之间制造矛盾。

（二）善于观察患者，了解患者体验

护士在接触患者过程中，要善于观察患者，当出现发作前兆时，如两眼发直、双拳紧握，应设法分散患者的注意力，施行放松疗法等，有时可减轻症状或延缓发作。护士要学会自我调整，努力了解患者的情感体验，从而分析其情感与症状的关系，如此可利于心理护理的开展，也利于护患之间关系的调整。

（三）保证医疗措施的顺利进行

暗示疗法经常用于癔症的治疗，护士首先应对该治疗熟悉掌握，其次治疗前应了解病情和治疗的目的，与医生沟通。治疗时，应提供适当的环境，排除一切干扰，与医生密切配合，行动一致。治疗后，要注意观察患者反应，并及时交班，使各班之间能很好地衔接。

（四）症状护理

对情感爆发患者，护士要冷静、严肃，正确对待患者，不能讽刺嘲笑。对躯体障碍患者要适当给予关心，加强基础护理，注意皮肤情况，不能因其无器质性改变而忽视。对痉挛发作患者，护士要镇静，注意保护患者安全。不论针对何种症状，护士应遵循的原则是：不过分关心，不表示轻视，不表现得惊慌失措，避免其他患者围观，以免这些不良因素对患者的暗示作用。

（五）心理素质锻炼

护士自己应具有健康的心态、良好的心理素质，运用适合患者的方法纠正患者的性格缺陷，锻炼良好的心理素质，使患者以正确的态度对待疾病，面对现实。同时要对家属进行有关疾病知识的宣教，为防止复发打下基础。

(六) 药物治疗护理

保证相关药物治疗的顺利完成，观察患者疗效和不良反应，将情况及时向医生反馈。

第六节 躯体形式障碍

躯体形式障碍（somatoform disorder）是一种以持久地担心或相信各种躯体症状的优势观念为特征的神经症。患者的躯体不适或症状不能得到各种辅助检查支持，但患者仍相信其对自身症状的看法，常伴有焦虑或抑郁情绪。通常他人能发现患者症状有明显的精神因素或生活事件，但是患者却拒绝承认心理因素的存在或影响，回避对此类问题的讨论。

【病因及发病机制】

1. 个性因素 孤僻、内向，对周围事物缺乏兴趣，对身体变化十分关注，具有自恋倾向的人格特征，可成为疑病症发病的人格基础。敏感多疑、易受暗示、性格内向的人，在患躯体疾病时易出现短暂性疑病症。

2. 心理社会因素 错误的传统观念、父母对疾病的态度、早年与慢性病患者生活在一起是发生躯体化障碍的易患因素。有人认为躯体形式障碍起源于直觉和认知异常。患者常夸大正常的感觉，对思想、情绪引起的躯体症状做出不当解释，导致躯体形式障碍。

3. 躯体因素 处于青春期或更年期的人，较易出现自主神经不稳定的症状，如心慌、潮热等。对这类生理现象过分敏感、关注，甚至曲解，可以促成躯体形式障碍。

4. 遗传因素 有人认为躯体形式障碍与遗传易患素质有关，但目前的资料还不能做出遗传因素对此类疾病的影响有力度的结论。

案例 10-6

张某，女性，28岁，工人，高中文化。因突发左侧头颈痛、左半身不适，伴心慌、失眠、烦恼5个月入院。

5个月前，患者因其兄精神病复发外走不归，四处寻找。感到精神压力很大，也极劳累。一日晚，突然感到"一股气从腹部往上冲，直达右侧头部"，并感头痛，右颈活动受限，右手足发麻，伴心慌。次晨即前往市级医院就诊，体格检查与头颅CT、心电图、胸透均未发现异常。患者仍不放心，回家后上网查阅资料，仍一无所获。几天后前述表现一直存在，头颈痛、胸痛加重，酸胀、闷痛程度中等，昼夜无明显变化。怀疑是"心脏病"或"癌症"，再次前往省级医院就诊。在患者反复要求下做钡餐透视、脑电图、脑超声检查，未见异常。患者对检查结果仍不放心，虽一直坚持工作，但因"查不出病来"而心绪不佳，社交与业余爱好兴趣下降。几个月来常请假奔走于市内几家医院，找高年资医生看病，请求做多种检查，均未见异常。

问题与思考：
1. 患者的可能诊断是什么？有哪些临床表现？
2. 患者的护理诊断有哪些？

【护理评估】

（一）临床表现

1. 躯体化障碍 又称 Briquet 综合征。临床主要表现为多种多样、反复出现、经常变化的躯体症状为主的神经症。症状可涉及身体任何系统或器官，最重要的特点是应激引起的不快心情，以转化成躯体症状的方式出现。

（1）疼痛：为最常见的症状。部位广泛、不固定，可出现于头、颈、胸、腹、四肢等部位，疼痛性质不强烈，与情绪有关。

（2）消化系统症状：为常见症状，可表现为嗳气、反酸、呕吐、恶心、腹痛、腹胀、腹泻、便秘等，有的患者对某些食物感觉特别不适。

（3）呼吸、循环系统症状：可表现为气短、气急、胸闷、心悸等。

（4）泌尿生殖系统：可表现为尿频、排尿困难，生殖器与其周围皮肤不适、性冷淡、月经紊乱、阴道分泌物异常等。

（5）假性神经系统症状：可表现为共济失调、肢体瘫痪无力、吞咽困难、异球感、皮肤感觉异常（如瘙痒、烧灼感、刺痛、麻木感、酸痛）等。

患者反复进行各种检查均无阳性体征，甚至手术探查也一无所获。常为慢性波动性病程，并伴有社会、人际及家庭行为方面长期存在的严重障碍，很少能够完全缓解。30岁以前起病，女性多于男性，病程2年以上。

2. 未分化躯体形式障碍（undifferentiated somatoform disorder） 患者主诉一种或者经常是多种躯体症状，其症状涉及的部位不如躯体化障碍广泛和丰富，或者完全不伴发社会和家庭功能的损害，可以看作不典型的躯体化障碍。

3. 疑病症（hypochondriasis） 表现为患者担心自己患上或已经患有某种严重的疾病，反复求医，因得不到相关证据的支持和医生的认可，患者烦恼不已，日常生活和工作明显受到不同程度的影响。

4. 躯体形式自主神经紊乱 特征为患者有明确的自主神经兴奋的症状，如心悸、出汗、口干、脸部潮红等，经检查这些症状都不能证明有关器官和系统发生了躯体障碍。

5. 躯体形式的疼痛障碍（somatoform pain disorder） 又称心因性疼痛，患者主诉各部位没有相关证据的持久性疼痛，影响社会功能。涉及部位广泛，疼痛性质多样，有时可见心理因素对疼痛有明显影响。

（二）相关检查

1. 躯体检查 评估患者的生命体征，患者是否有多种症状同时存在，有无各种不适或疼痛，是否伴有阳性体征，评估患者的睡眠情况。

2. 精神检查 评估患者的认知、情绪情感及精神运动等情况，对躯体症状和心理痛苦之间的联系有无正确认识和处理。评估患者可利用的支持系统，了解患者家庭成员对疾病的态度。

（三）健康史

评估患者自幼生长发育情况；儿童期有无创伤经历；既往曾在何处就医，诊断、治疗、疗效如何等；有无烟酒嗜好，时间及用量如何。

（四）心理社会因素

评估有无生活事件，具体内容及强度如何；社会背景、受教育程度如何；社交及人际关系是否受影响；家属对患者的态度如何，有否忍受、迁就、厌烦、排斥等情况；患者以前发病是否受益，本次住院有何要求。

（五）治疗原则

1. 心理治疗 支持性心理治疗为本病的治疗基础，同时可辅以暗示治疗、工娱治疗和运动疗法。另外，有研究显示森田疗法对本病有一定的效果。

2. 药物治疗 可选用抗焦虑剂或抗抑郁剂，以减轻其情绪症状。由于本病病程长，治疗时易形成药物依赖，应用药物时值得注意。

【主要护理诊断/问题】

患者"疾病"大相径庭，背景及求治经历亦很复杂，因此，对其做护理诊断十分困难。应从其精神、心理、社会方面予以考虑。如其所疑"疾病"影响日常活动，或"症状"严重时，亦应有所考虑。仅列举明显共性的护理诊断于表10-1。

表10-1 躯体形式障碍的护理诊断及相关因素

护理诊断	相关因素
角色紊乱	与无自知力、否认无躯体疾病现实有关
睡眠紊乱	与"患病"而焦虑有关
预感性悲哀	与自感将失去健康有关
舒适的改变	与疼痛、不舒适的感觉有关

【护理措施】

（一）接受患者症状，建立良好关系

患者进入精神科病房前，往往已经经历了四处求治但均被否认的过程，因此，精神科护士应注意此点，不能持轻视态度，更不能在言语上急切、盲目、武断地加以否认，需耐心倾听患者的叙述，接受患者的"症状"。只有这样，患者心情才会安定，也才可以建立良好的护患关系，为以后的护理工作打下基础。

（二）防止医源性影响

此类患者性格以敏感多疑常见，因此护士在护理患者初始阶段，即应与医生保持联系，特别在患者所疑疾病的相关问题上需持高度的一致性，否则医生和护士可能与患者谈话时内容不一，将使患者产生疑虑，最终会加重其疑病色彩，这是医生、护士及相关人员应注意的问题。

（三）加强心理护理

进行支持性心理护理、科学合理的解释，是护士要熟练运用的方法。通过接触，护士应注意寻找患者的心理因素，帮助患者找出使其感到压力的事件。最佳的结果是在护士的引导下，让患者自己说出来，而非从护士口中直接道出。

（四）鼓励参加工娱活动

护士应抓住机会鼓励患者主动参加工娱活动，培养其兴趣，将其对自身的注意力引向外界。可开展的活动很多，如太极拳、舞蹈、书画活动等；放松疗法对控制患者的紧张焦虑也很有帮助。

（五）用药护理

对于需要服药的患者，护士应保证有效地给药，并观察患者的疗效与不良反应，及时与医生沟通。

（六）健康教育

1. 指导患者了解躯体形式障碍的相关知识，如病因、疾病表现、药物治疗及不良反应等，使其正确认识疾病，增强个人的应对能力。同时，还要对患者进行其所疑"疾病"相关知识的宣教，使患者真正理解，帮助其领悟自己的心理状态。

2. 向家属宣教疾病相关知识，使其能正确理解患者的表现，多给患者心理上的安慰和精神上的支持。

第七节 神经衰弱

神经衰弱（neurasthenia）是一种以精神易兴奋又易疲劳为特征的神经症，并表现为情绪易激惹、易烦恼、易紧张，还伴有肌肉紧张性疼痛和睡眠障碍等生理功能紊乱症状。

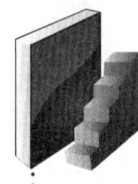

"神经衰弱"的由来

神经衰弱是1869年由美国神经病学家 G. Beard 提出的。他当时认为神经衰弱是一种原因不明的器质性障碍，主要表现为疲劳、头痛、食欲差以及其他70多个各种各样的躯体疾病和心身症状，核心症状是疲劳。在美国，神经衰弱这一诊断名称于1978年在 DSM-Ⅲ 中被取消，随之出现一个新的诊断名称"慢性疲劳综合征"，有人认为这是"神经衰弱"的翻版。在我国，20世纪50年代神经衰弱是一种应用最广泛的诊断，几乎将其与神经症等同起来。目前我国大多数学者认为，过去神经衰弱的诊断确有扩大化的倾向，包括了一些其他神经症，但作为一种临床上确实存在的疾病实体，不会因为 Beard 于1869年提出后才存在，也不会因 DSM-Ⅲ 取消就消亡。据此，ICD-10 基于东方学者的观点，仍保留了神经衰弱这个诊断类别。

【病因及发病机制】

1. **神经过度紧张** 是本病最常见的原因。工作、学习紧张，难度大，注意力需要高度集中，为完成任务而不注意劳逸结合，生活不规律，长期如此易导致神经衰弱。

2. **长期的情绪紧张和思想矛盾** 如事业的挫折、家庭矛盾、婚姻不顺利、亲人亡故及人际关系紧张，这些因素容易使人感到压抑、怨恨、委屈、悲观等负性情感而诱发神经衰弱。

3. **个性因素** 高级神经活动属弱型或中间型的人，其性格往往表现为自卑、敏感、胆怯、多疑、急躁、不自信、依赖、自制力差等，加之以上心理社会因素的长期影响，较无人格缺陷的人群更易发病。

案例 10-7

徐某，女性，31岁，已婚，中专文化，某县小学教师。因失眠、精神差、易疲劳近4年而就诊于某院专科门诊。

患者自诉4年前所在学校大抓教学质量，工作任务加重，感到压力很大。3个月后开始失眠，表现为入睡困难，伴多梦易醒。躺下后辗转反侧，往往要两三个小时后才能入睡。睡后极易惊醒，轻微的响声都可以使其醒来，睡中梦境频频，内容多与日间工作有关。白天患者则感到昏昏欲睡，精力极差，易感疲劳，连上四楼也感到吃力。工作能力受到严重影响，有时甚至不能坚持上完一节课。曾到当地医院内科、神经科就诊，多项临床检查未发现任何躯体疾病，多次被诊断为"神经症""神经衰弱""阴虚"等症。曾服用许多中西药物治疗，疗效甚微。近半年来患者到某地区培训班学习，上课时注意力不能集中，有时一堂课下来，竟不明上课所讲的主要内容。自感记忆力和学习效率

案例 10-7

下降，一看书便心烦意乱，对所读内容印象不深，记忆力下降到有时连非常熟悉的同学的名字也叫不出来。近3个月来开始头昏、头痛，伴眼花，但无恶心、呕吐。情绪急躁、不快，并常因小事叹息不已，遇高兴的事可暂时有所好转。起病后食欲尚可，体重无明显变化，二便正常。体格检查未见阳性体征，实验室检查未发现异常。

问题与思考：
1. 如何评估该患者的睡眠状态？
2. 该患者的护理诊断有哪些？

【护理评估】

（一）临床表现

本病患者常表现出多种精神和躯体症状，可归纳为以下几个方面：

1. **易疲劳** 这是本病的基本症状。患者自感精力不足，思维迟钝，工作不能持久，注意力不易集中，脑力劳动效率下降，做事丢三落四。

2. **精神易兴奋** 患者对指向性思维感到吃力，而非指向性思维却很活跃，如看报纸、看电视时，不由自主地联想和回忆增多且杂乱，患者感到分心且无法控制，另一方面表现为对声、光的感觉过敏。

3. **情绪障碍** 主要表现为容易烦恼和易激惹。患者常感现实问题困难重重，为无法解决而烦恼；另一方面自控能力下降，遇事易激动，好发脾气，但事后又后悔，或伤感、落泪。约1/4的患者有焦虑情绪。另外约40%患者在病程中出现短暂、轻度的抑郁情绪，但汉密尔顿抑郁量表得分在10分以下，一般不产生自杀意念或企图。

4. **睡眠障碍** 是患者主诉较多的症状。最常见的是入睡困难，患者感到疲乏、困倦，但上床后又觉兴奋，辗转难眠。其次是多梦、易醒，或自感睡眠浅。还有一些患者缺乏真实睡眠感，即睡醒后否认自己曾入睡。

5. **其他** 患者可有紧张性疼痛，以头痛最多见，有的诉腰背酸痛或四肢肌肉疼痛。另外自主神经功能紊乱也较多见，如头昏、眼花、心悸、气短、多汗、腹胀、尿频、腹泻或便秘、阳痿、早泄或月经不调等，这些症状常是患者求治的主诉。

（二）相关检查

1. **躯体检查** 生命体征，近期健康状况，营养状况；睡眠情况，有无入睡困难、多梦、早醒、无睡感等；饮食情况，有无特殊饮食习惯，近期饮食是否规律，进食情况如何；二便情况，是否通畅，排便是否规律，有无便秘、腹泻、尿潴留情况。

2. **精神检查** 患者对自身精力感受如何，是否有精力不足、脑力不足、不易集中精力、工作不能持久等，是否对声、光过敏，有无指向性思维吃力的情况，情绪反应如何，是否有烦躁、易激惹、沮丧等情绪。

（三）健康史

评估患者自幼生长发育情况、智力发育状况如何；儿童期有无创伤经历；学习成绩或工作业绩如何；恋爱、婚姻状况如何，有无离异、丧偶等；女性患者生育情况如何；既往曾在何处就医、诊断、治疗、疗效如何等；有无烟酒嗜好，时间及用量如何。

（四）心理社会因素

了解患者的性格特点；近期有无重大生活事件，具体内容及强度如何；社会背景、受教育程度如何；社交及人际关系是否受影响；家属对患者的态度如何，对患者有何影响；了解患者的心理状态、对疾病的认识程度；患者以前发病是否受益，有无特殊要求。

（五）治疗原则

1. **心理治疗** 是治疗神经衰弱的基本方法，可选用集体心理治疗、小组治疗、个别心理治疗、森田疗法等。

2. **药物治疗** 抗焦虑药、镇静催眠药、β受体阻滞剂等均可应用。

3. **工娱治疗和运动疗法** 有助于改善脑神经活动的功能，如体育锻炼、太极拳、跳舞等。

4. **其他** 针灸、理疗、生物反馈和音乐治疗均可配合上述治疗进行。

【主要护理诊断/问题】

神经衰弱患者的症状表现是多方面的，每个患者表现的侧重面均不相同，因此制订护理诊断时应根据患者的具体情况。现仅将各方面症状具有典型意义的护理诊断列出如表10-2，以供参考。

表10-2 神经衰弱的护理诊断及相关因素

护理诊断	相关因素
精力困扰	与患者自感精力不足有关
疲乏	与患者主诉疲乏无力有关
睡眠型态紊乱	与焦虑及睡眠障碍有关
保持健康能力改变	与个人适应能力差有关
情境性自我贬低	与患者自觉做事效率减低、能力下降有关
疼痛	与患者有躯体不适、疼痛的主诉有关
便秘或感知性便秘	与自主神经功能障碍有关

【护理措施】

（一）提供合适的睡眠环境

住院治疗的神经衰弱患者绝大部分有睡眠障碍，且均为睡眠问题而焦虑，护士应尽量给患者提供适当的睡眠环境，如安静、冬暖夏凉的房间，并给予恰当的语言安慰以缓解其焦虑情绪。对于无真实睡眠感的患者，护士要以温和而坚定的态度，对患者的睡眠加以肯定，但不要逼迫患者承认，或与患者争辩，因为患者确实没有真实的睡感，否则会造成患者对护士的逆反心理和不信任感。

（二）加强心理护理

心理护理在神经衰弱患者的护理中是贯穿始终的，一方面护士要以自己健康的行为方式、良好的心理素质去影响患者。另一方面，护士要对患者情绪及行为的积极方面及时给予鼓励，对其消极方面及时指出并加以纠正，以期使患者逐步向良性发展。

（三）帮助患者调整生活型态

与患者共同制订符合病房及患者具体情况的作息时间和健康的院内生活型态。在这方面最关键的问题是要让患者积极主动地执行，这是一个渐进的过程，护士不能急于求成，也不能计划之后即对患者置之不理，或患者完成情况不满意就批评。要有目的、有耐性地指导患者逐步完成，在此期间要及时鼓励患者以增强其自信心，最终使患者主动做到，并形成其自动的模式。

（四）鼓励参加活动

鼓励患者参加工娱活动，条件许可时，护士可与患者共同活动，特别是体育活动，选择适合患者的项目，让患者每日进行。养成良好的锻炼身体的习惯，既可增加食欲，促进肠蠕动，缓解便秘，改善睡眠，亦可对患者愈后的院外生活起到十分积极的作用。

（五）加强基础护理

护士对患者饮食、二便、卫生的关心及照顾，可促进护患关系，同时护士观察并及时解决患者存在的问题，可有效改善患者症状，增强患者战胜疾病的信心。

（六）给药并观察反应

当患者需要服药治疗时，护士应保证给药的顺利完成，观察患者反应情况，并及时与医生沟通。

（七）健康教育

对神经衰弱患者的健康教育应贯穿始终。同时，应积极向家属宣教疾病相关知识，争取其配合。

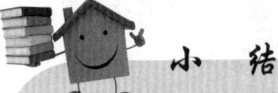

小　结

1. 神经症性障碍是一组轻性精神障碍，起病多与素质、人格特征或精神应激有关，病程多迁延或呈发作性。神经症性障碍的治疗主要包括药物治疗和心理治疗。

2. 焦虑症是一组以焦虑的表现为主要症状，且并不局限于任何特定的外部情境的精神障碍。可同时存在抑郁和强迫症状，甚至存在某些恐惧性焦虑的要素，但这些症状是继发的或不太严重的。主要包括广泛性焦虑障碍和惊恐障碍。

3. 强迫性障碍是以反复出现强迫观念、强迫意向和强迫动作为主要特征的一类神经症性障碍，特点是患者意识清晰，明知强迫内容不必要、无意义，但不能控制，因无法摆脱强迫症状而痛苦、焦虑，自知力良好、主动求治。临床基本症状是强迫观念和强迫行为。

4. 应激相关障碍是一组主要由心理、社会（环境）因素引起异常心理反应所导致的精神障碍，也称反应性精神障碍。包括急性应激障碍、创伤后应激障碍和适应障碍。

5. 分离（转换）性障碍是一种以解离症状和转换症状为主的精神症状。解离症状表现为部分或完全丧失对自我身份的识别和对过去的记忆；转换症状表现为在遭遇无法解决的问题和冲突时所产生的不快心情，以转化为躯体症状的方式出现，但症状与患者的现实不相符，也无可证实的器质性病变。

6. 躯体形式障碍为以多种多样、反复出现、经常变化的躯体症状为主的神经症性障碍。症状可涉及身体任何系统或器官，最重要的特点是应激引起的不快心情，以转化成躯体症状的方式出现。

7. 神经衰弱是一种以精神易兴奋又易疲劳为特征的神经症性障碍，并表现为情绪易激惹、易烦恼、易紧张，还伴有肌肉紧张性疼痛和睡眠障碍等生理功能紊乱症状。临床表现为多种精神和躯体症状。

思 考 题

1. 某女，24岁，大专文化，公司业务员。一天晚上，患者与室友在公园散步，突然出现一个持刀歹徒抢劫。两人当时吓得大声呼喊，室友手臂被划一刀，鲜血直流。这时有人路过，歹徒被吓逃跑。当晚，患者即出现恐惧不安，兴奋躁动，表情迷茫，行为冲动，踢打闻讯赶来的家人，被强行送入院，给予镇静治疗。患者只睡了约3h后醒来，仍表现得恐惧不安，起坐不宁。患者对发生的经过不愿回忆，偶尔提起仍惊恐万分。入院后初步诊断为急性应激障碍。

请问：如何有针对性地实施护理？

2. 请对案例10-2中的患者做出护理诊断并制订护理措施。

（姚大志）

第十章思考题参考答案

第十一章 成人人格与行为障碍患者的护理

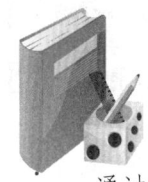

学习目标

通过本章内容的学习，学生应能够：
◎ **识记**
复述人格障碍的概念。
◎ **理解**
1．解释人格障碍形成的原因。
2．概括人格障碍的常见类型及表现。
◎ **运用**
对人格障碍患者运用护理干预原则和方法。

人格（personality）是由人格倾向性和人格心理特征两个方面构成的，指个体在遗传与环境的交互作用下形成的稳定而独特的身心结构，以及在社会与生活环境中固有的行为模式和待人处世的习惯方法。具体体现在对人或对事的态度、信仰、欲望、价值观和行为方式等方面。人格的形成是由先天生理因素和后天环境因素的影响所决定的，即个体在遗传和环境的交互作用下，逐渐形成独特的身心结构，一般到青春期时固定下来。一种特定的人格一旦形成，往往是持久且相对稳定的，它是通过心理活动和行为表现出来的。

人格决定了一个人如何看待自己、看待别人、看待社会生活事件，并为此做出相应的情感表达和行为倾向，这种情感表达和行为倾向主要是在社会生活中的人际关系中表现出来。若个体与社会生活相适应则称为正常人格；适应不良时称不良人格；与社会生活产生严重冲突，明显影响社交和职业功能时称为人格障碍。人格障碍的行为问题严重程度差异明显，轻者可以正常生活，履行其社会和生活职能，只有与其密切接触的人才会知道其怪癖；严重者违反社会规范，难以适应社会生活。

人格障碍和人格改变不能混为一谈。它们的区别在于人格改变是获得性的，是指一个人原本人格正常，而在严重或者持久的应激、严重的精神障碍及脑部疾病或损伤（如脑病、脑外伤、慢性酒精中毒等）之后发生。而人格障碍是指在没有认知过程障碍或智力缺陷的情况下人格明显偏离正常，没有明确的起病时间，多始发于童年或青少年，直至晚年始趋向缓和。

人格障碍（personality disorder）是指人格特征明显偏离正常，使患者形成一贯、反映个人生活风格的人际关系的异常行为模式。这种模式显著偏离特定的文化背景和一般认知方式（尤其在待人接物方面），明显影响其社会功能与职业功能，造成个体对社会环境的适应不良。患者无智能障碍，其特征是情感和意志活动的障碍。多始发于儿童、青少年时期，并一直持续到成年或终生，起病时间不明确。患者适应不良的行为模式一旦形成，即使通过医疗、教育或惩罚措施也很难矫正，仅少数患者在成年后其人格障碍在程度上可有一定改善。当一个人具有某种人格障碍时，他的人格特征是多变的、不适应的，严重的损害社会功能或占有欲过强，常和社会生活发生严重的冲突，明显影响其人际关系和职业功能。人格障碍者经常会给其他人带来生活和工作等方面的痛苦，但他们很少意识到自己的行为会给自己带来痛苦，只有当其他人对人格障碍者产生强烈反应时，他们才会感到痛苦和不适。

案例 11-1

　　李某，男，21岁，初中文化，未婚，无业。其父系某大学知名教授，其母系某公司经理，二人忙于工作，从小将其寄养在乡下爷爷奶奶家中，在农村读完小学。爷爷奶奶从小对其管教不严，加之和农村学生相比经济条件优越，患者从小就挥霍无度、脾气暴烈，经常和镇上的小流氓混在一起，欺负同学，学习成绩不好，经常顶撞老师，不听管教。初中回省城上学，和父母没有感情，经常和父母顶撞，数次离家出走，经常旷课，欺负同学。读中专1年后自动退学，交了女友后，因女方家长反对，女方提出分手，但患者经常守候于女方住所附近纠缠，并打电话威胁其父母。楼上一位老邻居曾指责他不应该深夜唱卡拉OK，他便于次日深夜将干粉灭火剂喷洒在邻居的大门上。其母因子宫肌瘤住院手术，他不曾去医院看望，令其母极为伤心。后又沉溺于网吧，因多次赖账和老板发生冲突，打伤老板被刑事拘留。送至医院后被诊断为反社会型人格障碍。

　　问题与思考： 李某发病可能与哪些因素相关？

【病因及发病机制】

　　人格障碍的病因迄今未完全阐明。目前认为，人格的形成是在先天的遗传因素及后天环境因素的相互作用下形成的。研究表明，幼年期心理扭曲，不良社会与文化、环境的潜移默化影响，可能是人格障碍形成的关键性因素。

（一）生物学因素

1. 遗传因素

（1）家系调查：人格障碍的发生率与血缘关系有关，血缘关系越近，发生率越高。意大利犯罪心理学家Rombroso曾对众多罪犯的家庭进行大样本的调查，发现许多罪犯的亲族患有反社会型人格障碍，犯罪的比率远远高于其他人群。

（2）双生子研究：调查发现基因型越接近，人格特征也越相似。通过对双生子犯罪研究，单卵双生子339例，同时犯罪占55%，双卵双生子426例，同时犯罪占17%。

（3）寄养子研究：研究者调查，将有人格障碍父母所生的子女（190例），出生后即寄养在正常的家庭中，这些子女成年后超过20%被诊断为人格障碍。

2. 脑的病理　研究人员对人格障碍者进行脑电图检查，发现50%受检者常有慢波出现，与儿童脑电图相似，表明人格障碍患者的大脑发育成熟程度较正常人有所延迟。大脑发育不成熟可能与中毒、营养不良、出生时或出生后脑损伤或感染有关。

（二）心理发展因素

　　童年时期生活经历对个体人格的形成具有重要作用。此时期受到重大精神创伤或刺激对儿童人格的发育有着不利的影响，是未来形成人格障碍的主要因素。

1. 儿童期母爱或父爱被剥夺或过分溺爱　许多心理学家认为从小缺乏父爱和母爱的孩子，是儿童产生人格障碍的首要原因。因为儿童得不到父爱和母爱，使其在情感上变得冷漠并与人保持较远的距离，而且令人难以捉摸和不好接近，不能从情感上把自己融入他人的心境；过分溺爱，易使孩子产生自我中心的思想，异常地发展为蔑视父母、蔑视学校的校规与社会纪律，这成为反社会型人格障碍的重要成因。

2. 父母的榜样作用　父母酗酒、吸毒、偷盗等行为，对孩子起到不良示范作用，影响极大。

3. 教育方式的不当 父母教育态度的不一致，使孩子生活在矛盾之中，易造成孩子无所适从和没有明确的自我认同感；父母或老师对教育方法期望过高、过分训斥、强迫易造成精神压力或逆反心理，对人格的发育是不利的。

（三）社会环境因素

由于接受了不同于大多数人的社会价值观念，受到不利于儿童青少年身心成长的文化媒介的影响，同时青少年的法律意识淡薄，自制力差，易模仿或受人教唆而习得不良行为；受到社会上不良风气和现象等影响，易产生对抗、愤怒、压抑等不良心理，而发展为人格障碍。

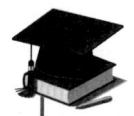

案例 11-2

某男，36岁，已婚，大专文化，干部。自幼学习认真，一丝不苟，从不打人骂人，从不迟到、早退。学习成绩优良，一直是班干部，受老师表扬。在家做家务，物品放置有严格位置，也不准别人乱放，否则立即纠正。放学立即回家，不和同学玩耍，被邻居誉为"好孩子"。做作业效率低，不允许有错字，写错一个字，则全篇重写，每天做作业至深夜。大专毕业后，分配到某单位工作，因工作认真，被选为部门负责人。做事情有自己的方式和顺序，并要求别人也按他的方式工作，否则不快，人际关系较紧张。做事小心谨慎，反复检查仍不放心；买一个东西犹豫不决，拿不定主意。无业余爱好，不与别人多交谈，无好朋友，但对人诚实。临床诊断为强迫型人格障碍。

问题与思考：

此患者的护理评估内容有哪些？

【护理评估】

（一）临床表现

人格障碍者多数能应付日常工作和生活。主要表现在情绪和行为方面，其智能和意识状态无明显缺陷，主观上感到苦恼，能理解自己的行为后果。依据分型不同，症状表现也不同。

1. 偏执型人格障碍 偏执型人格障碍是以敏感、多疑和偏执为特点的人格障碍。始于成年早期，男性多于女性。此类患者在工作和学习中遇到挫折、失败时，常推诿于客观，夸大对方缺点或失误，不寻找自身主观原因，易与他人发生争辩、对抗，易产生强烈的敌意和报复心；对周围的人或事物敏感、多疑，经常无端怀疑别人要伤害、欺骗或利用自己，将其周围或外界事件解释为"阴谋"，因此过分警惕和抱有敌意；常有病理性嫉妒观念，怀疑恋人有新欢或伴侣不忠；有过分自负和自我中心的倾向，忽视或不相信与其想法不符的客观证据，因而很难通过说理或事实来改变患者不合理的想法。

2. 反社会型人格障碍 反社会型人格障碍是一种以行为不符合社会规范，经常违法乱纪，对人冷酷无情为主要特点的人格障碍，男性多于女性。此类障碍常与犯罪、违纪相联系，是人格障碍中研究较多的一类。表现为严重和长期不负责任，无视社会常规、准则、义务等，行动无计划或有冲动性；不尊重事实，极端自私与自我中心，对他人漠不关心，不承担应尽的义务；缺乏自我控制力，易出现暴力行为等违反社会规范的行为，危害别人时缺少应有的内疚感。18岁前一般诊断为儿童行为障碍，成年后（18岁后）若习性不改，可诊断为人格障碍。

3. 边缘型人格障碍 边缘型人格障碍属于感情脆弱类人格障碍，它以感情脆弱、依赖、性情不稳定、人际关系紧张、承受压力无能为特点。患者情感活动不稳定，经常突然出现感情低落、忧虑或烦躁、沮丧等。由于情感的脆弱，所以患者过分地依赖他人，总想成为人们帮助的中心人物，不如意时，易出现焦虑状态。为了发泄心中的不平衡，患者经常采用自我伤害的行为或威胁要自我伤害。患者长期在自我形象、性定位、长期目标、职业的选择、交友、期待别人如何评价自己等方面不稳定，总是在极度的理想状态和极度的贬低状态间变化。

4. 依赖型人格障碍 依赖型人格障碍以缺乏自信、过度依赖为特征。患者常感内心无助，害怕独处，低估自己的能力。在依赖型人格障碍患者的人际关系中，他们总是被动的、顺从的、自我怀疑的，想方设法地摆脱责任，不能保持自主性。无论是在人际关系中，还是在工作或治疗过程中，他们缺乏安全感，每时每刻都在寻找能够为他们提供帮助的人。依赖型人格障碍患者常会因人际关系紧张或冲突，感到焦虑不安。因为患者时刻依赖他人，故常有压力感，若自己的要求未被满足，多可出现抑郁症。

5. 分裂样人格障碍 分裂样人格障碍是以观念、行为、外貌装饰的奇特，情感冷漠，人际关系明显缺陷为特点的人格障碍。男性略多于女性。表现为性格明显内向或孤独、被动、退缩，回避社交，过分沉湎于幻想和白日梦之中，脱离现实；面部表情呆板，缺乏生动的情感体验，不能表达对他人的关心、体贴，甚至对自己的子女和家庭也没有责任感；常不遵循社会规范，有牵连、猜疑、偏执观念及奇异感知体验，可出现一过性错觉或幻觉等。但是分裂样人格障碍与精神分裂症之间无直接关系。有些精神分裂症患者病前具有分裂样人格障碍，但这并无规律性。大部分具有分裂样人格障碍的人，其人格特征保持终生，并不形成精神分裂症。

6. 表演型人格障碍 表演型人格障碍又称癔症型或戏剧型人格障碍，是以自我为中心，言行夸张以吸引他人注意，暗示性强为特点的人格障碍。这种患者人格不成熟，情绪不稳定，常感情用事，按自己的喜好判断事物好坏；善于表现自己，渴望得到表扬、同情，希望引起别人注意，喜欢追求刺激而过分地参加各种社交活动，经不起批评。表演型人格障碍患者每天似乎生活在舞台上，扮演着不同的角色。他们的戏剧性表现风格可能和长期受压抑、被否定、与社会脱离等有关。由于他们强烈的情感反应和行为变化，常常伴有吸毒、草率做决定以及易受伤等问题。

7. 自恋型人格障碍 自恋型人格障碍的患者过高地评价自己，头脑中充满无限的成功、权力、智慧和幻想，而忽视他人的感受，因此造成与他人的社会关系紧张；无法准确地评价身边的人与事物，想法往往是扭曲的、美化的或转弯抹角的以满足自我重要的感觉。患者总是善于抬高自己的地位，而忽视他人的态度。但在骄傲自大的背后，自恋型人格障碍患者有着强烈的惭愧感和被抛弃感，患者过分地炫耀自己，可能与不一致的自我概念有关，因此患者常伴有抑郁症而寻求帮助。此型患者往往出现在癔症型人格障碍中。

8. 强迫型人格障碍 强迫型人格障碍患者以过分的谨小慎微、严格要求与完美主义及内心的不安全感为特征。发病率男性多于女性2倍，约72%的强迫症患者在病前具有强迫性人格。这种人格的特点是：常以高标准严格要求自己，责任感过强，唯恐出错，过早对以后所有的活动做出计划；有不安全感；循规蹈矩，按部就班，有条不紊，否则感到焦虑不安；刻板、主观、固执，要求别人也要按照其规矩办事，否则即感不愉快，往往对他人做事不放心；过分沉溺于职责义务与道德规范，过分专注于工作成效，业余爱好少，缺少社交往来，缺乏愉快和满足的内心体验，反而常有悔恨和内疚。强迫型人格障碍患者常会为自己的思想或冲动所困扰，但尚未达到强迫症的程度。

9. 冲动型人格障碍 冲动型人格障碍是以情感爆发，伴明显行为冲动为特征的人格障碍，又称攻击性人格障碍或爆发性人格障碍，男性明显多于女性。表现为情感不稳，易激惹，微小的刺激或无明显诱因即出现非常强烈的愤怒和攻击行为，对冲动行为失去控制，间歇期正常，对发作可表现出后悔不已，但不能吸取教训；心境不稳定和反复无常，容易产生人际关系的紧张或不稳定，易与他人发生争吵和冲突；对事物的计划和预见能力很差，在日常生活和工作中，缺乏目的性，缺乏计划和安排，做事虎头蛇尾，很难坚持需长时间完成的某一件事；在激情爆发时，不但可以攻击他人，而且可致自杀、自伤。

10. 焦虑型人格障碍 焦虑型人格障碍，又称回避性人格障碍，是以持久和广泛的内心紧张、不安、忧虑体验及自卑为特征。此类患者因自卑而总是希望被人喜欢和接纳，对遭批评和拒绝极度敏感；由于害怕失败或失望而不敢与人交往，除非得到保证不会受到批评，否则拒绝与他人建立人际关系；因习惯性地夸大日常处境中的潜在危险，而有回避某些活动的倾向，故生活方式受到限制；患者公开表示为不能被别人重视和与别人建立良好关系而苦恼。他们办事缺乏自信，常有不安全感，总是提心吊胆，生怕出错。生活中求稳，害怕改变和创新。焦虑型人格障碍可出现在多种人格障碍中。

（二）健康史

了解患者是否足月顺产，患者的营养状况、睡眠情况。患者儿童青少年时期的疾病史，青少年期的品行障碍，有无精神活性物质滥用（何时开始、种类、量、方法）；患者的工作形式、工作表现如何等。

（三）心理状况

1. **诱因** 引起患者冲动的原因和压力。
2. **认知** 患者是否有多疑、偏执、强迫观念，有无判断缺损、道德心、羞耻感、内疚感等。
3. **情感方面** 患者是否易激惹、情感不稳、冷漠、愤怒、敌视、后悔等。
4. **行为** 患者的行为有无目的性、恶作剧行为、好冲动、攻击行为、暴力行为，有无自杀、自伤行为等。
5. **自知力** 患者是否意识到自身个性缺陷与不适当的行为方式，患者对本症有无心理负担等。

（四）社会状况

了解患者生活学习的周边环境、学校教育方式，患者的家庭氛围，父母的教育方式（儿童期），父母及家庭对患者的影响，家庭成员中有无犯罪、吸毒人员等。患者与家人、邻居、亲友、同事的人际关系，其行为对工作及角色功能的影响等。

（五）相关检查

约有65%反社会型人格障碍患者的脑电图异常，呈慢波和尖峰信号。部分冲动型人格障碍患者的脑电图显示慢波增加，脑脊液检查发现5-HT代谢异常。由于人格障碍本身通常不伴有躯体器质性的问题，因此，实验室检查常无阳性指征。但临床上常为患者做三大常规检查、心电图、胸片、腹部B超及全套肝肾功能生化检查等，有利于鉴别诊断和了解全身重要脏器功能，做脑电图、头颅CT或MRI检查以排除脑部重大病变。

（六）治疗原则

与重症抑郁等其他精神疾病相比，人格障碍的治疗和护理则主要采用精神心理疗法，纠正患者的异常行为，必要时可配合药物治疗。当患者出现精神病性症状时，可服用氯丙嗪、氟哌啶醇等抗精神病药物；出现情感不稳定时，可服用碳酸锂、卡马西平来稳定情绪；患者易冲动，常伴有抑郁，选用抗抑郁药物常有较好的效果，如服用氟西汀；焦虑明显时可用苯二氮䓬类药物处理。但仅用药物疗法不能治愈人格障碍。由于人格障碍患者的社会功能严重受损，又由于护理人员在处理患者的复杂问题时经常受挫，因此，在临床上精神科护理人员将花费大量的时间和精力来处理人格障碍问题。

【主要护理诊断/问题】

1. **有暴力行为的危险** 与易激惹、社会适应不良有关。
2. **个人应对无效** 与个人不能控制冲动、不能调节情绪、支持系统不足有关。
3. **社交孤立** 与情绪情感障碍、冲动行为有关。
4. **自我概念紊乱** 与自卑有关。

5. **焦虑** 与内心空虚、自尊低下和过度紧张有关。

【护理措施】

(一) 常规护理

1. **生理护理** 由于人格障碍导致的焦虑和抑郁，患者会忽视个人的基本生理需要，如缺乏充分的休息和营养，危及健康；服用精神药物可导致血压、脉搏等的改变，有时发生晕厥，甚至出现滥用或用于自杀企图。因此应提供并协助患者摄入足够的营养；提供安静、舒适的睡眠环境，保证充足的睡眠；密切观察生命体征；对有药物滥用者应观察其行为反应和戒断症状，并提供急性药物中毒的处理，保证患者的用药安全。

2. **心理干预** 在治疗护理过程中，多探望、陪伴患者，态度和蔼、语言亲切，体现对患者的关心和支持；多鼓励患者与他人交往，对患者取得的进步及时表扬。对有自杀倾向的患者，应了解其内心感觉，不歧视患者，给患者提供讲解、保证等支持性帮助。教导患者在无法应对压力时应主动求助于医务人员而不是采用自伤或自杀。

3. **社会干预** 团体治疗可促进患者自我了解，增强适应环境的能力，改善人际关系。护士在团体治疗中承担着治疗者和组织者的作用，帮助患者准备环境，制订治疗计划，指导他们互相沟通、交流，提供咨询，充分发挥团体治疗的作用。取得社会各界和家属的密切配合，全方位地给予持续的关怀和支持。为患者建立新的生活和学习环境，通过参加各项活动，以控制自己的偏离行为，克服不良习惯。

(二) 特殊护理

以冲动型人格障碍为例，制订护理措施。

1. **有暴力行为的危险**

(1) 了解诱发冲动、暴力行为的原因，尽量避免或减少诱发因素存在。与患者共同制订限制行为的条例，并告知违规的后果，以增强其自控能力，防止发生冲动行为。

(2) 提供安全、安静的环境，避免各种激惹因素，有利于安定患者的情绪。

(3) 加强病房管理，患者所住病房没有危险品；对情绪不稳定患者应限制活动区域，避免与同类患者接触。

(4) 鼓励患者用语言表达愤怒和敌意，指导患者用社会所能接受的方式来表达内心感受。

(5) 当患者无法控制其行为时，可采取保护性隔离，必要时加以约束。

(6) 在良好护患关系基础上，适时地以诚恳的态度明确地告知患者，其行为不能被接纳，与患者讨论、分析不良行为对人对己的危害性，并鼓励其改进。

(7) 要求患者尊重他人，对个人需要不能只考虑自我满足，学会凡事要为别人着想，避免由此引发的不适当的人际交往和不良行为。

2. **个人应对无效**

(1) 主动接触患者，尊重关心患者，了解其心声，理解其感受，满足其合理需求，以取得信赖。

(2) 帮助患者寻求适当的支持系统，如医务人员、家属、朋友、同事等。

(3) 帮助患者学习相关理论，了解疾病的有关知识，正确认识自我，以寻求良好的调适方式。

(4) 指导患者正确地应付应激的方式，如训练情绪的自我控制、自我放松、自我适应能力等。

3. **社交孤立**

(1) 以真诚的态度关心体谅患者，让患者感受到温暖和值得信赖。

(2) 鼓励、陪伴患者参加作业劳动、文艺、体育等群体活动，使患者感受到自己未被遗弃，与他人受到同等尊重，并通过集体活动感染和学习他人的良好行为。

(3) 创造条件让其表现个人的合理行为。当理想的行为出现时，及时给予鼓励和肯定，逐步学会适当的人际交往和培养正向情感。

(4) 帮助患者建立正确的价值观和人生观，树立信心，努力纠正自身的个性缺陷。帮助患者练习和增进社交技巧，如交友技巧、会谈技巧等，并增进人际关系。

4．自我概念紊乱

(1) 评估患者自卑的原因。

(2) 主动接触患者，倾听患者的诉说，接纳患者的病态行为。

(3) 与患者交流时注意非语言交流，如态度和蔼、面带笑容，适时点头和拍拍肩膀等，利于建立良好的人际关系，增加对医护人员的信赖感和安全感。

(4) 教会患者尊重他人的技巧并给予其机会，鼓励患者参与活动并承担责任。

（三）健康教育

人格障碍的发生、形成以及预防和干预都与家庭有着密切的关系，而人格障碍一旦形成，矫正特别困难，但并非不能矫正。治疗需要较长的时间，变化也很缓慢。因此预防比治疗更具有实际意义。

1．应重视儿童早期教育，家庭、幼儿园、学校要对孩子的不良行为进行及时纠正，这对孩子的人格发展十分有益；社会应大力开展心理健康知识的宣传，实现家庭和睦，减少或消除家庭暴力和家庭纠纷，给孩子一个温暖的家，使孩子在民主和谐的家庭气氛中健康成长；学校教育要提倡团结友爱、互相帮助；社会要创造一个良好的人际关系和生活氛围，从而有利于人格的健康成长和不良行为的纠正。

2．对人格障碍的患者进行健康教育也是必不可少的，其目的是在稳定患者心理状况的前提下，慢慢促进其性格的改变；帮助患者认识其人格的缺陷，说明人格是可以改变的道理；帮助患者建立良好的行为模式，矫正其不良习惯。要指导患者进行社交技巧的训练，如会谈技巧、交友技巧等，提高其社交生活能力。帮助患者树立正确的道德观、价值观，树立战胜疾病的信心，使其正确面对挫折和压力，防止出现自伤、自杀行为。指导患者遇到不良刺激时，学会调节和适应，或及时寻求医务人员的帮助，以达到全面康复。

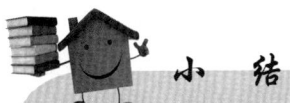

小　结

1．人格障碍是指人格特征明显偏离正常，使患者形成一贯、反映个人生活风格的人际关系的异常行为模式。这种模式显著偏离特定的文化背景和一般认知方式，明显影响其社会功能与职业功能，造成个体对社会环境的适应不良。患者无智能障碍，其特征是情感和意志活动的障碍。

2．人格障碍分型主要有偏执型人格障碍、反社会型人格障碍、边缘型人格障碍、依赖型人格障碍、分裂样人格障碍、表演型人格障碍、自恋型人格障碍、强迫型人格障碍、冲动型人格障碍、焦虑型人格障碍等。

3．人格障碍的共同特征是起病时间不明确，多始于儿童、青少年时期，并一直持续到成年或终生；一般没有明显神经系统形态学病理变化；人格偏离正常，主要表现在情绪和行为方面，其智能和意识状态无明显缺陷。

4．人格障碍的常规护理措施包括生理方面、心理干预及社会干预三方面。

L11-1
偏执型人格障碍案例分析

思考题

1. 请说出人格障碍的定义和共同点。
2. 请比较人格障碍和人格改变的不同点。
3. 人格障碍的常见分型有哪些？分别有哪些特征性表现？
4. 人格障碍患者的常见护理诊断有哪些？

（刘 娟）

第十二章　儿童少年期精神障碍患者的护理

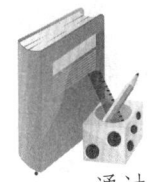

学习目标

通过本章内容的学习，学生应能够：
◎ 识记
1. 描述精神发育迟滞、孤独症、多动性障碍患者的主要临床表现。
2. 说出儿童少年期精神障碍的主要治疗方法。
◎ 理解
1. 解释与儿童少年期精神障碍发病有关的因素。
2. 识别不同等级的精神发育迟滞。
3. 归纳精神发育迟滞、孤独症及多动性障碍患者临床特征的异同。
◎ 运用
评估儿童少年期精神障碍患者并制订护理计划。

第一节　精神发育迟滞

精神发育迟滞（mental retardation）是指起病于中枢神经系统发育成熟（18岁）以前，以智力发育低下和社会适应困难为临床特征的一组疾病。我国1993年对7个地区进行流行病学调查，结果显示7岁及以上人口本病患病率为2.84‰，男性患病率高于女性，农村高于城市，均为中重度。世界卫生组织（WHO）1985年报道本病患病率轻度约为3%，中重度为3‰～4‰。精神发育迟滞是导致残疾的重要原因之一，也是社会的严重问题。

【病因与发病机制】

精神发育迟滞的病因非常复杂，包括生物学因素和心理社会因素。因生物学因素引起者智力损害程度大多在中度以上，因心理社会因素引起者，一般来说智力发育受损不严重。

（一）遗传因素

1. **染色体异常**　包括染色体数目和结构异常，如唐氏综合征、先天性卵巢发育不全、先天性睾丸发育不全、脆性X染色体综合征等是导致精神发育迟滞的常见原因。

2. **单基因遗传疾病**　单基因遗传疾病比较常见。在遗传代谢性疾病中，生化代谢的异常导致患者脑功能的障碍，如苯丙酮尿症、半乳糖血症等有精神发育迟滞的临床表现。

3. **多基因遗传疾病**　如家族性小头畸形、神经管畸形等都可能导致精神发育迟滞。

（二）母孕期有害因素

1. **感染**　母孕期感染各种病毒、细菌、寄生虫和螺旋体，如风疹病毒、单纯疱疹病毒、弓形虫等，使胎儿中枢神经系统发育不良或受累。如果感染发生在妊娠早期，损害更为严重。

2. **有害理化物质**　母孕期服用作用于中枢神经系统、内分泌和代谢系统的药物，如解热镇痛药、抗肿瘤药等，以及接触辐射，铅、汞等重金属，都可引起胎儿大脑发育受损。

3. 其他 母亲患糖尿病、妊娠高血压等疾病、妊娠年龄偏大、营养不良、吸烟、饮酒、遭受强烈或长期的心理应激等可能与精神发育迟滞有关。

（三）出生时因素

胎位异常、产程过长、产伤、脐带绕颈等原因，均可导致新生儿出现窒息、缺氧缺血性脑病或颅内出血等并发症，使中枢神经系统受损。

（四）出生后因素

如新生儿肝炎、新生儿败血症、胎儿颅缝早闭等新生儿疾病，脑炎、脑膜炎等中枢神经系统感染，颅脑外伤，脑缺氧（溺水、窒息、一氧化碳中毒）等所致的脑损伤等均可使儿童的大脑功能受到损害。

（五）心理社会因素

各种原因如贫困、文化落后、父母文化水平低等导致儿童不能接受文化教育或接受文化教育的机会被剥夺，从而影响儿童的智力发育。

案例 12-1A

患者，女性，9岁，小学二年级学生，因学习成绩差就诊。7岁入小学，老师发现患者上课时能安静听课，但反应慢，记忆力差，经常不能独自完成课堂作业，家庭作业需要母亲辅导才能完成，一年级语文、数学考试成绩均为30～40分，留级一次才勉强通过。平时尊敬老师，与同学和睦相处，遵守纪律。在家会整理被子、扫地等，温顺、听话，很少一个人外出玩耍。

问题与思考：
评估该患者时还应收集哪些方面的资料？

【护理评估】

（一）临床表现

主要表现为不同程度的智力低下和社会适应不良。WHO根据智商（intelligence quotient, IQ）水平将精神发育迟滞分为四个等级，具体表现如下：

1. 轻度精神发育迟滞 智商在50～69，成年后的心理年龄为9～12岁。占全部精神发育迟滞的85%，通常在学龄期被发现。在发育早期即有发育延迟，特别是语言发育迟缓，虽然能进行日常的语言交流，但词汇不丰富，对语言的理解和使用能力差，思维内容较简单，缺乏灵活性和想象力，抽象思维不发达。入学后学习成绩不佳，经常考试不及格或留级，经努力可勉强完成小学学业。可学会一定的谋生技能和家务劳动，生活基本能自理，能从事简单非技术性的工作。

2. 中度精神发育迟滞 智商在35～49，成年后的心理年龄为6～9岁。占全部精神发育迟滞的10%，通常在3～5岁时被发现。患者从婴幼儿期智力和运动发育即明显落后于正常儿童，语言发育迟缓，虽然可学会说话，但发音含糊不清，词汇贫乏以致不能完整表达意思，对周围环境的辨别能力差，认识事物趋于表面和片段。学习能力差，仅能进行个位数的加、减法，无法适应普通小学的就读。生活自理有困难，在他人的指导和帮助下可学会自理简单生活，能完成简单劳动，但质量差、效率低下。

3. 重度精神发育迟滞 智商在20～34，成年后心理年龄为3～6岁。占全部精神发育迟滞的3%～4%，通常在2岁前被发现。多数患者出生后不久即被发现有明显的发育落后，语言发育水平低，有的甚至不能讲话，无法进行有效的语言交流。缺乏抽象思维能力，对数字的概念模糊，不会计数，情感反应不协调，易冲动。社会适应能力明显缺陷，不会劳动，生活不能自理，日常生活需要他人照料，无社会行为能力。常伴随躯体或中枢神经系统的器质性病变，或伴有畸形，出现癫痫、脑瘫等神经系统症状。

4. 极重度精神发育迟滞 智商低于20，成年后心理年龄在3岁以下。占全部精神发育迟滞的1%～2%。患者出生时就有明显的先天畸形和神经系统发育障碍。完全没有语言能力，既不会讲话也听不懂别人的话，仅以原始情绪反应如尖叫、哭闹等来表达需求和情绪，感知觉明显减退，毫无防御和自卫能力，对危险不知道躲避，不认识亲人和周围环境。生活完全不能自理，终生需要他人照料。大多数患者因病或生存能力差而早年夭折。

（二）相关检查

1. 智商和生长发育评估 根据年龄和智力损害的严重程度选择合适的标准化发育量表和智力量表。国内常用韦氏智力量表（Wechsler intelligence scale）、韦氏儿童智力量表及韦氏学龄前和学龄初期智力量表评估儿童智商，若智商低于70，可考虑为精神发育迟滞。还可用Gesell发育量表、Bayley婴儿发育量表进行智能发育评估。

2. 社会适应能力评估 社会适应能力的判断是诊断精神发育迟滞的重要依据之一。可用儿童适应行为评定量表、婴儿-初中学生社会生活能力量表评定适应行为发展水平。

3. 日常生活自理能力评估 采用日常生活自理能力量表评估患者能否自行进食、如厕、穿衣、料理个人卫生等。

4. 躯体检查 评估身体发育指标如身高、体重、头围、第二性征发育是否达到同龄儿童标准，有无身体畸形或功能障碍，有无特殊外貌，有无神经系统阳性体征，有无躯体疾病，有无外伤等。

5. 精神检查 评估有无伴随一些精神症状，如注意缺陷、情绪易激惹、冲动行为、刻板或强迫行为、自杀行为、幻觉等。

6. 实验室检查 评估遗传学、免疫学、内分泌水平（如甲状腺功能等）等病因学方面的检测情况，以及颅脑CT、MRI、脑电图等特殊检查情况。

（三）健康史

1. 生长发育史 详细了解个人生长发育史，包括父母是否近亲结婚、母亲生育年龄、生活方式，母孕期有无感染史、有无接触毒物和服用药物情况，妊娠期和分娩期有无并发症。患者出生时是否为未成熟儿、有无新生儿疾病，出生后有无脑损伤，接受早期教育情况等。

2. 成长环境 了解是否存在听觉或视觉障碍、贫困、与社会隔离等影响智力发育的不良环境因素。

3. 家族史 了解家族中是否有类似患者，是否有重大遗传病病史。

4. 其他 评估有无患过其他躯体疾病，治疗和服用药物情况，治疗效果如何等。

（四）心理社会状况

患者智力水平和社会适应能力差，长期需要家人照顾。评估家长对疾病的认知及态度如何，有无专人照顾患者的生活，家庭关系是否融洽，家庭经济条件如何，接受特殊教育有无困难，有无可利用的社会资源等。

（五）预防

精神发育迟滞一旦发生很难逆转，因此预防是关键。具体的三级预防措施如下：

1. 一级预防 做好婚前检查、孕期保健和计划生育工作，提倡优生优育，不提倡过分晚育。杜绝近亲结婚，避免高龄妊娠，普及科学的接生方法，合理喂养婴儿，防止儿童脑外伤的发生，建立良好的社会环境和学习环境。

2. 二级预防 运用现阶段成熟的有关儿童发展心理学知识与技术，对婴幼儿进行定期检查及追踪，尤其对早产儿、低体重儿等高危儿进行定期访视，做到早期发现、早期干预。对心理社会因素为主要原因的精神发育迟滞儿童，及时进行强化教育训练；积极防治各类精神发育迟滞儿童的情绪与行为障碍。

3. 三级预防 减少残疾的发生，尽量提高补偿能力。通过加强生活、行为和社会适应等方面的训练，使患者尽可能达到最佳功能状态。

（六）治疗

精神发育迟滞的治疗原则是以教育训练为主，心理治疗为辅，少数需要药物对症治疗。

1. 教育训练 精神活动的发育与后天的环境、教育等密切相关，目前对精神发育迟滞仍无特殊的药物治疗手段，因此教育训练尤为重要，特别在幼年时期更是如此。教育训练应根据患者的智力水平因材施教，病情轻者最好在普通小学就读，若不能适应可接受特殊教育。使其形成良好的生活习惯，学会一些劳动技巧，具有独立生活、自食其力的能力。对中度患者着重训练语言、生活自理和社会适应能力，如穿衣、洗漱、与人交往的礼节、需求的正确表达等，使其能够半独立生活。对重度患者主要训练其与照顾者之间的协调配合、简单的生活能力和自卫能力，如吃饭、如厕、表达饥饱和冷暖、避免受外伤等。对极重度患者则很难实施教育训练。

2. 心理治疗 常用行为治疗矫正患者的异常行为，建立和巩固正常的行为模式。对患者的父母进行心理教育和家庭治疗，使他们了解疾病的相关知识，有利于对患者实施教育和训练。

3. 药物治疗

（1）病因治疗：适用于病因明确的患者，以减轻症状和阻止病情进一步恶化。如半乳糖血症和苯丙酮尿症引起者可采用饮食控制疗法；因先天性甲状腺功能低下引起者可给予甲状腺激素替代疗法；先天性脑积水、神经管闭合不全等颅脑畸形引起者可行相应的外科治疗。一些有单基因遗传性疾病者，国外已开展基因治疗。

（2）对症治疗：30%～60%的患者伴有精神症状，这些症状会影响教育训练的效果，可针对不同的精神症状选用相应的药物治疗。对伴有精神运动性兴奋、活动过度、易冲动者可适量使用具有镇静作用的抗精神病药物，如氟哌啶醇、利培酮、奋乃静等；对合并癫痫的患者可使用抗癫痫药物。

（3）促进脑功能发育：常用的有吡拉西坦、脑氨肽、酪氨酸、脑蛋白水解物及一些益智中药等。但其对认知的改善作用难以评估。近年来发现脑活素对促进语言和运动功能发育有一定作用，可在发生脑损伤或出现精神发育迟滞以后尽早使用。

案例 12-1B

进一步询问其母亲得知，患者系第一胎，母孕期正常，分娩时发生脐带绕颈。患者自幼发育迟缓，2岁以后开始学步，2岁半开始学叫"爸爸、妈妈"，但至今词汇不多。4岁时进幼儿园，但自我照顾能力比其他同龄儿童差。过去无重大疾病史，父母亲非近亲结婚。家族中无痴呆或精神病患者。

躯体检查无阳性体征。精神检查时合作、安静，能认真回答问题，语言表达简短，不会讲同义词或反义词，分不清左右手，说不清鸡与鸭、猫与狗的区别，计算力差，算不清"7×8=？"。韦氏儿童智力量表测验智商63，言语智商61，操作智商64。

问题与思考：

请根据评估情况判断该患者精神发育迟滞的严重程度。

【主要护理诊断/问题】

1. **自理能力缺陷** 与智力水平低下有关。
2. **语言沟通障碍** 与智能发育障碍有关。
3. **社会交往障碍** 与智力水平低下、语言发育障碍等有关。
4. **父母角色冲突** 与患者需要照顾、不能接受患者有关。
5. **有受伤害的危险** 与认知功能障碍有关。

【护理措施】

(一) 生活和安全护理

1. **合理饮食** 对病因为遗传性代谢性疾病的患者,早期严格控制饮食可以减轻症状或防止病情进一步发展。如苯丙酮尿症引起者可采用大米、玉米、淀粉、蔬菜、水果等低苯丙氨酸饮食,限制小麦、蛋类、肉、鱼、虾、乳品等富含苯丙氨酸食物的摄入。半乳糖血症引起者要停止食用乳类食品,早期食用米麦粉或代乳粉、代乳类食品,并辅以多种维生素和无机盐。

为患者创造良好的饮食环境,进餐时保持情绪稳定。对生活自理能力低下的患者要加强自理能力的训练,使其学会自己进食,必要时协助进餐或喂食,以保证摄入充足的食物,防止发生营养不良。对暴饮暴食的患者适当控制食量,以免发生消化不良,纠正个别患者的偏食行为。

2. **养成良好的生活习惯** 对有一定自理能力的患者,应督促其养成良好的生活习惯,根据患者病情提供日常生活护理,如协助洗漱、穿衣、料理二便等,维持良好的个人卫生,保证充足的睡眠。

3. **提供安全的生活环境** 因患者对危险的认识不充分,自我防卫能力较差,有些患者还存在伤人毁物等冲动行为,为防止发生意外,应保证患者有一个安全的生活环境。室内陈设尽可能简单,随时排查有安全隐患的物品,如剪刀、打火机、药品、注射器等,定期检查设施有无损坏,如电源插座、电器及门窗等。禁止患者从事攀爬、打闹等活动。

(二) 生活技能训练

患者生活自理能力存在不同程度的缺陷,对处于生长发育期的患者来说,尽早进行教育训练是非常重要的。训练要符合患者的智力水平,不能一味求快。患者理解能力差,应有足够的细心和耐心,与患者沟通时语言尽量简单、具体化、目的明确,必要时同一内容反复重复以确定患者已经完全理解,不厌其烦地进行示范。训练患者日常生活能力时应从基础做起,内容要由浅入深、力求简单,程序和步骤尽量减少,详细指导患者先做什么再做什么,按怎样的次序完成,使患者逐步掌握日常生活的基本技能,包括穿衣服、洗漱、辨认钱币、购物、打电话、乘坐公共交通工具、去医院看病、基本的劳动技能等,学会适应周围环境、安排自己的生活。

患者往往缺乏对安全、危险的鉴别能力,而大多数患者具有自我活动能力,容易发生意外,故对他们的安全不可忽视。应给予必要的安全指导,如告知患者远离危险物品、不喝生水、不吃生食、不随意食用或玩弄药品;教他们正确放置和使用电器;学习交通安全知识以及简单的救护常识;学会自我保护,例如简单识别诈骗、不随意给陌生人开门、如何躲避危险、如何求助等。

(三) 社会交往技能训练

语言沟通障碍大大限制了患者的社会交往活动,应重视对语言障碍进行矫正,通过反复的教、模仿并配合肢体动作,使他们尽可能多地掌握一些词汇,能较好地使用语言这一工具进行社会交往。在面对患者及家属时态度要自然、大方,平时多主动与患者接触和交谈,使患者在与护理人员接触的过程中学习如何与人交往,创造广泛交往的条件,使其能较多地接触其他孩子。指导患者主动、大方、有礼貌地和他人进行交往,学会控制自己的情绪,不随便发脾气。同时,预防和制止不良的交往行为,如与同伴发生争吵、骂人、斯打或互相不理睬等,这些行为可能导致患者的紧张不安,影响其心理健康。对于青春期患者,尤其是女性患者,避免不适当性行为的教育尤为重要。由于患者判断辨别能力缺陷，不懂得自我保护，容易与人随意发生性行为而对身心造成伤害，故应向患者讲解与异性相处的原则及自我保护措施，使患者免受侵犯。

（四）劳动和职业技能训练

通过劳动技术的教育和训练使患者尽可能自食其力，靠自己的劳动养活自己，以减轻社会和家庭的负担。劳作技能教育必须适合患者的智力水平和动作发展水平，注重现实性和适用性。对轻中度精神发育迟滞患者可选择进行简单而操作性强的职业技能培训和劳动作业。对重度或极重度患者不应勉强，以基本生活技能训练为主，在基本生活技能逐步提高的基础上逐渐进入社会生活服务劳动技术的培养，可先从扫地、拖地、整理床铺、收拾餐具等自我生活服务劳动训练开始，在实际的劳动中进行日常工具的性能和使用方法的教育，进而到职业技术教育，并根据患者的个体差异性，掌握每个人的特点进行职业选择的指导。

（五）药物治疗的护理

严格按医嘱给药。患者因智力障碍，不知道危险，故在发药过程中，要督促患者服用药物，防止患者将药物藏起来一次大量吞服而发生意外。用药期间密切观察药物的不良反应。

（六）健康教育

1. **使家属认识到家庭教育的重要性**　对精神发育迟滞儿童的教育训练，尤其需要在家庭中得到维持与延续，家庭教育在促进其社会适应与智力发展方面具有不可取代的作用。

2. **帮助家长正确认识疾病**　了解家长的心态，给予心理支持与辅导，帮助消除疑虑，使其理性地接受自己子女的缺陷。向家属说明疾病性质和可能的预后，对患者的学习工作能力和社会功能期望值不能过高，按其智力水平建立恰当的期望值，目标是提高生活自理能力和掌握一定的劳动技能；也不必完全放弃希望，告知通过教育训练，患者的能力可有不同程度的改善。

3. **指导家长积极参与教育训练**　向家长提供教养的资料、知识和技巧，了解正常儿童心理发展规律，对儿童的动作、行为、语言进行早期观察。无论患者精神发育迟滞的程度如何，都应让他们有机会与正常儿童在一起活动，在共同的游戏活动中进行模仿和学习，对患者的点滴进步及时给予表扬，提高患者的学习兴趣和信心，切忌操之过急和歧视打骂；提供有关的社会服务资源，以及申请或使用方法；介绍精神发育迟滞儿童在生活上的特殊需要，并指导家长如何满足其需要。

第二节　孤独症

孤独症（autism）是一种起病于婴幼儿期（3岁前），以社会交往障碍、语言发育障碍、兴趣狭窄和行为方式刻板为主要特征的心理发育障碍。多伴有精神发育迟滞，严重影响患者的社会功能，给患者家庭和社会带来沉重负担。据国内16项流行病学调查统计，我国10省市儿童孤独症患病率为2.55‰，男性患病率高于女性，城市患病率高于农村。2007年美国疾病预防控制中心根据14个州的数据公布孤独症患病率为6.6‰。

【病因与发病机制】

孤独症的病因和发病机制目前尚不清楚，认为是遗传因素与环境因素共同作用所致。

1. **遗传因素**　研究显示孤独症存在家族聚集性，单卵双生子的同病率明显高于双卵双生子，患者同胞中的患病率比普通人高出约50倍，目前已发现常染色体中10个以上孤独症相关基因。

2. **围生期因素**　研究表明有围生期并发症者（如产伤、宫内窒息）发病率较正常组高。

3. **其他**　该病的发生与感染及免疫系统异常（如孕期病毒感染）、多种神经内分泌和神经递质（如5-羟色胺、阿片肽）功能失调有关。

案例 12-2A

患者，男，5岁，因语言交流能力差就诊。患者2岁时会说"爸爸""妈妈"，但近几个月反而不爱说话了，不与同伴玩耍，与人相处时没有目光交流，叫名字没有反应，对大人的吩咐也不理解，不能区分亲人和陌生人，父母到幼儿园接他时视若无睹，没有亲热的表示。兴趣减少，平时爱看广告和天气预报，显得很专注，不会用言语表达个人的欲望和需求，也不会使用动作语言。患者性情急躁，想要什么东西一刻也不能等待，经常大喊大叫或哭闹。能从头到尾背诵听过的故事，如"小猫钓鱼"，记忆力极好。生活自理能力差，二便不会料理。曾看过小儿神经科，CT、MRI、脑电图等检查均正常。

问题与思考：
该患者最可能患有哪种精神障碍？依据是什么？

【护理评估】

（一）临床表现

1. 社会交往障碍 患者无法与他人建立正常的人际交往方式。大多数患者在婴儿期就与他人缺乏目光接触，面部表情贫乏，不会对人微笑，不期待父母和他人的关爱。分不清亲疏关系，对人情冷暖表现冷漠，父母离开通常没有尾随等依恋行为，在受伤害或不愉快时，不会寻求父母的安慰，也不会对他人的身体不适或不愉快表示安慰和关心。常独自玩耍，没有主动与人交往的意愿，不理解也很难学会和遵循一般的社会规则，与同龄儿童之间难以建立正常的伙伴关系，对他人的呼唤和指令没有反应。

2. 语言交流障碍 语言交流和非语言交流均存在障碍。其中以语言交流障碍最为突出，是多数患者就诊的主要原因。两三岁时一般不能说出有意义的单词和最简单的句子，四五岁时开始能说单词及简单的句子，但不会使用代词，尤其是人称代词，即使有时突然讲出一些语句，也往往与当时的环境不相关。部分起病较晚的患者在正常语言发育后出现语言倒退，还有部分患者终生保持缄默。对于有言语的患者，说话时语句单调平淡，缺乏与人交流的目的，像是在自言自语，常模仿或刻板重复他人的语言，难以用语言进行交流。患者常拉着别人的手伸向他想要的物品，但是其他用于沟通和交流的表情、动作及姿势却很少。他们多不会用点头、摇头以及手势、动作表达想法，与人交往时表情常缺少变化。

3. 兴趣范围狭窄和行为方式刻板 患者对正常儿童所热衷的游戏、活动和玩具不感兴趣，却迷恋于看电视广告、天气预报、旋转物体、排列物品或听某段音乐、某种单调重复的声音等。行为方式刻板，日常行为活动坚持要求保持同样状态，如每天吃同样的菜，东西有固定的摆放位置，睡觉时用同样的被子和枕头，外出走相同的路线等。一旦日常生活规律或环境发生改变，则焦虑不安或大发脾气。有些患者有刻板重复动作，如来回奔跑、反复拍手、蹦跳、自己转圈、拍自己的头等，还可能对物体的一些非主要、无功能特性（气味、质感）产生特殊兴趣，如反复闻物品或摸光滑的表面等。

4. 其他表现 约75%的患者伴有精神发育迟滞。智能各方面发展不平衡，操作智商优于言语智商，部分患者具有良好的机械记忆、空间视觉能力，极少数病例有特殊才能，如背数、音乐、绘画等，但一般无明显呆滞面貌。多数患者有睡眠障碍、注意缺陷、多动症状，还有一些伴有抽动秽语综合征、癫痫、脑瘫等。有些患者会对某些特别的声音或频率感到不舒服，例如婴儿的哭声、电钻声或摩托车声等。以上症状和伴随疾病增加了确诊难度，并需要更多的治疗和干预。

（二）相关检查

1. 孤独症评定 临床评定量表有助于辅助诊断和评定疾病严重程度。临床常用的量表有：孤独症行为评定量表（autism behavior checklist，ABC）、儿童期孤独症评定量表（childhood autism scale，CARS）、克氏孤独症行为量表（Clancy autism behavior scale，CABS）。

2. 躯体检查 评估身体发育情况，如头围、面部特征、身高、体重等，有无因需求表达困难或单一饮食导致营养不良；有无皮肤完整性受损，有无外伤；有无躯体畸形或功能障碍等。

3. 精神检查 评估患者在感知觉、思维、情感和动作与行为等多方面的发育有无障碍，如有无感觉过敏或迟钝、焦虑、冲动行为、刻板行为等。

4. 其他 评估颅脑CT、MRI、脑电图等特殊检查情况。30%患者脑电图异常，12%~20%有癫痫发作。

（三）健康史

1. 生长发育史 详细了解母孕期有无病毒感染，患者出生时有无出现宫内窒息和脑损伤等；患者是否依恋父母，有无回避与他人的目光接触，是否与小朋友交往、玩耍等；言语理解和表达的发育水平是否与年龄相当，是否缺乏肢体语言；是否对玩具及周围物品感兴趣，是否保持固有的日常生活行为，有无重复刻板动作；智力发育如何，生活能否自理，运动能力如何；有无相对较好或特殊的能力等。

2. 家族史 仔细了解家族中是否有患类似疾病的患者。

3. 成长环境 询问家庭养育环境如何，有无受过重大心理创伤或惊吓，是否上学，在校的适应情况如何等。

4. 其他 了解有无患过其他躯体疾病，是否有因躯体疾病导致的营养不良、住院或与亲人分离的经历，有无使用特殊药物，有无过敏史等。

（四）心理社会状况

评估患者家庭状况和社会支持情况。了解家庭成员特别是父母对疾病的认识程度及对患者的态度，主要照顾者的情况如何，家庭的经济状况如何，接受特殊教育训练有无困难，有无家庭无法实施治疗方案的可能，是否有可利用的社会资源等。

（五）治疗

孤独症的治疗以教育干预为主，药物治疗为辅。因患者存在多方面的发育障碍及情绪行为异常，应当根据具体情况，采用教育干预、行为矫正、药物治疗等相结合的综合干预措施。

1. 教育训练 教育训练是目前治疗孤独症最有效的方法，目的在于培养语言能力，提高社会交往能力，掌握基本的生活技能和学习技能，力争使部分患者在成年后具有独立学习、工作和生活的能力。教育训练越早开始越好，尤其在学龄前期。学龄前不能适应幼儿园教学的患者，应当接受特殊教育和训练。到了学龄期，患者语言能力和社会交往能力有所提高后，部分患者可以到普通小学就读，但仍有部分患者需要特殊教育。行为训练可以帮助患者建立适当的行为，减弱或消除不恰当的行为。目前已经被实践证明能够对大部分孤独症儿童产生全面、综合、持久的积极效果的方法是应用行为分析法（applied behavior analysis，ABA）。此外，还有孤独症及相关障碍患者治疗教育课程（treatment and education of autistic and communication related handicapped children，TEACCH）、人际关系发展干预（relationship development intervention，RDI）等方法。

2. 药物治疗 目前尚无治疗孤独症的特效药物。若患者伴随的精神、神经症状明显，影响到日常生活或康复训练，可使用药物对症治疗。伴有攻击行为、自伤行为、易激惹等症状，可使用抗精神病药物利培酮等；伴有注意缺陷和多动症状，可使用中枢兴奋剂，如哌甲酯或托莫西汀；伴有癫痫发作者，可使用抗癫痫药物，如丙戊酸盐、卡马西平等。近年来有运用针灸、汤剂等中医方法治疗儿童孤独症的个案报告，但治疗效果有待验证。

L12-1
应用行为分析法应用于儿童孤独症的效果

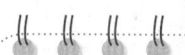

第十二章 儿童少年期精神障碍患者的护理

案例 12-2B

经过医生的仔细检查、测评,该患者被诊断为孤独症。当得知患者已经错过了最佳的治疗时间,患者父母一时无法接受,心里很痛苦、疑惑,甚至绝望。

问题与思考:

如何指导患者父母接受现实并配合训练?

【主要护理诊断/问题】

1. **社会交往障碍** 与社交功能缺陷有关。
2. **语言沟通障碍** 与语言发育障碍有关。
3. **自理能力缺陷** 与智力低下有关。
4. **营养失调:低于机体需要量** 与自理缺陷、行为刻板有关。
5. **有暴力行为的危险:针对自己或他人** 与情绪不稳、行为刻板有关。

【护理措施】

(一)生活护理

1. **保证正常的生活需要** 患者往往不会表达或表达自己的需求有困难,应密切观察其饮食、体重、睡眠和卫生状况,根据患者情况提供日常生活护理,如协助进食、更衣、洗漱、修剪指甲、料理二便等,保证其有充足的营养和睡眠以满足生长发育的需要,并保持良好的个人卫生状况。因患者有刻板行为和固定的行动程序,因此应根据患者之前的生活习惯制订适当的生活作息时间,若有改变,应提前训练患者,并观察其能否适应。

2. **提供安全的生活环境** 患者的生活环境应简单、整洁、实用。随时检查有无危险物品或设施。居住的房间门窗应有相应的安全防护设施,禁止患者从事爬高、登梯、打闹等危险活动。当发生冲动行为时护理人员应尽量保持镇静,寻找并去除可能的原因,帮助患者学会自己控制情绪。

(二)社会交往能力训练

因缺乏交往能力和技巧,最简单的社会交往对患者来说都是难题,在训练时应循序渐进、持之以恒,保持温和的态度和足够的耐心。训练应尽早开始,鼓励父母参与训练,对患者的点滴进步及时给予表扬或奖励。利用各种机会与患者接触,增加相处时间,尽量使用简单易懂的语言,以引起患者兴趣的方式吸引患者注意,逐步建立信任关系。当相互熟悉后可以用手捧住孩子的头,与他面对面,边追随他的目光,边温和地呼唤他的名字,直到他开始注视说话者的眼睛或脸。帮助患者学习姿势性语言,如点头、摇头、拥抱等,可先做出示范,要求其模仿,然后反复训练。之后可利用实际动作或图片训练患者理解身体动作及表情,逐渐减少提示,直到能正确辨别和理解为止。扩大患者的社交范围,引导患者参加集体游戏,根据患者的兴趣爱好,将游戏内容逐渐引入购物、乘车等日常活动,让患者扮演不同角色,掌握各种角色的行为方式,学习各种社会规范,使他们渐渐学会在不同的场合、情境如何与人进行交往,完成日常活动。

(三)语言能力训练

语言沟通障碍将影响患者的社会适应能力,因此要尽力去训练。语言训练时应从生活用语开始,创造一定的语言环境,把语言融入生活中的每个环节,可以选择患者较喜欢的事情作为切入点,如听音乐、讲故事等,当他们不愿说话时也不能强求、批评、指责。鼓励患者用语言表达需求,可利用情景或在患者提出要求时进行练习,反复训练,也可进行传话训练,使其能主动与他人建立关系。帮助患者将生活中的人和事与语言联系起来，懂得语言表达的作用；还可通过与患者一起做游戏，在玩中学语言，并及时给予表扬；或带孩子到户外去感知事物，丰富其词汇和生活经历，增强对语言的理解。

（四）行为矫正训练

与家属共同制订合理的个体化生活习惯，按循序渐进的训练计划实施，逐步帮助患者克服不良习惯和刻板行为，当患者对改变产生抗拒、发脾气时，可采取不予理睬或带离原环境的方式，而不是听之任之，待患者情绪平息后给予关爱和教育，对患者的配合和进步及时给予强化。对患者的日常生活规律有意识地做一些小变动，使患者慢慢习惯常规生活的变化。培养患者正常合理的兴趣，积极从事一些建设性的活动，如画画、做家务、玩游戏等。对于自伤和攻击行为，应及时制止，并将患者置于安全环境中，减少刺激因素，寻找原因进行相应的调整，帮助其建立健康的发泄方式，防止再次出现类似情况。

（五）生活技能训练

将每一种基本生活技能分成许多小的动作单元，由简到繁地逐步完成，如洗手可以分解成打开水龙头、搓手、擦肥皂、再搓手、关水龙头、把手擦干。以上看似简单的训练实施起来都会因为患者的不配合而产生很大困难，只有按照步骤，耐心地反复强化，才能达到理想的效果。训练内容包括吃饭、穿衣、脱衣、二便、洗手洗脸、梳头等。训练时每一个动作都要手把手地教，让患者直接感受到每个动作的肌肉运动，而后逐渐减少帮助直至能独立完成。同时要鼓励患者学会自己解决面对的问题，如饿的时候自己要求吃饭等。教他们一些基本的生活常识，如进学校向老师敬礼、过马路看红绿灯等。

（六）健康教育

家长是陪伴儿童成长的主要照顾者，家庭治疗的作用是不容忽视的。首先向家长说明疾病性质和预后，使家长认识到孤独症的教育和训练是一个漫长甚至持续终生的过程，一定要做好打持久战的心理准备。帮助家长学习孤独症相关知识，以更好地配合治疗人员全力参与治疗，家长应多与孩子沟通相处，尽可能多点时间与孩子在一起，提供和睦安全的家庭环境。从日常起居、待人接物到社会活动给予患者指导训练，积极为患者创造交往的空间。不要因怕被别人嘲笑而不带患者外出，勇敢接受孩子患病的现实，多带患者去公园、游乐场、科技馆等公共场所玩耍，多与其他小朋友接触，开阔患者的视野，促进康复。

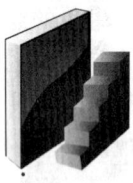

知识拓展

家庭因素与儿童孤独症

长久以来，人们认为孤独症是由于父母教养过程中冷漠和过分形式化造成的。而经过数十年研究已经证实孤独症与教养方式无肯定关系。在早期研究中曾发现孤独症患者大多来自社会经济地位较高的家庭，但随着研究不断深入，发现这种现象是一种研究偏倚，因为职业较成功或教育程度良好的父母更有可能早期发现孩子的异常情况，更有条件让孩子接受治疗，从而就诊率相对较高。有学者认为，儿童孤独症可发生在任何社会阶层家庭，与父母职业、文化程度等无关。因此，家庭的经济地位、父母的受教育程度等是否与孤独症有关，还需进一步探讨。

第三节 多动性障碍

多动性障碍（hyperkinetic disorder），又称注意缺陷与多动障碍，是起病于儿童和少年期，以注意力不集中和注意持续时间短暂、活动过度与冲动为特征的一种行为障碍，常伴有学习困难或品行障碍，颇为常见。国外报道学龄儿童患病率为3%～5%，我国调查发现患病率为1.5%～10%，男女比例为（4～9）:1。

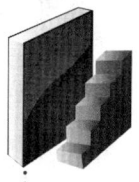

知识拓展

多动性障碍的命名

早在1845年，德国学者Hoffman首次报道了一组多动儿童的异常表现，但当时并没有认识此病。其后，多名学者对此病进行了研究，提出了"儿童多动症"或"儿童活动过度综合征""儿童多动综合征""脑损伤综合征""脑功能轻微失调"等疾病名。近年来，世界卫生组织在《国际疾病分类》第9和第10版（ICD-9和ICD-10）中分别命名为"儿童多动综合征"和"儿童多动性障碍"。美国精神病学会出版的《精神疾病诊断和统计手册》第4版（DSM-Ⅳ）称为"注意缺陷多动障碍及伴多动或不伴多动的注意缺陷"（ADD和ADHD）。虽然目前国际上对该病的命名仍未统一，但内涵已比较接近。

【病因与发病机制】

本病的病因和发病机制尚不清楚。目前认为是由遗传因素、生物因素、心理社会因素共同作用导致的。

1. **遗传因素** 本病具有家族聚集现象。患者一级亲属患病率为10.9%，二级亲属患病率为4.5%；单卵双生子的同病率高于双卵双生子5倍多。分子遗传学研究发现本病与烟碱受体$α_4β_2$基因有关。

2. **生物因素** 近年来研究发现本病与多巴胺、去甲肾上腺素、5-羟色胺等神经递质异常有关。新的影像技术如正电子发射断层成像发现，与注意和运动控制有关的脑区及中枢（额叶、运动前区）神经解剖和神经生理异常也与本病有关。

3. **心理社会因素** 社会和家庭不良因素在本病的发生和发展中起重要作用，如母孕期或围生期并发症、家庭破裂、家庭经济困难、父母教养方式不当、父母患精神障碍、社会风气不良等，都可能作为发病诱因或症状持续存在的原因。

案例 12-3A

患者，男性，8岁，小学三年级学生。因多动、注意力不集中就诊。患者自上学以来，与同学相处时经常挑起事端，集体游戏过程中他不能耐心等待，经常时而参与时而破坏，常常因不满意而与同学打架。上课时不能遵守课堂秩序，常常玩弄手指，或是老师在讲台上讲，他在座位上喋喋不休讲个不停或是发出怪声，很难安安静静地坐着，在课堂上经常随意离座走动。学习和玩耍时很难长久地集中注意力，总是虎头蛇尾，写作业时经常边写边玩，字迹歪七扭八，经常抄错题，自己的学习用品常丢失，学习成绩差。每次犯错误受到批评后，他仍然故伎重演。

问题与思考：
该患者护理评估的内容有哪些？

【护理评估】

（一）临床表现

患者通常起病于7岁以前，学龄期症状明显，随年龄增大逐渐好转，部分病例可延续到成年期。

1．**注意缺陷**　主动注意保持时间明显短于同龄儿童。在需要认知参与的活动中，易受外界环境的干扰而分心，频繁地从一种活动转向另一种活动，但每一项活动都不能进行到底，如上课不专心听讲、不能按时完成课堂作业或家庭作业。在活动中不能注意到细节，粗心大意，常看漏或看错题目导致成绩低下。平时做事易半途而废，丢三落四，经常遗失物品或忘记日常的活动安排。轻度注意缺陷者对自己感兴趣的活动能集中注意，严重注意缺陷者对任何活动都不能集中注意。

2．**活动过多和冲动**　在需要相对安静的环境中，活动量和活动内容比预期明显增多，仿佛精力特别旺盛，在需要自我约束或秩序井然的场合更是如此。在座位上不能静坐，小动作多，摇桌转椅，招惹别人，甚至擅自离开座位。行为容易冲动，做事前缺乏思考，不顾及后果，如老师的问题还没问完便迫不及待地抢先回答、随意扰乱游戏秩序等，事后不会吸取教训。情绪不稳定，易过度兴奋或低沉，提出的要求必须立即满足，否则哭闹、发脾气。常有冒险行为，不顾危险攀爬高处等，因此易发生事故或意外。

3．**学习困难**　主要由于注意力难以集中和多动影响了课堂听课效果以及完成作业的质量，致使学习成绩低于其智力应达到的水平。在家长和老师的督促下，成绩可提高，稍有松懈，成绩又下降，学习困难有波动性。部分存在认知功能缺陷，如视觉-空间位置障碍，不能分辨左右，以至于写颠倒的字。

4．**其他**　部分可出现神经系统异常，快速轮替动作笨拙、不协调，精细运动如系鞋带、扣纽扣等不灵活，共济运动不协调如不能走直线、闭目难立、对指运动试验阳性等。还可同时患有其他精神障碍，如品行障碍同病率可达40%，表现出攻击性行为或一些不符合道德规范及社会准则的行为，如虐待他人和动物、打架、伤人、逃学、性攻击、纵火等。

（二）相关检查

1．**行为评定**　常用Conners儿童行为量表（父母问卷、教师用评定量表和简明症状问卷）、Rutter儿童行为问卷（父母和教师问卷）、Achenbach儿童行为量表，有助于诊断和了解病情严重程度。

2．**躯体检查**　评估身体发育指标如身高、体重是否达到正常标准；营养状况如何；有无皮肤破损或外伤；有无神经系统发育异常，如共济失调、精细动作不灵活等。

3. **精神检查** 评估有无破坏物品、伤人、打人、说谎等品行障碍的表现等。

4. **其他** 评估智力和其他认知能力，可采用韦氏儿童智力量表。评价家庭功能和父母的养育方式，可采用MOSS家庭环境量表、父母养育方式评定量表等。还可进行神经心理测验，如持续性操作测验、划销测验等。

（三）**健康史**

1. **生长发育史** 详细了解母孕期有无遭遇应激事件和饮酒吸烟史，有无并发症，生产方式如何，父母有无患精神障碍，智力发育如何；注意持续时间与同龄儿童相比是否明显缩短，注意力是否易受外界刺激干扰；有无活动过多、无法从事需要安静的活动，行为是否易冲动；学习成绩如何等。

2. **家庭环境** 了解家庭成员之间的关系是否融洽，有无家庭破裂、教养方式不当等。

（四）**心理社会状况**

评估家长对患者疾病的认识及态度如何，有无因疾病引起家庭矛盾和危机，家庭结构稳定性如何，父母教养方式如何；学校老师对待患者的态度如何，是否能够采取一定的干预措施等。

（五）**治疗**

根据患者及其家庭的特点制订综合性治疗方案，需要患者、家长、教师、医师的共同配合。药物治疗能够短期缓解部分症状，因疾病给患者及其家庭造成的不良影响则更多地依靠非药物治疗。

1. **心理治疗** 主要采用行为治疗和认知行为治疗的方法。行为治疗主要用于使患者学会恰当的社交技能，改善同伴关系，学会控制对别人的攻击性语言和行为。认知行为治疗是让患者学习如何去解决问题，预先估计自己的行为所带来的后果，识别自己的行为是否恰当，克制冲动行为，选择恰当的行为方式，主要用于解决患者的冲动性行为。

2. **家长培训及学校干预** 教师和家长应避免歧视、体罚或其他粗暴的教育方法，以免加重患者的精神创伤。恰当运用表扬和鼓励的方式提高患者的自信心和自觉性，通过中断活动等方式否定其不良行为。当患者的行为已经影响参加学习的能力时，可在学校接受干预治疗，可以将患者的座位安排在老师附近，以减少患者在上课时的注意力分散，课程安排时要考虑到给予患者充分的活动时间。

3. **药物治疗**

（1）中枢兴奋剂：是主要治疗药物。常用药物有哌甲酯、苯丙胺，能改善注意缺陷、多动与冲动症状。常见不良反应为食欲减退、头昏头痛、失眠、情绪不稳、烦躁易怒等，尚不能确定是否影响生长发育，可采用药物假期的方法，即周六、周日和节假日停药，以减少不良反应。中枢兴奋剂可能诱发或加重患者的抽动症状，若症状轻则可以继续使用，若症状严重则换用其他药物。对有癫痫发作的患者禁用，治疗前应先做脑电图等检查。

（2）选择性去甲肾上腺素重摄取抑制剂：常用药物有托莫西汀，其疗效与哌甲酯相当，常见的不良反应有消化不良、恶心、呕吐、疲劳、眩晕等。使用过程中注意监测患者的生长发育情况。

（3）三环类抗抑郁药：常用药物有丙米嗪、氯米帕明或阿米替林，一般在中枢兴奋剂治疗无效，或合并抑郁症、品行障碍或抽动障碍时使用。

【**主要护理诊断/问题**】

1. **有暴力行为的危险：针对自己或他人** 与情绪不稳、行为冲动有关。

2. **营养失调：低于机体需要量** 与活动过多有关。

3. **社会交往障碍** 与注意缺陷、多动有关。

4. **亲子角色冲突** 与行为冲动有关。

案例 12-3B

经了解，该患者3岁时父母离异，随后跟随祖父母生活，祖父母对患者十分溺爱。父亲因忙于工作，很少有时间管教他，在患者犯错误后，常采取高压与暴力的手段，造成父子情感疏远。受父亲影响，患者认为暴力可以使人顺从，导致其非常崇尚暴力。

问题与思考：
如何帮助他们改善父子关系，并使患者建立良好的行为方式？

【护理措施】

（一）生活护理

提供安静的住院环境，尽量避免可引起分散注意力的刺激源。注意观察患者的饮食、二便、身高、体重指标变化，保证进食和充足的睡眠，适当限制患者的活动范围和时间。合理安排患者的作息时间，并监督实施，培养其良好的生活习惯。保持良好的卫生状况，定时洗澡、修剪指甲等，做好晨晚间护理。

（二）安全护理

注意观察病情，严防病情变化而发生意外。确保周围环境安全，简化病房设施，随时检查有无危险物品或设施，防止患者受伤，防止患者做如爬高、攀援等有危险隐患的游戏。当患者发生情绪激动、伤人毁物等冲动行为时，应及时制止，设法稳定其情绪，避免伤害到自身或他人，必要时可进行保护性约束。事后帮助患者寻找诱发因素，通过耐心解释和教育让患者认识到自己的行为给自己及他人带来的不良后果，识别自己的行为是否恰当，学会克制自己的冲动行为，选择恰当的行为应对方式。当患者冲动行为减少时，给予积极关注和奖励。

（三）心理护理

首先要理解和尊重患者，不因为患者存在多动、冲动等症状而过分约束或斥责患者，并争取家长的合作。配合医生做好行为治疗和注意力训练，在训练过程中应不断鼓励和支持患者完成每项训练内容，避免用粗暴、不屑的态度对待患者，对其正性行为及时给予鼓励和强化，纠正不良行为。鼓励患者参加工娱活动，多与病友交往，帮助提高社交技巧。引导患者参加一些需要体力的活动，如打球、跑步等，以消耗多余的精力。注意从日常生活小事中养成专心的习惯，如不能边吃饭边看书。培养患者按指令做事，如给他们提供积木来搭建房屋，要求患者按部就班，耐心操作，每做一个动作，就大声讲出来，提高自己的注意力，学会自我控制，若搭建成功则给予表扬或奖励。同时在生活学习中鼓励患者每做一件小事都要有始有终，不能半途而废。

（四）药物治疗的护理

遵照医嘱使用药物。按时发药，指导患者正确服用药物，密切观察服药情况，以及服药后的效果和不良反应。重点监测进食和睡眠情况、体重和身高指标，发现问题及时汇报给医生予以处理。

（五）健康教育

家长的态度对儿童的治疗结果影响极大，应指导家长面对和接受现实，认识到多动性障碍的孩子确实比一般孩子难管教，但不是他们有意为之、故意作对。向家长讲解疾病的有关知识，使家长认识到本病是一种患者无法控制的病态，它是一种慢性的、长期的过程，不容易自然痊愈，但可以通过药物治疗和心理治疗控制症状；教给家长解决家庭问题的技巧，学会与孩子共同制订明确的奖惩协定，多给予患者表达的机会，以商量的方式解决问题，有效地避免与患者之间的矛盾和冲突，争取患者主动配合治疗；营造温馨和睦的家庭氛围，家长应注意自身的言行举止，避免打骂等行为；让家长充分了解药物治疗的好处和可能的不良反应，消除他们的顾虑，按医嘱督促患者服药，切不可自行停药或改变剂量；配合医生进行行为治疗和注意力训练，帮助患者延长注意力集中的时间，改变不良行为，建立良好的行为习惯；指导家长经常与老师保持联系，了解孩子在学校的表现，统一态度，以便共同努力帮助患者恢复正常。

小 结

1. 精神发育迟滞是指起病于中枢神经系统发育成熟（18岁）以前，以智力发育低下和社会适应困难为临床特征的一组疾病。病因有遗传因素、母孕期因素、出生时和出生后因素、心理社会因素等。

2. 精神发育迟滞的临床分级及表现见下表。

分级	智商	相当智龄	言语、学习	生活、劳动
轻度	50~69	9~12	较迟，学习困难，抽象思维较差	能自理，从事简单的技术性操作
中度	35~49	6~9	迟缓，发音含糊，词汇贫乏，个位加减法	简单自理，监护下能做简单劳动
重度	20~34	3~6	简单句，不能有效交流	需人照顾，无社会行为能力
极重度	<20	<3	无语言能力，原始性情绪	完全依赖他人，无防御能力

3. 精神发育迟滞的治疗以教育训练为主，辅以心理治疗和药物治疗，教育训练应因材施教、越早开始越好。对有明确病因者，应及早治疗。

4. 精神发育迟滞的护理要点是根据病情做好生活和安全护理、基本生活技能训练、社会交往技能训练、劳动和职业技能训练，尽可能使患者生活自理、独立生活、自食其力、适应环境变化。同时，家长应重视家庭教育训练，学会教育训练的方法，最大限度地促进患者能力的改善。

5. 孤独症是一种起病于婴幼儿期（3岁前），以社会交往障碍、语言发育障碍、兴趣狭窄和行为方式刻板为主要特征的心理发育障碍。病因尚未明确，与遗传因素和环境因素有关。

6. 对孤独症的教育训练是目前治疗孤独症最有效的方法，目的在于培养语言能力、提高社会交往能力，掌握基本的生活技能和学习技能，力争使部分患者在成年后具有独立学习、工作和生活的能力。教育训练越早开始越好，尤其在学龄前期。不能适应普通学校教育的患者，应当接受特殊教育。

7. 孤独症的护理要点主要包括生活护理、社会交往技能训练、语言能力训练、行为矫正训练、生活技能训练等措施，各种能力的训练应与患者的日常生活相结合，循序渐进、反复强化，尽可能使患者具有独立生活和适应社会的能力。鼓励家长积极参与教育训练，多为患者创造与外界接触的机会。

8. 多动性障碍是指起病于儿童和少年期，以注意力不集中和注意持续时间短暂、活动过度与冲动为特征的一种行为障碍。病因目前不清楚，与生物学因素和心理社会因素有关。

9. 多动性障碍的临床表现：通常起病于7岁以前，注意力保持时间明显短于同龄儿童，在需要相对安静的环境中，活动量和活动内容比预期明显增多，行为容易冲动，做事前缺乏思考，不顾及后果，常伴有学习困难或品行障碍。

10. 多动性障碍的药物治疗可以改善症状，主要的治疗药物为中枢兴奋剂。心理治疗和教育能有效改善患者的不良行为，使其建立恰当的行为方式。

11. 多动性障碍的护理要点包括做好生活护理和安全护理；配合医生进行行为治疗和注意力训练，有助于减少患者异常的行为；遵医嘱用药，并观察疗效和不良反应；指导家长正确认识疾病，帮助家长学会如何管理和训练患者。

思 考 题

1. 比较精神发育迟滞与孤独症临床特征的异同。

2. 王某，男性，7岁，一年级学生。自幼好动，上学后老师经常反映他上课注意力不集中，小动作多，话多，常常老师问话未完，即抢先回答，写作业经常看错题，边写边玩，学习成绩时好时差，情绪不稳定。医生诊断为多动性障碍。

请问：如何指导患者提高注意力？

3. 张某，男性，5岁。1岁前未见明显异常，1岁后逐渐发现其不理人，目光不注视人，不与同龄儿童一起玩耍，不学说话，当需要东西时不用语言说出来，只是拉着大人的手去拿，对玩具无兴趣，只是特别喜欢广告和玩纸盒，经常一个人能玩3小时，父母叫他或者和他讲话都不予理睬。曾到五官科就诊接受听力检查，未发现异常。至今只会说"爸爸""妈妈"和一些物品的名称，不会说完整的句子。医生诊断为孤独症。

请问：

(1) 该患者主要的护理诊断有哪些？

(2) 针对患者存在的问题，如何对该患者进行护理？

（李静芝）

第十三章 伴有生理紊乱及躯体因素的行为综合征患者的护理

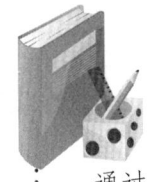

学习目标

通过本章内容的学习，学生应能够：

◎ **识记**

1. 陈述进食障碍、神经性厌食症、神经性贪食症、失眠症的定义。
2. 列举失眠症的判断标准。

◎ **理解**

归纳神经性厌食症、神经性贪食症的临床表现。

◎ **运用**

运用护理程序对进食障碍、失眠症患者进行整体护理。

伴有生理紊乱及躯体因素的行为综合征是指一组与心理社会因素有关的，以进食、睡眠及性行为异常为主的精神障碍。

在心理社会因素的影响下，常常引起个体焦虑及一系列无意识的防御性和退行性的心理反应，导致相应的自主神经活动变化，从而引起睡眠、饮食、性活动等生理功能发生紊乱，出现相应的睡眠障碍、进食障碍和性功能障碍。本章主要介绍其中的进食障碍及睡眠障碍。

第一节 进食障碍

进食障碍（eating disorder）是以摄食行为异常和心理紊乱为特征，伴发显著体重改变和生理功能紊乱的一组精神障碍。主要包括神经性厌食、神经性贪食症和神经性呕吐。

进食障碍较易发生在青少年和成年早期人群中，尤其是女性群体，男女比例为1：(6~10)。神经性厌食症初发年龄一般为13~20岁，对国外女大学生和高中生的调查显示患病率为0.5%~1%，神经性贪食症在国外16~40岁的女性中患病率为1%，两种疾病在我国尚无明确患病率数据。神经性厌食症的病死率大约为5%。贪食症较厌食症为多见，发病年龄比神经性厌食症稍晚，多为18~25岁。大部分是由神经性厌食症发展而来。

【病因及发病机制】

进食障碍的病因及发病机制尚未完全阐明，可能与下列几类因素有关：

1. **社会文化因素** 该因素在发病中起着很重要的作用。在现代社会文化中，人们把身材苗条作为举止文雅、有吸引力的象征，因而使众人追求苗条。另外社会竞争加剧，使女性为适应社会要求，对自身形体要求提高，从而促进进食障碍的发生。

2. **家庭因素** 家庭环境中的不良因素与进食障碍也有密切相关性，如家庭教育方式不当、家庭过度保护和干涉、对父母过于依赖、家庭破裂、家庭中有节食减肥酗酒抑郁者，或家庭中存在过多谈论减肥和体型美的环境。另外，个人童年早期的不幸经历，尤其是性心理发育上的创伤性经历在发病中也有一定作用。

3. **生物学因素** 与进食行为有关的神经内分泌中枢功能失调可能是进食障碍的生物学基础，如下丘脑-垂体-性腺轴等系统异常。此外，与神经递质例如5-羟色胺和去甲肾上腺素以及免疫调节功能存在异常也有关系。

尽管进食障碍的根本原因仍不清楚，但越来越多的证据显示，社会文化及生物学因素间的相互作用对其发病有影响，特异性较低的心理机制与人格的易感性的作用也应考虑。

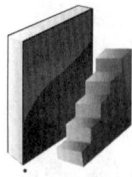

知识拓展

体像障碍

体像障碍(body image disturbance)是指患者对其外表并不存在的或轻微的缺陷的一种痛苦或有害的先占观念。早在1891年欧洲就有文献对此进行描述。当时将它描述为一种对正常外表的丑陋的主观感觉，称为"体型恐怖症"。《美国精神疾病诊断和统计手册》(DSM-Ⅲ)曾简要提及此病，但未提供诊断标准。DSM-Ⅲ-R对此进行了补充，更名为体像障碍。DSM-Ⅳ将体像障碍定义为：全神贯注于自己想象中的外貌缺点，或过分关心自己轻微的躯体异常；症状引起具有临床意义的苦恼或社交、职业或其他更重要功能的损害；而且该障碍不能用其他精神疾病来解释。

【护理评估】

（一）常见类型的临床表现

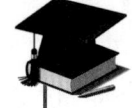

案例 13-1

女性，17岁，高中生，半年前患者因觉自己体形偏胖怕被同学笑话，开始节食控制体重。5个月后，患者体重明显减轻，由原来的60kg降为35kg，但患者仍认为自己体胖并继续控制饮食，每天只吃几口青菜，饿得头晕眼花时，也强忍着不吃一点食物。有时实在难以抵挡而进食后，就使劲用手抠自己的咽喉，把吃进的食物呕吐出来。1个月前患者出现闭经，身体衰弱。今日被家人抬送入院求治。既往体健，家族史阴性。

问题与思考：
对此患者的护理评估应包括哪些内容？

1. **神经性厌食症** 神经性厌食症（anorexia nervosa）是以患者对自身体像的感知有歪曲、担心发胖而故意节食，以致体重显著下降为主要特征的一种进食障碍。

（1）恐惧肥胖，关注体型：本病的核心症状是对肥胖的强烈恐惧和对体型、体重的过度关注。患者表现为对自己的形体要求非常严格，对肥胖异常恐惧。多数患者为自己制订了明显低于正常的体重标准，有些患者虽无标准，但要求体重不断下降。有些患者即使已经骨瘦如柴，仍认为自己太胖，或认为身体的某一部位过于肥胖，如臀部太大、腿太粗等，即使他人解释劝说也无效,这种现象称为体像障碍。有些患者虽否认有怕胖的心理,但即使自己体重已很低,仍不肯进食和改善健康状况。

(2) 采取清除行为控制体重:患者为达到自己制订的体重标准,常常采取各种措施过度限制体重增加。包括以下几种方式:

1) 严格限制饮食:限制饮食是患者最常采用的措施。患者最初只是少吃主食、肉、蛋等,逐渐发展为以清水煮菜叶充饥。多数患者对各种食物的成分了如指掌,对食谱有严格的要求,个别患者某段时间内仅吃某一种被患者自认为不使人发胖的食物。患者进食时速度非常缓慢,常常将食物分成很小块,再送入口中细嚼慢咽,或者采用在口中咀嚼,然后吐出,以确保食物不被吸收。个别患者每餐必须剩下部分食物,或者按固定的顺序进餐。绝大多数人初期并不真正厌食,只是不敢吃,甚至部分患者有发作性的暴食表现。

2) 过度运动:每日强迫锻炼,不停地走动、跑步、游泳、做健美操或做家务等,有的即使在屋中也拒绝坐着。这些活动强度多与体力极不相称,使人感到患者是在自我折磨、自我惩罚。运动的习惯一旦形成,往往不会在短期内消失,即使患者极度消瘦、虚弱时,仍继续坚持锻炼。

3) 清除行为:还有部分患者采用进食后立即用手指刺激咽后壁进行引吐或使用大量泻药、利尿剂和减肥药的方式避免体重增加,这种行为常常是患者秘密进行,需要观察才能发现。

(3) 心理障碍:大约 2/3 的厌食症患者合并一种或多种精神症状,其中约 60% 患有抑郁症,表现为情绪低落、情绪不稳、易冲动,有些患者有自杀的危险。33% 有焦虑症状、惊恐发作,恐惧也较常见。部分患者存在强迫性的特征,表现为一定要说服别人,做事刻板,有特定顺序,做事追求完美。20%~80% 的患者具有人格障碍。个别患者还有偷窃食物、储藏食物、强迫他人进食的行为。

(4) 生理功能紊乱:由于长期热量摄入不足,患者常出现一系列的躯体并发症。轻者消瘦、皮肤干燥、脱发、代谢减慢、便秘、畏寒、头痛、多尿和睡眠障碍等;严重者器官功能低下,水、电解质紊乱,甚至死亡。患者体重往往低于期望值 15% 以上的水平(或是体重下降或是从未达到预期值),或 Quetelet 体重指数为 175 或低于此值。当患者体重低于正常体重的 60% 以上时,死亡率较高。在这些并发症中,性功能异常是常见症状。女性患者常表现为闭经、月经稀少或初潮不来,约 20% 的女性患者闭经出现在体重下降之前,所以常以治疗闭经为目的而就医。性欲减退、第二性征发育停滞等症状及特征也较常见。如果厌食症发生在月经初潮前,则会导致患者身材矮小、乳房发育不良,长期停经还会引起骨骼疏松。体格检查可发现水肿、低血压、阴毛稀疏、脉搏迟缓、心律失常和幼稚子宫。男性常出现痔疮和无性欲。

案例 13-2

患者,女,23 岁,大学文化。自幼生长发育好,体型偏胖。16 岁时食量突增,每餐主食近 0.5kg,同时外加大量菜类,怕长胖遂引吐。其后引吐次数渐多,每餐之后皆用手引吐,吐后再继续进食。工作后,仍经常在短时间内进食大量食物,当工作压力增大或者患者情绪不好时更为严重,有时一口气吃大量饼干或面包,食后再吐。17 岁左右停经近 1 年,至今仍然不规律。近来家人发现患者有暴食后呕吐的现象,试图阻止但毫无效果,故劝说患者来院诊治。

问题与思考:
对该患者的护理评估应包括哪些内容?

2. 神经性贪食症 神经性贪食症（bulimia nervosa）是以反复出现的强烈进食欲望和难以控制的、冲动性的暴食，以及有惧怕发胖的观念为主要特征的一种进食障碍。

（1）不可控制的暴食：不可控制的发作性暴食是本病的主要特征。暴食发作时，患者有无法自控的大量进食的强烈欲望，吃得又多又快，甚至来不及咀嚼，较喜欢高热量的松软甜食和含油多的食物，进食量远大于一般人的平均水平，进食时伴失控感，每次均吃到腹部胀痛或恶心为止。患者进食时常常避开他人，在公共场所则尽量克制进食。

（2）有避免体重增加的清除行为：为抵消暴食引起的体重增加，患者常采用自我诱吐、导泻、过度运动的方法减少热量的摄入。自我诱吐是借催吐剂或用手指刺激咽后壁后发生的，因此患者手背上常带有特征性的损伤。随着病程的发展，部分患者甚至可以不借助任何方法而随心所欲地吐出食物。患者对自己的体像非常关注，很在意他人对自己身材的评价，其体重常由于反复暴食和增加排泄而发生波动，但大多限于正常范围内。

（3）生理功能受损：频繁的呕吐和泻药、利尿剂的滥用，可引起一系列躯体并发症，导致患者发生脱水和电解质失衡，胃酸和呕吐物致牙釉质腐蚀，少数病例可发生胃、食管黏膜损伤。部分患者可合并精神障碍，如焦虑、心境障碍等。其他常见症状还包括头痛、咽喉肿痛、唾液腺肿大、腹痛腹胀、软弱无力。月经紊乱、闭经也较为常见。胃扩张和胃破裂也可发生。

（4）心理障碍：暴食前，患者通常会有抑郁心境或因进食冲动所致的内心紧张，暴食可以帮助患者缓解这种紧张感，但过后患者会感到更加抑郁，甚至悔恨、内疚。贪食症患者的心理障碍较厌食症患者突出。

贪食症和厌食症可同时发生于同一个体身上，大约50%的厌食症患者合并贪食症状。

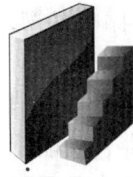

知识拓展

神经性厌食症与神经性贪食症的异同

共同特征：
1. 二者有交叉，贪食症患者多有厌食症病史。
2. 二者均有不可抵挡的变瘦欲望。

区别：
1. 贪食症患者先有不可控制的暴食，然后再导吐、服用泻药等；而厌食症患者对进食控制非常严格。
2. 贪食症比厌食症更常见。

（二）病程及预后

神经性厌食症的病程变异较大，有的一次发作不久即完全缓解，但更多的则是迁延多年不愈。完全治愈的病例不多，部分患者症状虽有好转，但仍会持续存在体像障碍、进食障碍和心理问题。本病的病死率约为5%，死因主要是营养不良及其并发症，包括肺炎、心律失常、心力衰竭和肾衰竭，或自杀。长期使用泻药、利尿剂和自行引吐的患者还会由于水、电解质失衡而发生猝死。

神经性贪食症呈慢性病程，症状可迁延数年，但在无电解质紊乱或代谢低下的并发症时，对患者的生命没有严重伤害。大约30%患者可完全缓解，40%患者残留部分症状。

与进食障碍预后良好相关的因素有：发病年龄小、病程短、不隐瞒症状、病前的心理社会适应情况较好、体重降低不太明显、对疾病的自我认识水平较高。而预后不良的因素多是：父母矛盾突出、病前的心理社会适应情况差、社会经济水平低、体重降低过多、对疾病认识不足、暴食、诱吐、服泻剂、有行为异常和强迫症状、癔症、抑郁等。

（三）心理社会状况

对进食障碍患者需要进行综合全面的评估，包括心理、社会、文化等各方面，例如心理疾病史、药物滥用史、家庭情况评估等。

评估要点为：

1．患者对自身体型和自我概念的看法。

2．情绪状况和有无自杀、自伤倾向。

3．应激源及强度评估，包括有无明确应激源、应激源情况、其发生时间与病情的关系。

4．应对方式和心理防御机制的运用情况。

5．与家属的关系以及家属对疾病的知识和态度。

（四）治疗原则

进食障碍的治疗主要以综合治疗为主，包括药物治疗、行为疗法、认知疗法和家庭治疗。大多数进食障碍的患者可以在门诊进行治疗，但当患者出现严重营养不良、电解质紊乱或有严重的自伤、自杀行为时，应及早住院治疗，以免造成更严重的后果。

1．**全身支持治疗**　急性期患者以支持治疗为主，包括纠正水、电解质失衡，给予足够维持生命的能量，以尽快解除生命威胁，恢复患者正常营养状态。

2．**心理治疗**　急性期过后，治疗方法以心理治疗为主，包括认知疗法和行为疗法。治疗目标在于恢复理想体重和重建正常进食行为模式。

（1）认知疗法：通过探讨和纠正患者的错误认知，可帮助患者正确认识自己的体像和疾病，从而消除心理冲突。具体方法主要为：探讨和了解患者的错误感知，深入了解患者的心理问题，帮助患者消除心理冲突，纠正不良认知。

（2）行为疗法：对短期内增加体重有一定的治疗效果，主要是通过正性强化和负性强化的方法，调动患者积极性，有效改善清除行为，逐渐建立规律适量的饮食习惯。

（3）对有家庭矛盾冲突的患者应配合家庭心理治疗，尤其是对于发病年龄早的病例有一定效果，同时应帮助患者家属及亲友正确认识该症的发病原因，避免对患者进食问题的过分关注和不安，纠正对患者厌食症状不恰当的处理方式。

3．**药物治疗**　目前尚无确切有效的药物治疗进食障碍，抗抑郁药、安定类药和锂盐不能直接改善患者怕胖的观念，但对患者的恐惧、易激惹、沮丧情绪等均有明显的疗效，可间接促进患者行为的改善，并用于治疗合并精神障碍的患者。有研究显示，与其他大部分的重性精神障碍相比，神经性厌食症对药物干预有显著抵抗，仅有少数人能够对药物有反应。

【主要护理诊断/问题】

1．**营养失调：低于机体需要量**　与限制或拒绝进食，或存在清除行为有关。

2．**营养失调：高于机体需要量**　与强迫进食有关；与不可控制的暴食有关。

3．**潜在或现存的体液缺乏**　与液体量摄入减少、自行诱吐、使用利尿剂或泻药有关。

4．**无效性否认**　与自我发展延迟、害怕丧失对生活的控制感有关。

5．**自我形象改变**　与自我发展延迟、家庭功能不良、对自身体像不满有关。

6．**焦虑与无助感**　与对生活缺乏控制感有关。

7．**应对无效**　与感觉超负荷、支持系统不得力、对成长过程的变化缺乏心理准备有关。

8．**身体意向紊乱**　与社会文化因素、心理因素导致对身体形象看法改变有关。

9．**活动无耐力**　与饮食不当引起的能量供给不足有关。

10．**有感染的危险**　与营养不良导致机体抵抗力下降有关。

11．**家庭应对无效：妥协或无能**　与家庭关系矛盾有关。

【护理措施】

（一）生理护理

生理护理的要点是保证营养，维持正常体重。

1．当患者出现营养不良、电解质紊乱时，最首要的护理措施是如何保证患者的入量，维持水、电解质平衡。

2．评估患者的体重情况、限制体重所采取的措施。同时评估患者达到标准体重和正常营养状态所需的热量。

3．与营养师和患者一起制订体重增长计划，鼓励患者按照计划进食。

4．对于厌食严重者，进食进水要从小量开始，逐步缓慢增量，食物性质也应按液体、半流质、软食、普食的顺序过渡，使患者胃肠道能逐渐适应，同时能减轻饱胀感。

5．如果患者严重缺乏营养又拒绝进食，在劝其进食的基础上可辅以胃管鼻饲或胃肠外营养。在体重恢复过程中要特别注意体重增加的速度，应以每周增加0.5～1kg为宜，过快易导致急性胃扩张和急性心力衰竭。

6．使用固定体重计每日定时测量患者体重。密切观察和记录患者的生命体征、出入量、心电图、实验室检查结果（电解质、酸碱度、白蛋白等）直至以上项目指标趋于平稳为止。

7．评估皮肤、黏膜的色泽、水分和完整性。如有异常，及时向其主管医生汇报。

（二）心理护理

1．纠正体像障碍

（1）对于有体像障碍的患者，应评估患者对肥胖的感受和态度，鼓励患者表达对自己体像的看法，包括喜欢的和不喜欢的方面及对体像改变的感受，以及重要关系人物的看法和态度对自己的影响。

（2）将患者实际的身体尺寸与其主观感受做对比，帮助患者认识其主观判断的错误。

（3）鼓励患者进行适当的自身修饰和打扮，鼓励患者总结自己的优点，尤其是身体形象方面的长处。

（4）帮助患者认识"完美"是不现实的，并帮助其认识自己对"完美"的理解。

（5）鼓励患者参与决策，以增加患者对环境的控制感，并通过正向反馈如表扬、鼓励等，帮助患者学会接受现实。

（6）鼓励患者对镜中的自己进行积极对话，接受他人对自己外形的表扬。

2．重建正常进食行为模式

（1）帮助患者正确理解身材与食物的关系。制订宣教计划帮助患者认识营养相关问题，例如减肥、节食是增加暴食发生的因素以及长期节食对认知功能的影响等，以帮助患者对自身经历的认识。

（2）向患者讲明低体重对健康的危害性，但不对患者的错误认识进行指责。

（3）对于厌食的患者，要提供安静、舒适的进食环境，鼓励患者自行选择食物种类，或提供适合患者口味的饮食。并对患者进食时长加以限制，一般要求不超过30min，以保证患者的进食速度。

（4）患者进餐时，护士应陪伴在旁，并至餐后至少1h，以确保患者按量摄入食物，无诱吐发生。对于患者餐后的异常行为，如长时间沐浴或其他过度活动等，要进行限制。

（5）当患者体重增加或主动进食时，给予一定奖励。如体重减少或拒绝进食、过度运动、诱吐时，则取消奖励作为惩罚。利用正性强化和负性强化的方法，帮助患者恢复正常的饮食行为模式。

（6）帮助患者识别引起逃避食物摄取行为的负性认知，如"进食导致肥胖""感到肥胖就是真的肥胖"等，帮助患者学习以合理的信念思考问题。

（7）对于贪食症患者，要制订限制饮食的计划，在符合患者以往饮食习惯的前提下，逐步限制高脂、高糖食物比例和进食量，以使患者易于接受，逐渐建立规律适度的饮食习惯。

3. **不良情绪护理** 注重对患者的情绪反应的评估和护理，如有抑郁以及自杀的危险和滥用药物的情况，需根据情况进行相应的心理护理。探明患者进食障碍背后所隐藏的情绪冲动，给予相应处理。

4. **家庭干预** 家庭干预的目的是帮助家庭找到对患者疾病造成影响的不良因素并帮助家庭消除这些因素。对患者家庭进行宣教，帮助他们关注患者的病情，并鼓励家属参与家庭治疗和集体治疗，对于因家庭矛盾冲突而患病的患者，尤其有重要意义。

第二节 非器质性睡眠障碍

睡眠是一种周期性的可逆的静息现象，它与醒觉交替进行，且与昼夜节律相一致，这种昼夜节律的变化是人类生物体系的重要功能之一，它为个体提供了恰当的生理及心理环境，使人们在夜间有良好的休息，在白天能进行适当的活动。如果正常睡眠的启动和调节过程发生障碍，就会产生各种睡眠障碍。非器质性睡眠障碍包括：

1. **睡眠－觉醒障碍** 失眠症、嗜睡症及发作性睡病。
2. **异常睡眠** 非快速眼动睡眠觉醒障碍、睡行症、夜惊症、梦魇症、快速眼动睡眠行为障碍、多动腿综合征。

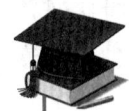

案例 13-3

患者，男性，58岁，病前性格内向，多疑多虑。6年前女儿因车祸去世后患者出现心情烦躁、彻夜不眠等情况而到医院就诊，予以药物治疗后情况好转。又因马上面临退休，认为自己没有价值，便出现晚上难以入睡，即使睡着也容易做梦和惊醒，醒来后不容易再睡，躺到天亮。白天感到头昏脑胀，做事无效率，容易发火。经门诊治疗效果不佳，加量服用先前药物无效，要求住院治疗。

问题与思考：
对该患者的护理评估应包括哪些内容？

【护理评估】
（一）临床表现
1. **睡眠－觉醒障碍** 睡眠-觉醒障碍可定义为人体睡眠-觉醒节律与环境所允许的睡眠-觉醒节律之间不同步，从而导致患者主诉失眠或嗜睡。

（1）非器质性失眠症：是一种对睡眠的质和量持续相当长时间的不满意状况，是最常见的睡眠障碍。

失眠症的临床表现主要为入睡困难、睡眠不深、易惊醒、自觉多梦、早醒、醒后不易再睡、醒后感到疲乏或缺乏清醒感。其中最常见的是难以入睡，其次是早醒和维持睡眠困难。

患者在就寝时感到紧张、焦虑而无法入睡。这种不良的情绪常造成患者对时间认知上的偏差，感到入睡前的时间非常漫长，而入睡后的时间很短暂。部分患者可有睡眠感丧失。对失眠的焦虑、恐惧心理可形成"失眠－焦虑－失眠"恶性循环，从而导致症状的持续存在。

患者醒后常感到心身交瘁、困倦、焦虑、抑郁、易激惹和对自身的过分关注，导致工作或学习效率下降，甚至影响社会功能。

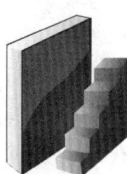

知识拓展

怎样判断是否是失眠症？

睡眠时间的长短不能作为判断失眠严重程度的标准，因为睡眠时间和深度有很大的个体差异。大部分成人需7~9h，有的人长期睡眠时间为3~4h，但自感精力充沛而无任何痛苦感。部分人虽然睡眠时间不短，却对睡眠质量感到苦恼。人对自身睡眠的主观评定很不可靠，因此要得出较为准确的诊断，最好将失眠的主观标准与客观标准结合起来。值得提出的是，几乎所有的人都有过难以入睡或睡眠不实的经历，但这只是一过性的，属于正常现象，如果这种情况持续时间较长，并影响了躯体功能，才应考虑为失眠症。具体判断标准为：

1. 几乎以失眠为唯一的症状。
2. 具有失眠和极度关注失眠结果的优势观念。
3. 失眠每周3次，持续1个月以上，且对社会功能有损害或失眠引起显著的苦恼或精神活动效率低下。
4. 排除躯体疾病或精神症状导致的继发性失眠。

（2）嗜睡症：嗜睡症是指在不存在睡眠量不足的情况下出现睡眠过多，或醒来时达到完全觉醒状态的过渡时间延长的情况。此状况并非由于睡眠不足或存在发作性睡病等其他神经精神疾病所致，而是常与心理因素有关。本病表现为白昼睡眠时间延长，醒转时要想达到完全的觉醒状态非常困难，醒转后常有短暂意识模糊，呼吸及心率增快，常可伴有抑郁情绪。部分患者可有白天睡眠发作，发作前多有难以控制的困倦感，常影响工作、学习和生活，患者常为此感到苦恼。脑电波检查为正常的睡眠脑波。本病病因较多，包括心理社会因素、精神障碍及躯体器质性疾病等。部分患者有家族遗传倾向。

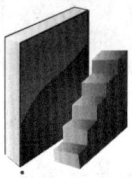

知识拓展

怎样判断是否是嗜睡症？

日常生活中也常见睡眠过多的情况，但判断是否是嗜睡症，需要符合以下诊断标准：

1. 白天睡眠过多或睡眠发作。
2. 不存在睡眠时间不足。
3. 不存在从唤醒到完全清醒的时间延长或睡眠中呼吸暂停。
4. 无发作性睡病的附加症状（如猝倒症、睡眠瘫痪、入睡前幻觉、醒前幻觉等）。
5. 几乎每天发生，并已至少1个月。
6. 不是由于药物、酒精、躯体疾病所致，也不是精神障碍的一部分。

（3）发作性睡病：发作性睡病也称为醒觉不全综合征，是一种原因不明的睡眠障碍，主要表现为长期警醒程度降低和不可抗拒的发作性睡眠。大多数患者常伴有一种或几种附加症状，如猝倒症、睡前幻觉或睡瘫。如全部包括，则称为发作性睡病四联症。本病的发病机制不清，可能与睡眠递质功能异常有关。

本病最基本的症状是白天有不可抗拒的短暂的睡眠发作，发作时常在 1～2min 内进入睡眠状态，时间一般持续数分钟至十余分钟。睡眠发作前常有不可抗拒的困倦感，部分患者可无发作先兆，从相对清醒状态突然陷入睡眠。每天均可发作数次，发作后自然醒转或被他人唤醒，清醒后常有持续数小时的精神振奋。发作性睡病在单调的环境下容易发作，但典型病例者可在任何活动中入睡，如进食、说话、行走中等。因此，睡眠发作的后果有时候很严重，如发生在开车、操作机器时可能会造成人员伤亡。

发作性睡病的发病率不高，约为 1‰，有遗传倾向。本病起病于儿童或青春期，较易发生于 15～35 岁的年龄段，80% 在 30 岁前起病，发病率在两性间无差异。病初主要表现为睡眠过多，逐渐发展为猝倒，到中年后病情稳定，有终生带病的可能。本病的病因不明，可能与遗传、环境等多因素有关。

2. 异常睡眠 是指在睡眠过程或觉醒过程中所发生的异常现象，包括神经系统、运动系统和认知过程的异常。其中以梦魇症的发生率最大。

(1) 梦魇症：梦魇症是指在睡眠过程中为噩梦所惊醒，梦境内容通常涉及对生存、安全的恐怖事件，如被怪物追赶、攻击，或是伤及自尊的事件。该症的一个显著特征是患者醒后对梦境中的恐怖内容能清晰回忆，伴有心搏加快和出汗，但患者能很快恢复定向力，处于清醒状态，部分患者难以再次入睡，有的在一晚上会反复出现几次。由于夜间睡眠受扰，患者白天常会出现头昏、注意力不集中、易激惹等症状，使工作生活能力受到影响。梦魇多发生在睡眠后期的快速眼动期。近一半的成年人曾有过梦魇经历，其中女性多于男性，在儿童中无性别差异。该症一般初发于 3～6 岁时，随年龄增长逐渐减少。

(2) 夜惊症：夜惊症是出现在夜间的极度恐惧和惊恐发作，伴有强烈的言语、运动形式和自主神经系统的高度兴奋状态。患者表现为在睡眠中突然惊叫、哭喊、骚动或坐起，双目圆睁，表情恐惧，大汗淋漓，呼吸急促，心率增快（可达 150～170 次／分），有的还伴有重复机械动作，有定向障碍，对别人的问话、劝慰无反应，历时数分钟而醒转或继续安睡。患者此时若醒转，仅能对发作过程有片段回忆，次晨完全遗忘，且无梦境体验。夜惊症通常发生在睡眠的前 2/3 段，持续 1～10min。发病原因可能与遗传有关，发热、过度疲劳或睡眠不足也会增加该病的发作。本病多发生于儿童，以 5～7 岁为最多，至青年期消失，偶有成年病例发生。本症难以同一些器质性疾病所导致的相似症状所鉴别，如中枢神经系统的感染、肿瘤等。另外，癫痫的自动症如果出现在夜间，也难以与夜惊症鉴别。脑电图检查对这些疾病的鉴别有帮助。

(3) 睡行症：睡行症俗称梦游症，是睡眠和觉醒现象同时存在的一种意识模糊状态。主要表现为患者在睡眠中突然起身下床徘徊数分钟至半小时，或走出家门、进食、穿衣等，有的口中还念念有词，但口齿欠清，常答非所问，无法交谈。睡行时患者表情茫然、双目凝视，难以唤醒，继而自行上床或随地躺下入睡，次日醒后对所有经过不能回忆。若在睡行期内强行加以唤醒，患者可有短暂的意识模糊。睡行症常发生在睡眠的前 1/3 期，多发生于生长发育期的儿童，以 11～12 岁年龄段为最多。家系调查表明睡行症的患者中其家族有阳性史的较多，说明该症与遗传因素有一定的关系。躯体内部刺激如膀胱充盈和外部刺激如噪声等可以诱发睡行的发生，另外睡眠不足、发热、疲劳过度、精神压力等也与睡行的发作有一定的关系。儿童期偶有睡行发作，大多于青少年时期自行停止。成年人若经常出现睡行发作，则需要排除精神运动性癫痫的可能。

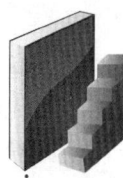

知识拓展

常用睡眠评估工具

1. 匹兹堡睡眠质量指数量表（Pittsburgh sleep quality index，PSQI） 由匹兹堡大学医学中心精神科睡眠和生物节律研究中心睡眠专家编制，用于评定被试者最近1个月的睡眠质量。该表由19个自评条目和5个他评条目组成，其中18个条目组成7个成分，每个成分按0~3分等级计分，累积各成分得分为总分。总分范围为0~21，得分越高，表示睡眠质量越差。通过此表可以了解患者的睡眠质量、睡眠潜伏期、睡眠持续时间、睡眠效率、睡眠紊乱、服用药物情况和白天功能状态。此表已在我国进行了信度和效度检验。

2. 睡眠个人信念和态度量表 是由美国睡眠专家Morin编制的与睡眠认知有关的量表，在临床上用来辨别患者入睡前出现在大脑中特别严重影响情绪的非理性思想念头。此表由30个问题及5个分量表组成。分量表分别为：引起失眠原因的细微概念、诱发或加重失眠后果的不良原因、对睡眠的不现实期望、对知觉控制减弱以及对帮助睡眠的方法的不正确信念和认识。

（二）治疗原则

1. 睡眠-觉醒障碍

（1）失眠症：首先应针对病因，消除或减轻造成失眠的各种因素。一般以心理治疗为主，适当配合镇静催眠药物治疗，另外各种放松训练疗法、生物反馈疗法、电针及中医治疗均有助于睡眠的改善。

药物作为辅助治疗手段，可短期使用，避免长期用药，一般以1~2周为宜。长期用药往往无效，并可导致药物依赖。常用催眠药物主要为苯二氮䓬类。

（2）嗜睡症：主要是对症治疗，首先消除发病的诱导因素，此外可适当给予中枢兴奋剂如哌甲酯（利他林）、苯丙胺、匹莫林等，药物应从小剂量开始，症状改善后及时停药。其次可辅以支持疗法和疏导疗法，以达到治疗和预防疾病的目的。白天主动安排工间短时小睡，可减少甚至终止嗜睡发作。

（3）发作性睡病：尚无特效疗法，主要的治疗方法是减少症状发作，常用药物为中枢兴奋剂，如哌甲酯、苯丙胺和匹莫林。还可用其他抑制快速眼动睡眠的药物，如抗抑郁药。对家属和患者的健康宣教是治疗中的另一个重要内容，让患者及家属了解疾病的性质，做好终生带病生活的思想准备，尽量减少使疾病加重的因素，如睡眠不足、饮酒等，以及建立生活规律性、白天定时小睡等。另外应尽量避免参加可能发生危险的活动，防止意外事故的发生。

2. 异常睡眠 对异常睡眠的治疗包括减少发作次数和防止发作时意外事故的发生两个方面。首先向家属及患者解释该病的特点及发生原因，消除或减轻发病的诱发因素如减轻心理压力。日常生活规律，避免过度疲劳和高度紧张，养成良好的睡眠习惯。某些药物如苯二氮䓬类、中枢兴奋剂、小剂量的三环类抗抑郁剂等对减少异常睡眠的发作有一定疗效。对睡行症患者还要保证其睡眠环境的安全性，如睡前关好门窗、收好各种危险物品、清除障碍物等，以防睡行发作时外出走失或引起伤害自己及他人的事件。偶尔发作者无需治疗。发作频繁者，可用苯二氮䓬类药物加深睡眠，对某些患者有效。

（三）心理社会因素

对可能造成患者睡眠障碍的心理社会因素进行排查，以及了解其对睡眠障碍的态度和所受的心理困扰。包括以下内容：有无精神紧张因素？导致精神紧张的具体原因是什么？能否解决或者是否已经解决？有无焦虑或抑郁表现？工作性质和生活方式如何？应对方式怎样？对失眠如何看待？是否为此苦恼、焦虑？失眠对自己的生活带来多大影响？

【主要护理诊断/问题】

1．**睡眠型态紊乱**　与社会心理因素刺激、焦虑、睡眠环境改变、药物影响等有关。

2．**疲乏**　与失眠、异常睡眠引起的不适状态有关。

3．**焦虑**　与睡眠型态紊乱有关。

4．**恐惧**　与异常睡眠引起的幻觉、梦魇有关。

5．**绝望**　与长期处于失眠或异常睡眠状态有关。

6．**个人应对无效**　与长期处于失眠或异常睡眠有关。

【护理措施】

（一）对失眠的护理

对失眠患者的护理重在心理护理，通过各种心理护理措施，帮助患者认识失眠，纠正不良睡眠习惯，重建规律、有质量的睡眠模式。

1．**消除诱因**

（1）建立信任的护患关系：对于由于心理因素、不愉快情绪导致的失眠，心理护理的重点在于建立良好的护患关系，加强护患间的理解和沟通，了解患者深层次的心理问题。

（2）支持性心理护理：运用支持性心理护理，帮助患者认识心理刺激、不良情绪对睡眠的影响，使患者学会自行调节情绪，正确面对心理因素，消除失眠诱因。

（3）认知疗法：失眠患者由于过分担心失眠，常常造成焦虑，结果愈加睡不着，形成恶性循环，这也是失眠的诱因之一。对这样的患者，需要使用认知疗法，帮助其了解睡眠的基本知识，如睡眠的生理规律、睡眠质量的高低不在于睡眠时间的长短、失眠的原因和根源，并帮助患者达到以下几点：①对睡眠保持符合实际的期望；②不把白天发生的不愉快都归咎于失眠；③不试图入睡；④不给睡眠施加压力；⑤一夜睡不好后不会悲观；⑥学会承受睡眠缺失的后果。以此引导患者认识睡眠，以正确的态度对待失眠，消除对失眠的顾虑，解除心理负担，纠正恶性循环状态。

2．**睡眠卫生宣教**　教会患者自我处理失眠的各种措施，包括：

（1）生活规律，包括三餐、睡眠、工作的时间尽量固定。

（2）睡前2h避免易引起兴奋的活动，如看刺激紧张的电视节目、长久谈话、进食等，避用浓茶、咖啡、巧克力、可乐等兴奋剂。

（3）白天多在户外活动，接受太阳光照。

（4）用熟悉的物品或习惯帮助入睡，如听音乐、用固定的被褥等。

（5）使用睡前诱导放松的方法，包括腹式呼吸、肌肉松弛法等，使患者学会有意识地控制自身的心理生理活动，降低唤醒水平。

（6）营造最佳的睡眠环境：避免光线过亮或直射脸部，维持适当的温度和湿度，保持空气流通；避免噪声干扰，选择合适的寝具。

（7）镇静催眠药物的正确应用。

3．**重建规律、有质量的睡眠模式**　刺激控制训练属于行为疗法的一种，主要是帮助失眠者减少与睡眠无关的行为和建立规律性睡眠-觉醒模式的手段。具体方法为要求患者做到以下几点：

（1）把床当作睡眠的专用场所：感到想睡觉才上床，而不是一累就上床；不在床上从事与睡眠无关的活动，如看书等；睡不着或无法再入睡（无睡眠20min后）时立刻起床到另一房间，直到睡意袭来再回到床上；无论夜间睡眠质量如何，都必须按时起床；避免白天睡觉。这些方法看似容易，但由于各种客观或主观因素，患者往往不能完全做到，因此需要护士有规律地随访、督促和指导。

（2）睡眠定量疗法：也是行为疗法的一种。失眠患者常常是在床上待很长时间，希望能弥补一些失去的睡眠，但结果往往是适得其反。因此睡眠疗法的主要目的是教导失眠者减少在床上的非睡眠时间，限制待在床上的时间，获得有效的入睡时间。具体方法为：如果患者每晚在床上时间是9h，但实际睡眠时间为5.5h，即通过推迟上床或提前起床来减少患者在床上的时间至5.5h。然后将患者上床睡眠的时间每周增加15min，每晨固定时间起床，以保证在床上的时间至少有85%~90%用于睡眠。这种方法可使轻度患者不断改善，获得较好睡眠，但这种方法的代价是睡眠时间的相对减少，另外也需要对患者进行随访。

（3）其他疗法：根据患者失眠的情况，可适当选用暗示疗法，适合于暗示性较强的失眠症患者，通常选用某些营养药物作为安慰剂，配合暗示性语言，诱导患者进入睡眠；光疗，即给予一定强度的光（7000~1200lux）和适当时间的光照，以改变睡眠-觉醒节律；矛盾意向训练，就是说服患者强迫自己处于清醒状态。如果失眠者试着不睡，减少了为入睡做出的过分努力，其紧张焦虑情绪就会逐渐减轻，失眠症状就会改善；还可选用各种健身术（气功、瑜珈、太极拳等）及音乐疗法等。

通过以上方法，引导患者养成良好的睡眠卫生习惯，逐步纠正睡眠-觉醒程序，使之符合通常的昼夜节律，从而获得满意的睡眠质量。

4．用药指导 失眠患者常常自行用药，造成药物耐受和药物依赖。因此需指导患者按医嘱用药，并向患者讲解滥用药物的危害。正确用药的5个基本要点为：

（1）选择半衰期较短的药物，并使用最低有效剂量，以减轻白天镇静作用。

（2）间断给药（每周2~4次）。

（3）短期用药（连续用药不超过3~4周）。

（4）缓慢停药。突然停药时，将会出现撤药反应，尤其半衰期较短的药比半衰期较长的药撤药反应出现得更快、更严重，故停服半衰期短的药物需经过几天的逐步减药时间。

（5）用药不可同时饮酒，否则会增加药物成瘾的危险性。

（二）对其他睡眠障碍的护理

对嗜睡症、发作性睡眠、睡行症等睡眠障碍患者的护理主要在于保证患者发作时的安全，消除或减轻发病的诱发因素以减少发作次数，以及消除患者和家属的恐惧心理。

1．保证患者安全 对家属和患者进行健康宣教，帮助其对该病增进认识，增强他们的安全意识，有效防范意外的发生。对于睡行症患者，要保证夜间睡眠环境的安全，如给门窗加锁，防止患者睡行时外出、走失；清除环境中的障碍物，防止患者绊倒、摔伤；收好各种危险物品，防止患者伤害自己和他人。嗜睡症、发作性睡眠患者要避免从事可能因睡眠障碍而导致意外的各种工作或活动，如高空作业、开车、进行有危险性的操作等。

2．消除心理恐惧 多数患者和家属对异常睡眠、发作性睡病等都带有恐惧心理，甚至有迷信的看法。影响他们生活的往往不是疾病本身，而是他们对疾病不了解所产生的惧怕、恐慌心理。因此对此类患者及其家属，要进行详尽的健康宣教，帮助他们认识该病的实质、特点及发生原因，以纠正其对该病的错误认识，消除恐惧、害怕心理。同时又要客观面对该病，做好终生带病生活的思想准备。

3．减少发作次数 帮助患者及家属认识和探索疾病的诱发因素，尽量减少可能诱使疾病发作的因素，如睡眠不足、饮酒等。另外，建立生活规律性，减轻心理压力，避免过度疲劳和高度紧张，白天定时小睡等，都可使患者减少发作的次数。发作频繁者，可在医生指导下服用相应药物，也可达到减少发作的目的。

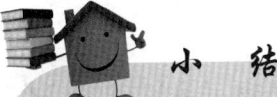

小 结

1. 伴有生理紊乱及躯体因素的行为综合征是指一组与心理社会因素有关的,以进食、睡眠及性行为异常为主的精神障碍。

2. 进食障碍是以摄食行为异常和心理紊乱为特征,伴发显著体重改变和生理功能紊乱的一组精神障碍。主要包括神经性厌食症、神经性贪食症和神经性呕吐。其中,神经性厌食症是以患者对自身体像的感知有歪曲,担心发胖而故意节食,以致体重显著下降为主要特征的一种进食障碍。神经性贪食症是以反复出现的强烈进食欲望和难以控制的、冲动性的暴食,以及有惧怕发胖的观念为主要特征的一种进食障碍。进食障碍的治疗主要以综合治疗为主,包括药物治疗、行为治疗、认知治疗和家庭治疗。治疗目标在于恢复理想体重和重建正常进食行为模式。

3. 常见的睡眠障碍包括失眠症、嗜睡症、睡行症、夜惊症和梦魇症等。造成睡眠障碍的因素很多,一般包括生理、心理、社会、环境等多种因素。其中,失眠症是一种对睡眠的质和量持续相当长时间的不满意状况,是最常见的睡眠障碍。嗜睡症是指在不存在睡眠量不足的情况下出现睡眠过多,或醒来时达到完全觉醒状态的过渡时间延长的情况。

4. 失眠症以心理治疗为主,药物治疗为辅;嗜睡症以对症治疗为主,支持疗法和疏导疗法为辅;发作性睡病和异常睡眠的诊疗是减少发作次数,防止发作时意外事件的发生。

5. 对睡眠障碍患者应加强心理护理,纠正不良睡眠习惯,重建规律有质量的睡眠模式。对其他睡眠障碍的护理主要在于保证发作时安全,减少发作次数,消除恐惧心理。

思 考 题

1. 对案例 13-1 中的患者入院后应如何护理?
2. 请分析案例 13-3 的患者是否为失眠症。依据是什么?

(杨芳宇)

第十三章思考题参考答案

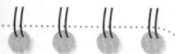

第十四章 精神障碍患者的家庭护理及社区防治

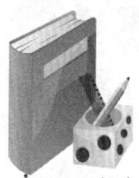

学习目标

通过本章内容的学习，学生应能够：

◎ 识记
1. 说出家庭治疗的定义、目的、三个阶段。
2. 说出家庭护理的定义、目的、功能。
3. 陈述社区精神卫生护理的定义。
4. 描述社区精神卫生护理的工作对象、范围和要求。
5. 列举护理人员在社区精神卫生护理中的角色与功能。

◎ 理解
1. 概括社区精神卫生服务的主要内容、开展条件及发展趋势。
2. 归纳社区精神障碍患者的护理特点。

◎ 运用
结合具体案例，按照护理程序对社区精神障碍患者及其家庭进行护理。

第一节 精神障碍患者的家庭治疗与护理

随着20世纪60年代社区精神卫生运动的开展，精神疾病患者的家庭治疗与护理成为社区精神卫生工作的重要内容，这有助于维持对精神疾病患者医疗服务的持续性，减少精神疾病的复发，促进患者的康复。

目前，我国多数精神疾病患者居住在家里，由家庭成员照料。家庭既是精神疾病患者社会支持系统的重要组成部分，也面临着诸多挑战——对患者而言，精神疾病带来的病耻感使其承受着巨大的心理压力；对家属而言，在照顾精神疾病患者的过程中可能会出现生理（睡眠障碍、头痛等）和心理上（焦虑、无助、失望等）的各种不良反应。

精神疾病患者的家庭治疗与护理能够为患者及家属提供生理及心理上的帮助，使其得到有尊严的指导和照料，从而减轻心理负担，增强独立生活的能力，提高生活质量。

一、精神障碍患者的家庭治疗

家庭治疗是精神障碍患者家庭护理的重要手段之一。

（一）家庭治疗的定义及目的

家庭治疗是心理治疗的一种形式，它促进家庭内部成员谅解，增进情感交流和相互关心，使每个家庭成员了解家庭存在的危机，从而产生治疗性作用，改善家庭功能。家庭治疗的对象为包括患者本人在内的所有家庭成员。家庭治疗的目的是通过开放性沟通等手段，促使各家庭成员的情绪及行为向健康方向发展，从而促进家庭功能良性发展。

（二）家庭治疗的阶段

1. 最初接触阶段 社区精神卫生护士在这一阶段需要评估信息，确立目标并制订治疗计划和措施。具体实施步骤如下：①初次与家庭会见；②评估家庭成员提出的问题；③调查分析可能被忽视的问题；④综合所有资料，确立目标；⑤最初阶段终止，为下一阶段做准备。

2. 治疗阶段 此阶段社区精神卫生护士需明确家庭优势及所存在的问题。家庭治疗一般每周进行1次，每次1h。通过本阶段的治疗，家庭成员应该明白家庭角色并非固定不变，而是可以随时变化调整的；彼此间的了解开始增加，行为开始发生变化。

3. 终止阶段 此阶段社区精神卫生护士应对以下方面进行评价：家庭是否发展了相应的支持系统，是否学会了如何沟通，家庭权力及角色是否进行了适当分散，能否独立解决问题等。如果已达到要求，即可终止家庭治疗。

（三）护士在家庭治疗中的角色和作用

护士在家庭治疗中承担家庭治疗师的角色，其主要工作是在充分了解精神疾病患者家庭背景及家庭功能状态的前提下，进行家庭评估，提供家庭健康教育和家庭治疗，使家庭成员了解其角色对家庭系统的影响，意识到角色是可学习并改变的，最终促使家庭产生积极的变化。

二、精神障碍患者的家庭护理

（一）家庭护理的定义及目的

对精神障碍患者的家庭护理是指在精神障碍患者的住所内对患者及其照顾者的健康问题进行护理的过程。精神障碍患者及其照顾者为护理对象。目的是通过直接实施和间接协助的方式帮助家属实施对患者的护理，借助家庭内部沟通及互动方式的改变，帮助患者更好地适应生存环境。

L14-1 家庭护理现状

（二）家庭护理的功能

1. 协助完善家庭支持系统 为家属提供精神疾病家庭护理知识，共同分担照顾责任和压力，使家庭能够有效应对精神疾病带来的问题。

2. 协助识别精神疾病早期发作或复发征象 家庭护理可帮助有精神疾病病史、家族史或适应不良者及早发现疾病症状，可督促其早日就医治疗，延缓或避免病情进展。

3. 有助于精神疾病患者社会功能恢复 家庭护理能够保证患者在熟悉的环境中得到延续治疗和护理，可减轻其住院时的心理压力及与家人分离的焦虑，也能够确保患者在需要的时候得到指导。

4. 直接处理家庭危机 家庭护理还有利于及时发现功能不良的家庭，帮助其建立良好的沟通方式，改善家庭功能。

三、精神障碍患者的家庭护理程序

精神障碍患者的家庭护理是患者离开医院后所接受到的一种连续性的健康照顾，应以患者及家属为中心，按照护理程序为其提供整体护理。

案例 14-1

李某，女，30岁，已婚未育，家族无精神病史，病前与家人关系良好。1年前因偏执型精神分裂症住院治疗半年，病情稳定后回到社区与丈夫和自己父母共同生活，维持药物治疗。患者回家后，家人感受到了巨大的压力，他们小心翼翼，不知如何跟精神疾病恢复期的患者相处和交流，生怕说错话刺激到患者；担心出门被邻居指指点点，除了上班和买菜，大部分时间待在家里。近1个月来，患者擅自停药，3周后，患者觉得自己与家人的关系开始变坏，觉得家人把她当成负担，周围的邻居也经常说自己的坏话。她开始变得沮丧懒散，不愿意跟人交流和出门。

问题与思考：
作为一名社区护士，对该患者及其家庭进行护理评估的内容有哪些？

【护理评估】

（一）主要表现

应评估患者及其家庭两方面的表现。

1．患者评估

（1）评估患者的主要精神症状：阳性症状如幻听、妄想等，阴性症状如兴趣减退、懒散、不修边幅等。

（2）评估患者患病前后家庭角色及与其他家庭成员关系的改变。

2．家庭评估

（1）评估家庭功能：①家庭沟通方式，包括家属的倾听技巧、语言技巧及自我开放技巧等；②家庭解决冲突的能力。

（2）评估家庭结构：①家庭成员在家庭中的角色及承担的责任义务；②家庭价值观对患者的影响。

（3）评估家庭对精神障碍的看法，对精神疾病治疗、护理知识的认识程度，对病情的观察判断力等。

（4）评估家庭环境、文化背景、情感氛围等。

（二）相关检查

主要包括精神疾病急性期和慢性期常用的各种评估工具。

1．急性期常用的评估工具 ①简明精神病量表；②阳性症状评定量表；③阴性症状评定量表；④临床总体评定量表。

2．慢性期常用的评估工具 ①社会功能缺陷筛选量表；②日常生活能力量表；③家庭关怀指数问卷；④家庭功能评定问卷。

（三）与疾病相关的健康史

1．生命体征、意识状态、日常生活情况（营养、排泄、睡眠、饮食、活动）等。

2．是否有躯体疾病。

3．家族遗传史、既往健康状况、既往疾病治疗及用药情况。

（四）心理社会状况

1．有无遭遇重大生活事件。

2．对疾病的认识能力和对压力的应对能力。

3．能否主动料理个人卫生。

4．是否有良好的环境适应能力，包括语言交流能力、自我控制和保护能力、与人交往能力及学习工作能力等。

【主要护理诊断】

(一) 与患者相关的诊断

1．**个人应对无效**　与精神症状及缺乏处理事件的技巧有关。

2．**思维过程改变**　与思维内容障碍、思维逻辑障碍、思维联想障碍等有关。

3．**潜在暴力危险**　与精神症状有关。

(二) 与家庭相关的诊断

1．**家庭应对无效**　与缺乏精神卫生知识及处理事件的技巧有关。

2．**父母角色冲突**　与子女患病有关。

【护理目标】

1．患者精神症状好转或稳定。

2．患者逐渐恢复独立生活的能力，能够参与家务劳动，与社会保持联系，承担起必要的家庭和社会角色。

3．家庭成员能够掌握精神疾病相关知识，及早识别精神疾病复发先兆，督促患者及时复诊。

4．家庭成员能够配合医护人员制订治疗、护理及康复计划，并监督计划的实施情况。

5．患者及家庭成员了解药物治疗的重要性及注意事项，能够识别药物副作用。

【护理措施】

(一) 生理功能方面

1．**居住环境**　要求安全、简洁、安静，室内禁放电源、热水瓶、刀剪、农药、玻璃器皿等可能造成伤害的危险物品。患者最好与家人住在一起，不宜独居。

2．**个人卫生护理**　评估患者的自理能力，督促和协助其料理个人卫生。避免对患者过分照顾，适当对其进行教育和训练，鼓励康复期患者尽快摆脱患者角色。

3．**饮食护理**　注意饮食卫生和营养搭配，确保营养均衡，忌吃刺激性食物。密切关注患者是否有影响进食的躯体症状，如吞咽困难等。

4．**睡眠护理**　为患者提供良好的睡眠环境；帮助患者养成规律的作息习惯；白天多参加有益活动，睡前应避免剧烈运动或容易引起情绪剧烈变化的活动；睡前禁饮咖啡、浓茶等兴奋性饮料；教会患者促进睡眠的方法，如放松训练、听轻音乐和热水泡脚等。必要时可遵医嘱服用安眠药物。

5．**生活自理能力训练**　鼓励患者开始有规律的生活，参加力所能及的劳动，如打扫卫生、烹调食物、采购物品等。

(二) 心理功能方面

1．**尊重和关心患者**　消除对精神障碍的偏见，树立正确认识，平等对待患者，不要一味地指责或迁就。保持合理的期望值，不能操之过急，积极肯定患者的进步。

2．**给予患者表达情感的机会**　指导家属有效地与患者沟通，并对其进行心理疏导，让患者有机会表达因疾病产生的负面情绪等，帮助其正视问题。

3．**教会应对压力的技巧**　如减少应激源刺激、掌握放松技巧等。

(三) 社会功能方面

鼓励患者正确对待社会偏见，帮助其分析在人际交往中存在的问题，恢复原有的人际关系和发展新的人际关系，从而重建社会功能。

(四) 健康教育

1．**合理用药**　告知患者及其照顾者坚持用药的重要性；讲解药物的作用和副作用；指导家属按时督促患者服药并记录；指导家属妥善保管药物，防止发生意外。

2. 观察病情变化，预防疾病复发 观察患者睡眠质量是否下降，睡眠规律是否发生变化；是否存在情绪变化，尤其是抑郁症状；是否存在自知力下降的表现；是否出现言行异常，如自言自语、时哭时笑、生活懒散、不修边幅等。如出现以上变化应及时督促患者就医。

第二节　社区精神卫生护理

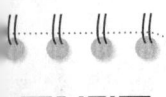

实践8：精神障碍患者的家庭护理

由具有一定生产关系或社会关系的人群形成的在生活上相互关联的大集体称为社区。随着社区精神医学的兴起以及社区精神卫生服务的发展，社区精神卫生护理工作也逐渐开展起来。

一、社区精神卫生服务概述及发展趋势

（一）社区精神卫生服务概述

1．**概念**　社区精神卫生服务是综合运用多学科知识，以社区为服务单元，以社区居民为服务对象，探讨如何提高个体适应能力以及整个社区人群精神心理健康水平的过程。

2．**主要内容**　社区精神卫生服务范围广泛，主要内容包括：

（1）为社区居民建立健康档案，并根据实际情况定期随访服务对象的精神卫生状况、药物治疗情况、病情变化、家庭护理的开展情况等。一般每2周、每个月或每季度至少随访一次。

（2）开展社区康复治疗：社区康复护士、社会工作者、康复师等均可成为社区康复治疗的实施者。目的是减少精神疾病患者残障的发生，促使其最大程度地恢复生活及社会功能。

（3）做好双向转诊服务：社区精神卫生服务机构与精神卫生医疗机构建立双向转诊制度，保证了医院与社区服务间紧密衔接。精神障碍患者病情稳定符合出院条件后，应该及时鼓励其回到社区进行后续康复。而当社区精神障碍患者病情加重或反复发作时，应被督促及时到精神卫生医疗机构进行治疗。

（4）开展健康宣教活动：社区精神卫生服务机构应定期开展精神卫生知识宣教活动，普及精神疾病相关知识，减轻或消除公众对精神障碍患者的歧视，为患者争取社会支持，有利于患者的康复。

（5）为社区普通人群提供心理咨询服务：为处于人生各个发展阶段的社区居民提供心理咨询服务，使其更好地承担社会角色，履行社会功能。

3．**开展条件**

（1）政策及资源支持：目前，国家对社区居民精神卫生状况越来越重视，社区精神卫生服务已纳入到公共卫生服务内容中，精神卫生法也已实施。社区精神卫生服务的开展依赖于充足的卫生资源，包括人力、物力、财力等，其中，培养社区精神卫生专业人才尤为重要。

（2）完善的组织管理体系及系统的工作程序：完善的社区精神卫生服务体系需要社区卫生行政部门（包括政府、卫生、公安、民政等部门）的领导、精神卫生领域专家（精神科医生、护士、康复师、心理咨询师、社会工作者等）的合作及全体社区居民的支持。系统完整的工作程序是社区精神卫生服务的具体工作方式，保证了社区精神卫生服务工作的有效运行，它包括四个步骤，即评估社区居民精神卫生需求及影响因素、制订相应干预措施、以循证为基础进行干预、进行效果评价并随时监测调整干预措施。

（二）社区精神卫生服务发展趋势

国外从20世纪60年代开始对精神疾病的管理模式进行改革，由传统的医院为主的模式转向社区精神卫生服务机构为主的模式。具体做法有两方面：一是建立社区精神康复机构，如日间医院、康复公寓等，目的是训练患者的工作技能和社会适应能力，减轻精神残障程度；二是将过于集中的精神病医院分散到社区，即以社区为单位设立精神卫生中心，这对精神疾病的早发现、早治疗起到了积极作用。现在，一些西方发达国家还建立了针对精神疾病患者的门诊服

务、精神科家庭照护、跨社区服务、住宅区服务等。此外，社区精神卫生护士帮助患者和家属成立了各种自助团体，如精神障碍患者家属互助会、进食障碍者互助会等组织。

我国自2002年起，上海、北京、深圳等较发达城市先后出台了精神卫生条例，规范了社区精神卫生服务的内容，明确了医护人员的职责，使得精神疾病防治、护理及康复工作有了法规保障。当前，上海、北京等城市率先建立健全了精神卫生三级防治网，开展了心理保健知识教育，开设了心理咨询服务，为社区慢性及康复期精神疾病患者提供治疗、护理、康复全方位服务，降低了精神疾病的复发率，提高了患者的自我护理能力。

二、社区精神障碍患者特点和社区精神卫生护理概述

社区精神卫生服务的对象是全体居民，但精神障碍患者仍然占据着主要地位，因此了解其自身特点及护理特点，有助于社区精神卫生工作者把握工作重点，为精神疾病患者及家属提供有针对性的精神卫生服务。

（一）社区精神障碍患者的特点

1．神经症、适应障碍等轻型精神障碍较多见。

2．经医院治疗后回到社区进行康复的慢性精神障碍患者居多，往往有精神残疾等后遗症。在社区中，精神障碍患者面临的主要问题不是精神症状，而是如何减轻或消除精神或智力残疾，恢复或保持原有生活及工作技能。

（二）社区精神卫生护理概述

1．社区精神卫生护理的概念　指综合运用多学科知识对一定地域或行政区域内的社会人群中的精神疾病进行预防、治疗、康复、护理的指导和管理。

2．社区精神障碍患者的护理特点

（1）主动性：社区精神障碍患者及家属因对精神疾病有病耻感，往往不会主动寻求帮助，因此社区护理工作者必须依靠专业的判断主动确定其需求，并提供服务。社区精神卫生护理内容包括：日常生活及社会技能训练；心理健康教育和辅导；建立一个真正的"关怀社区"，提供支持性的康复环境，提高社区居民对精神疾病患者的了解和接纳程度；鼓励患者参与社区活动，积极为社区做贡献。

（2）康复理念贯穿其中：精神疾病患者出院后往往会有生活、工作能力的下降，因此，社区精神卫生护理的主要任务之一就是及时为这些患者开展康复训练。

（3）系统性、持续性：精神科护士与其他专业人士（精神科医生、心理治疗师、社会工作者、康复师等）共同组成多功能的服务团队，他们各有所长，分工合作，为社区精神疾病患者提供系统、持续的护理和服务。

（4）强调治疗、预防、健康一体化：精神障碍患者及家属是护理服务的对象，也是护理计划制订的参与者和执行者。社区精神卫生服务应充分调动他们的积极性，在对其强调治疗的重要性的同时，进行预防知识教育及健康指导，这样不仅有利于社区精神障碍患者的康复，也可以为精神压力较大的照顾者提供心理及技术支持。

（5）利用各种社会资源为精神障碍患者及家属提供服务：社会上有许多团体与社区精神卫生服务有着密切的联系，如社区基层保健机构、学校或群众组织等。社区精神卫生护理工作者应充分整合各种资源，为患者及家属提供更多的社会支持。

3．社区精神卫生护理工作的三级预防　Leavell和Clark提出了三级预防理论体系。一级预防是在发病前采取措施，目的在于预防危险因素，防止疾病发生；二级预防是在疾病发生前期采取措施，目的是防止疾病继续进展；三级预防是当疾病进展到一定阶段时采取措施，目的是促进慢性患者的康复。

针对精神疾病病程长、复发率和致残率高的特点，社区精神卫生护理可将三级预防理念运

用于工作中,据此来确定自己的工作范围和要求。不同层次的预防工作,护理的对象、范围及要求也不同。

(1) 一级预防:社区精神卫生护理一级预防,指护士在患者发病前采取措施,从病因水平预防精神疾病的发生。此阶段的服务对象是社区中精神心理健康者,即精神心理问题发生前的人群。工作范围及要求如下:①健康教育:面向社区全体居民宣传精神卫生保健知识,进行精神卫生指导,包括不同年龄阶段的精神卫生、适应能力的培养、健康人格的培养等;②心理咨询服务:接受健康咨询,为各年龄段人群面临的心理问题提供积极援助,如儿童青少年网瘾咨询、失恋导致心理问题咨询、产后抑郁咨询、空巢父母的咨询等;③预防及促进精神健康工作:为服务对象提供各种能促进精神健康的服务,如创造良好的居住和工作环境、普通人群的精神卫生保健、特殊事件后的心理干预等;④特殊预防工作:减少或消除致病因素,提高人群的抗病能力,保护高危人群。

(2) 二级预防:社区精神卫生护理二级预防,指对精神疾病发病前期患者,做到早发现、早诊断、早治疗,防止疾病进一步发展。此阶段的服务对象是精神障碍发病前期及发病早期人群。工作范围及要求如下:①早期发现精神障碍患者:定期对社区居民进行精神健康筛查,指导其进行自我精神健康评定,社区精神卫生护士通过定期家庭访视等途径,及时发现和识别处于精神疾病边缘状态者及精神障碍患者;②确认影响精神健康的相关因素:全面收集精神健康相关资料,及时报告给有关人员;③联系会诊、转诊:社区精神卫生护士应根据症状的严重程度为在家中的精神疾病患者联系会诊,必要时将其转诊到精神专科医疗机构进行治疗;④为患者及家属提供帮助:如督促及时就医,提醒家属防止各种意外事件,必要时进行危机干预。

(3) 三级预防:社区精神卫生护理三级预防,指护士为长期在社区康复的精神障碍患者提供发病后期的护理干预,以防止患者病情恶化、反复,帮助其最大程度地恢复社会功能。此阶段的服务对象是精神障碍发生后期、慢性期以及康复期的患者。工作范围及要求如下:①进行康复护理,防止伤残:包括心理康复、康复训练、健康教育与咨询等,预防疾病复发,减少功能残疾的发生;②进行日常生活指导:为患者创造放松舒适的生活环境,合理安排作息时间及患者感兴趣的娱乐活动,及时解答患者和家属的疑问等;③督促巩固和维持治疗:社区精神卫生护士应定期进行家庭访视,确保患者按时进行药物及非药物治疗、康复训练等;④做好相关机构的协调工作:为保证患者得到最优化的社区精神卫生服务,社区精神卫生护士应做好各种机构,如康复之家、各种职业与技能训练场所之间的协调工作,使其能够相互配合。

4. 护理人员在社区精神卫生护理中的角色与功能

(1) 护理人员在社区精神卫生护理中的角色:①直接照顾者:社区精神卫生护士直接为精神疾病患者提供生理及心理照顾,满足其基本需要;②疾病预防者:通过调查,可及时发现被精神心理问题困扰的患者,探讨危险因素,并及时采取防范措施;③治疗者:针对患者的各种危机给予干预,协助患者学会适应技巧;④社区治疗环境的创造者:创造有利于患者的社区治疗环境,协助患者利用社区资源;⑤咨询者:提供精神心理卫生知识;⑥联系者:促进患者与其他相关专业工作人员的联系,使其得到全面的精神卫生服务;⑦策划者:参与策划各种社区精神卫生活动并提出建设性意见;⑧协调者:精神卫生服务属于团队性工作,护理人员应注意与其他相关专业工作人员的合作;⑨教育及研究者:对社区人群进行健康宣教,对医护工作者进行业务培训,此外,还可以开展社区精神卫生护理相关的研究工作。

(2) 护理人员在社区精神卫生护理中的功能:①治疗性功能:指社区精神卫生护士对患者进行评估、计划及治疗,如家庭治疗、心理治疗、行为治疗、社交技巧训练等;②健康教育功能:社区精神卫生护士使社区居民了解精神疾病的性质、症状及治疗方法,减少其对精神疾病患者的误解和歧视;③协调各种服务的功能:社区精神卫生护士是医院与社区之间的桥梁,他们与社区其他工作人员一起,为患者提供延续性护理服务。

小 结

1. 家庭治疗通过开放性沟通等手段，促使各家庭成员的情绪及行为向健康方向发展，从而促进家庭功能良性发展。家庭治疗分为最初接触阶段、治疗阶段、终止阶段。护士在家庭治疗中承担家庭治疗师的角色，其主要工作是进行家庭评估、提供家庭健康教育和家庭治疗。

2. 精神障碍患者的家庭护理是指借助家庭内部沟通及互动方式的改变，帮助患者更好地适应生存环境。其功能包括完善家庭支持系统、识别精神疾病早期发作或复发征象、有助于精神疾病患者社会功能恢复、直接处理家庭危机。家庭护理措施的重点在于坚持正确用药，鼓励患者正确对待社会偏见，教会其应对压力的技巧，重建社会功能。

3. 社区精神卫生服务的主要内容包括为社区居民建立健康档案，定期随访；开展社区康复治疗；做好双向转诊服务；开展健康宣教活动；为社区普通人群提供心理咨询服务。

4. 对社区精神障碍患者的护理特点包括：主动性，康复理念贯穿其中，系统性、持续性，强调治疗、预防、健康指导一体化以及利用各种社会资源为精神障碍患者及家属提供服务。

5. 社区精神卫生护理一级预防从病因水平预防精神健康问题的发生；二级预防强调早发现、早诊断、早治疗，防止疾病进一步发展；三级预防重点在于防止患者病情恶化、反复，帮助其最大限度地恢复社会功能。

6. 护理人员在社区精神卫生护理中的角色是直接照顾者、疾病预防者、治疗者、社区治疗环境的创造者、咨询者、联系者、策划者、协调者、教育及研究者。护理人员在社区精神卫生护理中的功能为治疗性功能、健康教育功能、协调各种服务的功能。

思考题

1. 简述精神障碍患者家庭护理的功能。
2. 社区精神卫生服务的主要内容有哪些？

（张 盼）

第十四章思考题参考答案

中英文专业词汇索引

A

阿尔兹海默病（Alzheimer disease，AD） 92

B

被动性违拗（passive negativism） 33
被害妄想（delusion of persecution） 23
表情倒错（paramimia） 31
病理性激情（pathological affect） 30
病理性心境恶劣（dysphoria） 31
病理性赘述（circumstantiality） 21
不伤害（nonmaleficence） 7

C

超价观念（overvalued idea） 24
成瘾（addiction） 104
痴呆（dementia） 91
持续言语（perseveration） 22
创伤后应激障碍（posttraumatic stress disorder，PTSD） 153
错构（paramnesia） 27
错觉（illusion） 17

D

定向力（orientation） 28

F

分离（转换）性障碍［dissociative (conversion) disorder］ 156
复发（relapse） 104

G

感觉倒错（paraesthesia） 16
感觉过敏（hyperesthesia） 16
感觉减退（hypoesthesia） 16
感知综合障碍（psychosensory disturbance） 19
公正（justice） 7
孤独症（autism） 180
关系妄想（delusion of reference） 23
广泛性焦虑障碍（generalized anxiety disorder） 146
诡辩性思维（sophistic thinking） 22

H

幻触（tactile hallucination） 18
幻觉（hallucination） 17
幻视（visual hallucination） 18
幻听（auditory hallucination） 17
幻味（gustatory hallucination） 18
幻嗅（olfactory hallucination） 18
昏迷（coma） 35
昏睡（sopor） 35

J

急性应激障碍（acute stress disorder） 153
嫉妒妄想（delusion of jealousy） 24
记忆（memory） 26
记忆减退（hypomnesia） 26
记忆增强（hypermnesia） 26
假性幻觉（pseudo hallucination） 19
缄默症（mutism） 33
焦虑（anxiety） 29
焦虑症（anxiety disorder） 146
戒断反应（withdrawal reaction） 104
紧张性木僵（catatonic stupor） 33
紧张性兴奋（catatonic excitement） 32
进食障碍（eating disorder） 191
进行性遗忘（progressive amnesia） 27
惊恐障碍（panic disorder） 146
精神（psychology） 1
精神发育迟滞（mental retardation） 175
精神分裂症（schizophrenia） 118
精神活性物质（psychoactive substance） 103
精神健康（mental health） 1
精神卫生（mental health） 1
精神依赖（psychological dependence） 104
精神障碍（mental disorders） 2
精神科护理学（mental disorders nursing） 2
旧事如新症（jamais vu） 27

K

科萨科夫综合征（Korsakoff syndrome） 91
刻板动作（stereotyped act） 33

刻板言语（stereotypy of speech） 22
恐惧症（phobia） 29, 144
夸大妄想（delusion of grandeur） 23

L

滥用（abuse） 103
逻辑倒错性思维（paralogic thinking） 22

M

矛盾情感（ambivalence） 31
矛盾意向（ambivalence） 32
朦胧状态（twilight state） 35
梦样状态（oneiroid state） 35
梦游症（somnambulism） 35
模仿动作（echopraxia） 34
模仿言语（echolalia） 22
木僵（stupor） 33

N

耐受性（tolerance） 104
内感性不适（senestopathia） 16
内心被揭露感（experience of being revealed） 24
内脏性幻觉（visceral hallucination） 18
逆行性遗忘（retrograde amnesia） 26

Q

器质性精神障碍（organic mental disorders） 90
器质性木僵（organic stupor） 33
器质性兴奋（organic excitement） 32
潜隐记忆（kryptomnesia） 27
强迫动作（compulsive act） 34
强迫观念（obsessive idea） 25
强迫症（obsessive-compulsive disorder，OCD） 149
青春性兴奋（hebephrenic excitement） 32
情感（affection） 28
情感爆发（emotional outburst） 30
情感迟钝（emotional blunting） 30
情感脆弱（emotional fragility） 30
情感淡漠（apathy） 30
情感倒错（parathymia） 30
情感低落（depression） 29
情感高涨（elation） 29
情感性精神障碍（affective disorder） 128
躯体形式的疼痛障碍（somatoform pain disorder） 161
躯体形式障碍（somatoform disorder） 160
躯体依赖（physical dependence） 104

R

人格（personality） 167
人格障碍（personality disorder） 167
日常生活活动能力（activities of daily living，ADL） 46

S

神经衰弱（neurasthenia） 163
神经性贪食症（bulimia nervosa） 194
神经性厌食症（anorexia nervosa） 192
神经症（neurosis） 143
神游症（fugue） 35
使用（use） 103
世界卫生组织（World Health Organization，WHO） 14
嗜睡（drowsiness） 34
睡眠障碍（sleep disorder） 34
顺行性遗忘（anterograde amnesia） 26
思维奔逸（flight of thought） 20
思维迟缓（inhibition of thought） 21
思维贫乏（poverty of thought） 21
思维破裂（splitting of thought） 21
思维松弛或思维散漫（looseness of thinking） 21
思维云集（pressure of thought） 22
似曾相识症（déjà vu） 27

T

体像障碍（body image disturbance） 192

W

妄想（delusion） 22
违拗症（negativism） 33
未分化躯体形式障碍（undifferentiated somatoform disorder） 161
物理影响妄想（delusion of physical influence） 23
物质（substance） 103
物质依赖（substance dependence） 104

X

象征性思维（symbolic thinking） 22
心境障碍（mood disorder） 128
心身疾病（psychosomatic diseases） 6
心因性木僵（psychogenic stupor） 33
心因性遗忘（psychogenic amnesia） 27
欣快（euphoria） 29
性功能障碍（sexual disorder） 34
虚构（confabulation） 27
血管性痴呆（vascular dementia，VD） 95

Y

药物（drug） 103
依赖（dependence） 104
移行谱（continuum） 2
遗忘（amnesia） 26
遗忘综合征（amnestic syndrome） 91
疑病妄想（hypochondriacal delusion） 24
疑病症（hypochondriasis） 161
抑郁发作（depression） 133
抑郁性木僵（depressive stupor） 33
易激惹（irritability） 30
意识（consciousness） 34
意识混浊（clouding of consciousness） 35
意向倒错（parabulia） 32
意志（will） 31
意志减退（pobulia） 31
意志缺乏（abulia） 31
意志增强（hyperbulia） 31
饮食障碍（dietary disorder） 34
应激相关障碍（stress related disorder） 152
有利（beneficence） 7
语词新作（neologism） 22
运动性幻觉（motor hallucination） 18

Z

躁狂发作（manic episode） 128
躁狂性兴奋（manic excitement） 32
谵妄状态（delirium） 35
真性幻觉（genuine hallucination） 19
知觉（perception） 17
治疗性沟通（therapeutic communication） 40
治疗性关系（therapeutic relationship） 39
智能（intelligence） 27
中毒（intoxication） 104
钟情妄想（delusion of being loved） 24
重复言语（palilalia） 22
主动性违拗（active negativism） 33
注意（attention） 25
注意固定（fixation of attention） 26
注意缓慢（blunting of attention） 26
注意涣散（divergence of attention） 26
注意减退（hypoprosexia） 25
注意狭窄（narrowing of attention） 26
注意增强（hyperprosexia） 25
注意转移（transference of attention） 26
自杀（suicide） 34, 76
自知力（insight） 28
走动性自动症（ambulatory automatism） 35
罪恶妄想（delusion of guilt） 24
尊重（respect for person） 7
作态（mannerism） 34

主要参考文献

1. 沈渔邨. 精神病学. 5版. 北京：人民卫生出版社，2009.
2. 李峥，王志英. 精神科护理学. 北京：中国协和医科大学出版社，2010.
3. 宋燕华. 精神障碍护理学. 北京：北京医科大学出版社，2002.
4. 郭延庆. 精神障碍护理学. 长沙：湖南科学技术出版社，2009.
5. 曹新妹. 精神科护理学. 北京：人民卫生出版社，2009.
6. 余雨枫. 精神科护理学. 北京：人民卫生出版社，2012.
7. 李小麟. 精神科护理技术. 北京：人民卫生出版社，2011.
8. 胡敏. 精神科护理技术. 北京：人民卫生出版社，2011.
9. 李凌江. 精神科护理学学习指导及习题集. 北京：人民卫生出版社，2006.
10. 李秀艳. 精神科护理学应试向导. 上海：同济大学出版社，2008.
11. 邱洪流. 健康评估. 北京：科学技术文献出版社，2014.
12. 郝伟，于欣. 精神病学. 7版. 北京：人民卫生出版社，2013.
13. 韩春美. 神经精神病学. 北京：军事医学科学出版社，2006.
14. 张雪峰. 精神科护理学. 北京：高等教育出版社，2003.
15. David A. Tomb. 美国名医诊疗手册-精神病学. 6版. 天津：天津科技翻译出版公司，2001.
16. 翁永振. 精神障碍典型病例分析. 北京：科学技术文献出版社，2003.
17. 王祖承. 精神病学. 北京：人民卫生出版社，2002.
18. 徐韬园. 现代精神医学. 上海：上海医科大学出版社，2000.
19. 郭兰婷. 儿童少年精神病学. 北京：人民卫生出版社，2009.
20. 范肖东，汪向东，于欣等译. ICD-10精神与行为障碍分类. 北京：人民卫生出版社，1993.
21. 刘庆芳，曾凡林. 多动性障碍诊断问题的文献分析. 中国心理卫生杂志，2006，20（1）：10-14.
22. 杨敏. 精神病护理学. 2版. 北京：人民卫生出版社，2014.
23. 刘哲宁. 精神病护理学. 3版. 北京：人民卫生出版社，2012.
24. 李凌江. 精神病护理学. 2版. 北京：人民卫生出版社，2009.
25. 马凤杰. 精神病护理学. 2版. 北京：人民卫生出版社，2009.
26. 江开达. 精神病学. 北京：人民卫生出版社，2009.
27. 师建国. 实用临床精神病. 北京：科学出版社，2009.
28. 许又新. 精神病理学. 湖南：湖南科学技术出版社，1993.
29. 杨立群，许冬梅. 精神科护理学. 北京：清华大学出版社，2010.
30. 吕春明. 精神科护理学. 北京：人民卫生出版社，2013.
31. 赵丽俊. 精神科护理学. 上海：上海交通大学出版社，2014.
32. 江开达. 精神病学. 2版. 北京：人民卫生出版社，2010.
33. World Health Organization. Facts and figures of substance abuse.：http：//www.who.int/substance_abuse/activities/en/.

34. World Health Organization．无烟草行动．http：//www.who.int/tobacco/zh/．
35. 曹望楠，常春，孙玮，等．北京市 15～24 岁青少年饮酒情况与抑郁状态研究．中国健康心理学杂志，2013，05：650-653．
36. 国家禁毒委员会办公室．2013 年中国禁毒报告，2013．
37. 姚晓欣，钟田飞，夏希，等．广州市大学生新型毒品滥用情况及影响因素．中国公共卫生，2014，08：1038-1041．
38. Townsend MC. Essentials of psychiatric mental health nursing：Concepts of care in evidence-based practice. 6th ed. Philadelphia：F. A. Davis，2011．
39. Boyd MA. Psychiatric nursing-contemporary practice. 4th ed. Philadelphia：Lippincott，2008．
40. Springhouse 工作室．轻松精神疾病护理．张本主译．北京：北京大学医学出版社，2009．
41. Daley DC．接触酗酒或嗜药的有效康复策略．裴涛，徐曙译．北京：中国人民大学出版社，2009．
42. 萧淑贞，王纯娟，刘玉云，等．精神科护理概论：基本概念及临床应用．台北：华杏出版股份有限公司，2010．
43. 邱鸿钟，梁瑞琼．应激与心理危机干预．广州：暨南大学出版社，2010．
44. （美）James R.K. & Gilliland B.E.．危机干预策略．高申春译．北京：高等教育出版社，2009．
45. World Health Organization. Global status report on violence prevention 2014.：http：//www.who.int/violence_injury_prevention/violence/status_report/2014/en/．2014/2015-03-25．
46. World Health Organization. Fact sheet N°398.：http：//www.who.int/mediacentre/factsheets/fs398/en/，2014/2015-03-26.
47. Management of Mental and Brain Disorders，Department of Mental Health and Substance Abuse，World Health Organization. [EB/OL]：Preventing Suicide Resources. http：//www.who.int/mental_health/resources/preventingsuicide/en/，2006/2015-03-26.
48. Zeng JY，An FR，Xiang YT，Qi YK，Ungvari GS，Newhouse R，et al：Frequency and risk factors of workplace violence on psychiatric nurses and its impact on their quality of life in China. Psychiatry Research，2013，210（2）：510-514.
49. Yudofsky SC，SilveJ M，Jackson W，Endicott J，Williams D. The Overt Aggression Scale for the objective rating of verbal and physical aggression. American Journal of Psychiatry，1986，143：35-39．
50. 江开达．精神病学基础．北京：人民卫生出版社，2009．